士卿

全国
名中医

中医临证心悟

姚凝 李玉霞 王正平/协编

张弢/编著

人民卫生出版社
·北京·

图书在版编目（CIP）数据

张士卿中医临证心悟 / 张弨编著 . —北京：人民
卫生出版社，2022.5

　ISBN 978-7-117-33009-1

　Ⅰ.①张⋯　Ⅱ.①张⋯　Ⅲ.①中医临床 - 经验 - 中国
- 现代　Ⅳ.①R249.7

中国版本图书馆 CIP 数据核字（2022）第 049934 号

人卫智网	www.ipmph.com	医学教育、学术、考试、健康， 购书智慧智能综合服务平台
人卫官网	www.pmph.com	人卫官方资讯发布平台

张士卿中医临证心悟
Zhang Shiqing Zhongyi Linzheng Xinwu

编　　著：张弨
出版发行：人民卫生出版社（中继线 010-59780011）
地　　址：北京市朝阳区潘家园南里 19 号
邮　　编：100021
E - mail：pmph @ pmph.com
购书热线：010-59787592　010-59787584　010-65264830
印　　刷：廊坊一二〇六印刷厂
经　　销：新华书店
开　　本：710×1000　1/16　印张：17
字　　数：253 千字
版　　次：2022 年 5 月第 1 版
印　　次：2022 年 5 月第 1 次印刷
标准书号：ISBN 978-7-117-33009-1
定　　价：59.00 元

打击盗版举报电话：010-59787491　E-mail：WQ @ pmph.com
质量问题联系电话：010-59787234　E-mail：zhiliang @ pmph.com
数字融合服务电话：4001118166　E-mail：zengzhi @ pmph.com

序 一

张士卿教授是中国中医研究院（现中国中医科学院）首批硕士研究生，也是中国中医研究院著名中医儿科专家王伯岳研究员的得意门生。我是在20世纪80年代，全国中医儿科专业委员会成立时与他相识的。其后，多次中医儿科学术会上我们都会相见。在我与他相处的过程中，我觉得他为人质朴，尊师重道，勤奋踏实，治学严谨。他全面继承了王伯岳老先生的学术思想和临床经验，并有所发挥和创新。他把老师的毕生探索和临床所得总结整理，以《中国百年百名中医临床家丛书·王伯岳》一书正式出版，为中医儿科文库中增添了一朵奇葩，同时也是中医儿科同道与后学传承和学习的重要参考。

最近，张弢等人又将其从医执教的临证心得和学习体会汇编成册，名曰《张士卿中医临证心悟》，计有"医经探微""医道明理""医说痰瘀""医法活用""医易阐幽"5部分数十个专题。内容切合实用、条分缕析，论述精详透彻，理论联系实际，诚可作为中医临床医生和医学生学习的重要参考资料。故而乐之为序。

国医大师 **王 烈**

辛丑夏月

识于保赤堂

序　二

　　张士卿教授 1970 年 8 月从北京中医学院(现北京中医药大学)中医专业毕业后,毅然决然来到大西北的平凉地区卫生学校任教。1978 年 10 月考入中国中医研究院,攻读医学硕士学位。研究生学习期间,他刻苦钻研,勤奋好学,以优异成绩毕业,成为首届中医学硕士。毕业后,他被选留在中国中医研究院北京西苑医院儿科,从事临床、教学和科研工作。在此期间,他侍诊于我国著名中医儿科学专家王伯岳研究员,通过其耳濡目染,口授心传,全面继承了王老的学术思想和临床经验。在北京工作 3 年后,于 1984 年 7 月,他又一次决然返回大西北兰州,来到建院不久的甘肃中医学院(现甘肃中医药大学)任教。1990 年,他被人事部、卫生部、国家中医药管理局选定为首批全国老中医药专家学术经验继承人,拜名老中医、原甘肃中医学院院长于己百教授为师,全面继承整理于老的学术思想和临床经验,并有创造性的发挥。

　　张教授悬壶执教,情洒陇原。他坚持育人为本,先后承担过黄帝内经、中医基础理论、伤寒论、中医儿科学等多门课程、多专业、多层次的教学任务;他勤于临证,强调治病救人是医生的天职。他除坚持门诊、查房外,还经常参加基层医护人员适宜技术培训讲座和义诊活动。张老勤于笔耕,善于总结,先后在中医药刊物上发表过具有较高学术价值的论文 60 余篇,参编《中医儿科学》《中医病因病机学》《内经精义》《敦煌医粹》《黄帝内经研究大成》等著作多部,主编《中医基础学》一部。还执笔整理完成并出版了两位恩师的学术思想和临床经验,即《中国百年百名中医临床家丛书·王伯岳》和《中国百年百名中医临床家丛书·于己百》。此外,他还创办了《中医儿科杂志》并担任主编。

张教授治学严谨，服务热情，为人质朴，甘于奉献。他五十余年孜孜不倦地为甘肃父老乡亲的健康以及甘肃中医药教育事业的发展所做的工作给我留下了深刻的印象。

近日，张弢等人又将其多年来的临证心悟汇辑成册，公诸同道。书中分"医经探微""医道明理""医说痰瘀""医法活用""医易阐幽"等篇章，我想大家读后，一定会受益匪浅，在中医理念、临证思维、辨证思路、遣方用药的原则等方面有所启迪。

为此，我乐而为序。

甘肃省卫生健康委员会原主任　刘维忠

2021 年 9 月

自序：救人育人两任担

一、潜心学医，初立治病救人之志

我 1964 年高中毕业时报考北京中医学院，是班主任的建议。因为在中学时期，我的身体还是比较瘦弱的，当时，班主任认为我不适合学工科，而学中医会有利于自身保健，同时，治病救人亦是一件善事、乐事。我听了班主任的话，毅然走进了中医学院。因为我们这一届学生是先学中医、后学西医，所以，一进校首先聆听的是程士德老师讲《黄帝内经》（简称《内经》）、刘渡舟老师讲《伤寒论》、印会河老师讲《温病学》、席与民老师讲《中药学》、王绵之老师讲《方剂学》……这些有名望的中医老师不仅课堂教学深入浅出，能调动学生兴趣，而且门诊治病疗效显著，深受患者好评，这些都成为我好好学习、立志当一名真正能为患者解除疾苦、受人尊重的好医生的动力。

我读大学期间，正赶上"文革"时期，因此六年时间里，真正用于业务学习的时间不过三年多。尽管这样，因为当时的教育方针是"教育与生产劳动相结合"，所以，开门办学、下乡劳动等还是经常不断的。特别是农村劳动期间，经常会遇到农民生病，我们作为医学生，理所当然要主动去为他们服务。记得有一次，一位农民大叔晚上哮喘发作，持续几天都是倚炕半坐，不得平卧，我和一起的同学就每天为他针灸治疗，选取定喘穴、肺俞穴、膻中穴、天突穴等，同时还开了定喘汤加减的方剂，煎汤给他喝，三天后，症状缓解，我们心里很高兴，很有成就感。从那时起，我对针灸很感兴趣，觉得针灸治病方便、经济，适合在农村、基层以及医疗条件差的地方运用。因此，平时为了体会针感，把握穴位，常在自己身上练针，合谷、内关、曲池、足三里、阳陵泉、三阴交等，甚至头部的风池、太阳、下关等都亲自体验，而且每当暑假、寒假回家时，总是把针灸盒带上，街坊邻居，谁家有病，我能处理的，都会大胆试治。

毕业实习，我们被安排在河南商丘地区的永城县（现为永城市），那里是河南、山东、安徽三省的交界处。当时那里农民生活条件比较差，疾病也比较多。实习期间，我曾跟师于祝谌予、王子瑜、殷凤礼等老师，特别是祝谌予老师用"一锅炭"治疗腹泻、王子瑜老师用补中益气汤治疗老妇癃闭等给我留下了深刻印象。

毕业时，我的志愿是"服从分配，到祖国最需要的地方去"，结果被直接分配到甘肃省平凉地区。一到平凉，头一年先被安排到该地区的静宁县，参加"甘肃省农宣队"，与那里的农民同吃、同住、同劳动。那一年中，我并没有放松自己的专业，乡亲们无论男女老幼，一有病，我就和村里的赤脚医生一起给他们治疗。一次，邻村的一位长征时因病留在该村的老红军患尿血症，当时考虑是前列腺增生所致，我给他开了三服仲景的猪苓汤加味汤药，结果服后立即血止尿利，诸证豁然。还有，一个周岁的小儿，夜间高热抽风，经询问，系因睡前喂食过饱，导致积食化火而动风，我给他用保和丸加味消食导滞，通腑泄热，息风止痉而愈……这些经历，虽属零散，但仍觉学有用武之地，而心感欣慰。

一年后，农宣队工作结束，我被重新分配到平凉卫生学校任教。当时中医教研组的老师有从北京下来的，也有从兰州医学院毕业的，大家配合默契。卫生学校开办了中医士班、西医学习中医班，教材大都要自编。我们还创办了中医门诊部，一方面是为患者服务，另一方面也是为了方便学生的见习和实习。在卫生学校任教的这几年，对我的业务学习和临床技能的锻炼是很大的。理论上有了较大提高，临证治疗也摸索了一些经验。如治疗类风湿关节炎用仲景乌头汤合桂枝芍药知母汤加减，治疗腰肌劳损用独活寄生汤和青娥丸加减，治疗胃溃疡用归芪建中汤合乌贝散加减等都有比较好的疗效。一次，一位前列腺增生患者，因尿血待查，行膀胱镜检查而致小便癃闭，滴点不出，我给他开了两服桃核承气汤加味，结果服后即通。一位肠梗阻术后肠麻痹患者，我予以小承气汤加大剂莱菔子而取效。还有一位右侧输尿管下段结石导致肾积水、肾绞痛的患者，我用利湿排石汤加益气补肾药，连服三剂痛止，后以济生肾气汤续服四十余剂，随访多年未再复发。

那一阶段，我还喜欢针药结合治疗一些常见病，如遇急性胃痛的患者，我总是先针刺足三里、中脘、梁丘等穴，痛止后再带药回去煎服。对待头痛、腰腿痛等患者亦是如此。加之我亦喜欢太极拳，诊治之余，还辅导他们学练太极拳，不仅能巩固治疗效果，而且还能使一些患者的体质不断增强，甚至慢慢抛却药锅。

二、有缘深造，愿习越人入咸阳之妙

1978 年，中医学科首次招收硕士研究生，我从报纸上得知这一信息，便积极报考。那年 10 月，我有幸被中国中医研究院中医研究生班录取。读研期间，又得到岳美中、赵锡武、任应秋、刘渡舟、王绵之、金寿山、凌耀星、潘澄廉、万有生、孟澍江、李今庸、方药中、谢海洲等全国德高望重的名老中医、专家教授的当面教诲，并对四部经典医著进行了全面系统的学习，确实受益匪浅。读研第二年，进入专业学习阶段，我被确定跟随西苑医院著名儿科学家王伯岳老师学习。先师王老，出身于三世医家，从小又受到川医名师指点，更加之自幼聪慧好学，经史子集、诗词歌赋，过目成诵，医经典籍、各家学说，勤求博采，群经皓首，孜孜不倦，临证治病，妙手回春，所以被京城群众誉为"王小儿"。王老对学生要求十分严格，他常教导我们要重视经典著作如《内经》《难经》《伤寒论》《金匮要略》《温病条辨》《神农本草经》的学习。他认为，不学好《内经》则临床辨证无"法"可依，不懂得仲景学说，则临证施治无"方"可循。《伤寒论》上承《内》《难》，下启后世诸家，是理、法、方、药齐备的临床实用医学，从《伤寒论》入手，结合临床再精研《素》《灵》，自能收到事半功倍的效果。

王老学识渊博，医术精湛，临证经验丰富，学术造诣深邃。他善治临床各科杂证，尤以中医儿科著称。对于儿科本业，他尤其崇尚钱乙之说。对于钱乙《小儿药证直诀》，他反复研读，对于宋以后的许多名家之作，如《活幼心书》《保婴撮要》《婴童百问》《幼科发挥》《育婴家秘》《幼幼集成》《幼科铁镜》《医宗金鉴·幼科心法要诀》等，他都进行过详尽的研究。先师常说，中医各种学术流派学说的形成，是社会发展到一定时期的特定历史条件下的产物，他们各有所宗、各有所长，各从不同角度、不同层面，共同丰富了中医学这一伟大宝库。尤其是金元四家学说，在整个中医学术史上占有相当重要的地位，对于中医理论和中医临床都有着积极的指导意义，同样，对于中医儿科学术的发展也具有深远的影响。先师将金元四家学说的精神灵活运用于儿科，从理论到临床，都有独到的理解和阐发。

除金元四家学说外，先师对于历代医家的学术思想和临证经验都非常重视，并进行深入探讨和研究。尤其对于温病学说在儿科临床中的应用造诣更深。他常对我们说："小儿之病十之八九属温病，历史上很多著名的儿科医家都有精深的温病学术造诣，而很多温病学家又同时是儿科高手，如叶天士、吴鞠通等都是。叶天士的名篇《三时外感伏气篇》，就是王孟英根据叶天士原著《幼科要略》删节而成。据史料记载，叶天士《临证指南医案》是其门人收集整理而成，只有其中的《幼科要略》部分才是叶氏唯一亲手撰著的传世之作，故被后人评为'字字金玉，可法可传'。"

先师还经常强调，作为一个儿科医生，其实应该是全科医生。因为小儿病，从胎儿期、围生期，以至于长大到十三四岁、十五六岁，实际上涵盖了内、外、妇、儿、五官、皮肤等各科的病种或疾病谱在内。所以，业专儿科，还应旁及各科，博览各科专著，掌握各科治疗要领和常规处理。这样才能在条件不允许分科就诊的情况下给患儿以及时、正确的治疗，而不至于因自己不懂而贻误病情。

先师这一"精研经典，师法仲景，博采众长，为我所用"的治学特点，对我的影响十分深刻，特别是在我研究生毕业时，先师赠我一首诗："上溯灵素下汉唐，更喜仲景与仲阳。金元四家承妙谛，勤求博采实青囊。"这首诗至今激励着我，为我确定了明确的专业方向和奋斗目标，使我从此立下了习秦越人"入咸阳之妙"，学钱仲阳"为方博达、不名一师"，继承先师之志，为儿童的身心健康作出毕生贡献的宏愿大志。

三、再拜恩师，深悟经典经方之妙

研究生毕业后，我被留在北京西苑医院儿科，在先师王老身边工作了3年，后因工作和家庭的需要，于1984年7月调回兰州甘肃中医学院任教。那时候，甘肃中医学院刚刚成立不久，中医招生人数不多，儿科学的课时有限，《内经》教学又缺乏师资，我大学的老师周信有教授建议我进《内经》教研室。我觉得这样也好，一来承担《内经》教学，对经典医著下一番功夫研习，对自己也是一个提高；二来课余时间，我还可以坚持中医儿科临床实践，并不会因此丢掉专业，如此，尽管忙些，实际一举两得，对我还是个鞭策，于是便毅然允诺。

周老自幼学医，博学众览，他曾有一句格言作为座右铭："凡为医者，须略古今，博极医源，精审详究。学不精则不明其理，学不博而欲为医难矣。"他不仅对《药性赋》《汤头歌诀》《濒湖脉诀》《医学三字经》等中医启蒙书烂熟于胸，并认为《温病条辨》《医宗金鉴》等书实用价值很大，实乃学医者必修之重要书籍。尤其是他长期从事《内经》教学，对《内经》进行过全面、系统、深入的研究，认为学习和研究《内经》就是要研究它的学术思想，研究它认识问题所运用的整体观、系统观、辩证观等思维方法，研究它的理论体系及其对医疗实践具有指导作用的重要原则。所以，他强调，"攻读《内经》是每个有志于中医事业者的必由之路"。

周老对《内经》经意的阐发，内容丰富、实用；见解独到、新颖，认识精辟、深邃。他将自己毕生研究《内经》的学术成果及治学经验汇总成《内经讲义》《内经类要》和《内经精义》等著作，对后学者学习、领悟《内经》发挥了重要作用。

周老教学之余，从未间断过临床诊疗工作。他常说："临床诊疗是中医药最重要的实验室，中医不能没有临床，离开了临床，中医就搞不出新的东西来。"他立足临床，对《内经》经意的阐发，别有洞天，其概括性、实用性很强。尤其对《素问·至真要大论》病机十九条的分析，全面透彻，切合实用。

以"诸风掉眩，皆属于肝"为例，他不但从理论上进行阐发，揭示其"自然人体观"的实质，而且还密切联系临床实际，指出肝风内动所表现的"掉眩"病证，有实风与虚风两端：实风之证，总的来说，是肝阳偏亢，肝气疏泄太过，以致阴不制阳，风阳扰动，阳动风生。在临床上，实风一般又可分为两种证型。一为外感热炽，热盛动风，风火兼化，而致拘挛抽搐、神志昏愦。此热为本，风为标，治宜针对邪热炽盛，投以苦寒清泄，以治其本，如大青叶、龙胆草、黄芩、黄连等，再酌情辅以甘缓柔润，以柔制刚，缓痉息风，兼顾其标；一为肝失条达，风阳扰动，气血上壅，瘀阻清窍，或气生痰壅，蒙蔽清窍，而致昏仆无识，治宜疏肝解郁，平肝降逆，镇肝息风。同时，对眩晕昏厥之证，尚须考虑上实下虚的病理特点，重视上病下取，一般宜七分下取，以治其本，三分上取，以治其标，投以育阴潜阳，潜镇降逆之品。虚风之证，总的来说，多为肾阴亏损，肝血不足，阴不涵阳，血不荣筋，阴虚阳亢，阳动风生。在临床上，虚风又可分为三种证型：①邪热久羁，阴虚风动；②阴虚阳泛，风阳上扰；③血虚生风，肢体震颤。凡此均以虚为本，盛为标，一般应以治虚为主，兼治其标。治宜滋水涵木，育阴潜阳，柔肝息风。由此可见，由于周老对"诸风掉眩，皆属于肝"的深刻领会和联系实际，以及灵活运用，从而构成他在临床上对痉病与中风的临证思路和用药特点。

在临床实践中，周老不但深谙《内经》旨趣，而且兼通各家之学，在治疗疾病时，高屋建瓴、统观全局，注重对整体病变的纠正。用药上他善于寒热并用、润燥并用、升降同调、攻补兼施，善于糅合温散、疏化、宣导、渗利、祛瘀、清理、扶正达邪、祛邪安正等诸般治法，集于一方而兼顾之；使各种药物功效有机结合，相辅相成，互相配合，从而形成他的"复方多法，综合运用，整体调节"的遣方用药原则。所以，他在处理诸多疑难重症时往往得心应手，左右逢源，疗效显著。

在与周老共事的那段时间，他对《内经》研究的成果以及他的学术思想、临证经验，对我产生了重要的影响，虽未正式入门拜师，但我一直把周老当作我的恩师之一。

1990年，国家中医药管理局启动继承传统中医药专家学术经验的师承教育，我又有缘拜甘肃中医学院老院长于己百为师。于老是继王伯岳先师之后，我正式投拜的第二位恩师。于师亦自幼聪慧好学，他18岁随父学习中医，并为人治病，受其父影响，非常崇尚仲景学说，于临证时善用经方，取效神奇。20世纪50年代，于师又以同等学力考入兰州大学医学院，进行系统的西医学知识的深造。从此，他集中西医学知识于一身，于临床、教学都如虎添翼。于师一生致力于中医事业，从基础到临床，从教学到科研，形成了自己的一套学术思想和临床经验。

在基础理论方面，于师把中医病因分为六淫、七情、内伤、外伤及虫病五大类。其中内伤又包括阴伤、阳伤、气伤、血伤、饮食伤和劳逸伤等内容。于师还把中医内科辨证的主要方法归纳为热性病辨证和脏腑病辨证两大部分。其中，热性病辨证方法主要为外感热病（包括现代医学所说的各种急性传染病）而设，他将外感病分为表证期、表里证期、里证期、恢复期等4期54证进行审证求因，辨证论治。对于除急性传染性疾病以外的其他内科病证，则以八纲辨证为纲，以脏腑辨证为基本方法，以病因辨证、气血津液辨证为具体内容，进行审证求因，辨证论治。

在教学方面，于师将《伤寒论》看成是一部"集症为证，类证为病，统病为纲"的中医证候诊断学和证候辨证学，同时，也是一部"以阴阳为纲，纲中分病，病中辨证，随证立法，依法处方，因方遣药"的理、法、方、药一线贯穿的中医临床治疗学。于师的这一观点，用以教授学生，则能提纲挈领，有画龙点睛之妙；用以指导临床，则能由博返约，有规可循，对外感热病和内伤杂病的辨证论治均有很好的实践意义。

于师在临床诊病中善抓主证，善用经方。其临证组方，常采用"经方头，时方尾"，可谓别具一格。如他常以小柴胡汤、柴胡桂枝汤、大青龙汤等方加减治疗感冒；以麻杏石甘汤、桂枝加厚朴杏子汤、苓甘五味姜辛汤、小青龙汤等方加减治疗支气管炎、肺炎、肺气肿等咳喘病证；以半夏泻心汤、旋覆代赭汤、理中汤、大小建中汤等方加减治疗胃病；以柴胡加龙牡汤、桃核承气汤等方加减治疗癫痫、精神病；以温经汤、当归芍药散、桂枝茯苓丸等方加减治疗妇科月经不调、痛经、子宫肌瘤等……可以说，于师在临床实践中重视仲景方药的研究，运用经方治病已达到圆融娴熟、炉火纯青、得心应手、左右逢源的境界。

随于师学习、侍诊，使我对仲景学说有机会进一步拓展运用，也使我进一步体会到仲景之学乃医家之圭臬，仲景之方乃医方之鼻祖。临证治病，运用经方，必当先明立方之旨，遣药之义，而后详察病机，细审药性，辨体之虚实，别病之轻重，揆度权衡，斟酌增损，方能使其方其治与理合、与症对，而不背仲景之意，奏效桴鼓相应。

四、勤于临证，践行大医精诚之训

中医是一门实践性很强的应用型学科，它的一切理论认识都是来源于临床实践。所以，研习中医，绝对不能脱离临床实践。如《素问·阴阳应象大论》曰："清阳为天，浊阴为地；地气上为云，天气下为雨，雨出地气，云出天气。故清阳出上窍，浊阴出下窍；清阳发腠理，浊阴走五脏；清阳实四肢，浊阴归六腑。"这一段经文以自然界云雨的形成为比喻，形象地阐明人体中清阳、浊阴的升降出入走注过程。看起来是一些纯理论性的描述，但是如果结合临床深入体悟，这种清浊升降理论实际揭示了人体气机运动的基本规律。特别是"脾胃是人体气机运动的枢纽""三焦是人体清浊升降的道路"等理论，在临床治疗吐泻、眩晕、尿蛋白长期不消、内脏下垂等病证中具有重要的指导价值。

又如《素问·咳论》曰："五脏六腑皆令人咳，非独肺也。"又说："此皆聚于胃，关于肺"。我据此理论，结合临床实际，提出治疗小儿咳嗽常须肺胃双调。《素问·咳论》中还说："肝咳之状，咳则两胁下痛"，"胆咳之状，咳呕胆汁"，"胃咳之状，咳而呕"等，我亦据此论述，于治疗小儿顿咳时常加用代赭石、僵蚕等以平肝解痉，加旋覆花、竹茹、炙杷叶等以和胃降逆。

我还根据《内经》"湿胜则濡泄"，"诸湿肿满，皆属于脾"等论述，提出"和脾利水法"为治疗水湿为患的重要法则。如常用胃苓汤、七味白术散、参苓白术散、分水丹等方化裁治疗小儿水泻，以五苓散、五皮饮、实脾饮、茯苓导水汤等方加减治疗小儿肾炎水肿，临床都能取得满意的疗效。

我还结合自己的临床体会，先后发表过"金元四家学说在儿科临床的应用""调肝理脾法在儿科临床中的应用""痰瘀相关学说在小儿肺系疾病中的运用""痰瘀相关学说在儿童脑病中的临床应用"，以及"通腑法及其临床应用"等论文，由此可以反映，欲为医，必须勤于临证，而中医临证一定要遵仲景之训："观其脉证，知犯何逆，随证治之"，理、法、方、药一气贯通。

诚然，中医为学要勤于临证，中医理论博大精深，光凭研习书本是远远不够的。"纸上得来终觉浅，绝知此事要躬行"。但是，中医为道，更当要大医精诚，心存仁义。晋·杨泉《物理论·论医》曰："夫医者，非仁爱之士，不可托也；非聪明理达，不可任也；非廉洁淳良，不可信也……如此乃为良医"。唐·孙思邈《备急千金要方》曰："凡大医治病，必当安神定志，无欲无求，先发大慈恻隐之心，誓愿普救含灵之苦。若有疾厄来求救者，不得问其贵贱贫富，长幼妍媸，怨亲善友，华夷愚智，普同一等，皆如至亲之想……如此可为苍生大医。"这些都是说，作为医生，必须修德为先。诚如清·吴鞠通所言："天下万事，莫不成于才，莫不统于德。无才固不足以成德，无德以统才，则才为跋扈之才，实足以败，断无可成。"

我的恩师王伯岳先生在这方面为我们树立了很好的榜样。他一生谦虚谨慎，严以律己，为人质朴，光明磊落。他一生学识渊博，医术精湛，医德高尚，享誉蜀、京。他为人治病，曾有约法三章：一是不定诊费，不计报酬；二是不定时间，随到随看；三是不议论同道，不说人短，不道己长。他的书斋，既是卧室，也是诊室，同时也是给研究生、进修生讲学的讲堂。室内墙壁上悬挂的"慈动堂"三个大字横匾和"开门问疾苦，闭户阅沧桑"的条幅，正是他功擅儿科、慈爱为怀、济世救人、精益求精的象征，也是他循循善诱、诲人不倦、德高为师、身正为范的真实写照，特别是他老人家常对我们说的一句话"医非营业，药以救人"，至今都是我一生难忘，并为之力行的座右铭。

五、热心执教，传承岐黄济世之道

从事中医教育事业，也是我多年的工作。1970年大学毕业，参加甘肃省农宣队，一年后进行再分配，我就被安排在平凉卫生学校任教。那个时候，平凉卫生学校除办西医为主的医士班、护士班外，还开办有中医士班、西学中班。当时，我刚从学校毕业不久，中医临证经验还不多，但中医教学工作压在肩上，逼着我下大功夫去备课，晚睡早起，焚膏继晷，查阅大量书籍、杂志，阅读大量的医话、医案，以弥补自己的不足。为使学生能理论联系实际，我们中医教研组的几位老师，在学校领导的支持下，开办了中医门诊部，让学生尤其是西学中班的学员能半天上课，半天门诊见习，这对我自己来讲，也是很好的提高临床技能的机会。这段时间，我工作顺心如意，进步也快，因此，从那时起，我便热爱上中医教学工作，后来从北京调回兰州，我仍然进入中医学院，从事中医高等教育。

中医教育，培养周期相对较长，用先师王老的话讲，叫"大器晚成"，加之中医现代教育，面临的招生对象都是首先接受西方文化者，他们从小学、中学时起，对中华传统文化接触就很少。由于东西方文化的思维方法迥异，故这些新入校的学生对中医基本理论学习起来就比较困难。因此，我在给学生授课和临床带教时，都会给他们灌输并要求他们要加强国学知识的学习，以提高自身的传统文化素养。同时，在教学中也绝不拘于书本，而是结合临床，毫无保留地将自己的临证经验和体会和盘托出。在教学中，我还十分重视启发式教学，注重调动学生的独立思考和创新思维。除正常教学外，还经常给学生做一些专题讲座，以提高他们的学习兴趣。

我在多年的教学实践中体会到，中医人才的培养模式，不能完全套用西医院校，而是应该结合传统的"师承传授"方法，让学生"早临床、多临床、反复临床"，让学生重视经典医著的研习，使他们懂得，要想成为一名真正的中医，必须知识面要广博，国学底蕴要深厚，哲学思维要敏捷，医学基础理论要扎实，同时医疗技能要精湛。我作为第三、四、五、六批全国老中医药专家学术经验继承工作指导老师，不仅认真做好传道、授业、解惑的专业教学工作，同时，也十分重视学生的医德修养。我常对学生们讲：医道精深，惟勤为务；为医神圣，仁心仁术；厚德济世，不以利图；恪守天职，致知格物。

在这点上，上古名医岐伯"上知天文，下知地理，中知人事"，并能仁慈博爱，悯念苍生，已为我们树立了值得终生仰慕和奋发学习的榜样。

综上，在我五十余年的杏林生涯中，常以能矢志于"悬壶济世扬国粹，岐黄医道传后来。救人育人两任担，桃李芬芳遍四海"而颇感生不虚度，心有余乐。

张士卿

2020 年 12 月

目 录

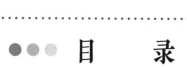

医经探微

医道明理

医说痰瘀

医法活用

医易阐幽

医经探微

　　中医理论，渊源于《黄帝内经》，《黄帝内经》分为《素问》《灵枢》两部分，重在阐释天地阴阳之理，通说人身造化之机，概述脉病证治之要诀，详论经络运气之时宜，是我国现存最早的一部医经巨著。"然而其文简，其意博，其理奥，其趣深"（唐·王冰），故历代医家前贤，无不穷必生之经历，对其深究细研，无不以其理论为指导，通过不断实践探索和创新，而能在中医理论上独树一帜，或能在防治疾病中效若桴鼓。诚如《伤寒明理论》严器之序中所说："余尝思历代明医，回骸起死，祛邪愈疾，非曰生而知之，必也祖述前圣之经，才高识妙，探微索隐，研究义理，得其旨趣，故无施而不可。"

　　由是可悟，欲探岐黄之奥秘，欲得中医之瑰宝，必先精研《内经》而为立说之本，并以之指导临证实践，不断创新、发展，方能成就一代明医、大医。

太极哲学与《黄帝内经》生命观

太极哲学起源很早，有文字记载，要算《易经》较为详细。"太极"一词的最早出处，是孔子在写《周易·系辞》时讲到："易有太极，是生两仪，两仪生四象，四象生八卦"。其意是说，宇宙在其未分化形成之前，本是一团原始的混沌之气，它是乾阳元始之气与坤阴元始之质的源头，它是宇宙间万事万物之本体。"太极"这个名字，既充满诗意，又极富哲理，它是孔子对乾坤运转、宇宙演化的感悟，是中华民族大智慧的集中体现，也是中华民族理性思维的精华的反映。

北宋哲学家周敦颐著有《太极图说》，谓："无极而太极。太极动而生阳，动极而静，静而生阴，静极复动。一动一静，互为其根；分阴分阳，两仪立焉。阳变阴合，而生水火木金土。五气顺布，四时行焉。五行，一阴阳也；阴阳，一太极也；太极，本无极也。五行之生，各一其性。无极之真，二五之精，妙合而凝。乾道成男，坤道成女。二气交感，化生万物，万物生生，而变化无穷焉。惟人也，得其秀而最灵……"在这里，周氏提出一个简单而系统的宇宙构成模式。这种模式存在正反两种物质循环过程，即：

宇宙化生过程：无极→太极→阴阳→五行→万物（人）；

万物复原过程：万物（人）→五行→阴阳→太极→无极。

这两个过程是万物发展变化所必须经历的程序，因之也就反映了宇宙间生生不息的运动变化规律。这种哲学观点，自古以来，被认为是宇宙间普遍适应的真理而运用到天文、历法、军事、工商、农业、艺术等各个领域。古代医学家同样也将这种哲学观点引入中医学中，用以阐述人体生命的本源、结构、关系以及生命过程和机制，并以此指导人们防治疾病和养生保健。

成书于春秋战国时期的我国现存最早的医学典籍《黄帝内经》，就是成功地运用太极哲学思维以论述人体生命本源、结构、关系等的典范。

一、道气一元论——生命本源观

太极哲学认为，气是宇宙演化的本源，气是宇宙形成的开端。辽阔浩瀚的宇宙，处处充满了具有生化能力的元气，宇宙间万物万有，无不借助元气的生化而生生不息。正如《周易·系辞》曰："天地氤氲，万物化醇。"《老子·二十五章》中亦说："有物混成，先天地生，寂兮寥兮，独立而不改，周行而不殆，可以为天地母，吾不知其名，强字之曰道，强为之名曰大。"又说："道生一，一生二，二生三，三生万物，万物负阴而抱阳，冲气以为和"（《老子·四十二章》）。东汉王充在其《论衡》中说："一天一地，并生万物，万物之生，俱得一气。"宋代张载《正蒙·太和篇》中说："太虚不能无气，气不能不聚而为万物，万物不能不散而为太虚。"明代唯物主义思想家王廷相指出："……太极，求其实，即天地未判之前大始浑沌清虚之气是也"，并认为，"有太虚之气而后有天地，有天地而后有气化，有气化而后有牝牡，有牝牡而后有夫妇，有夫妇而后有父子，有父子而后有君臣，有君臣而后名教立焉。"从而认为宇宙间的万物演变与复归，始终都是以"气"为最根本的物质基础。由此可见，古人把太极看作是宇宙生化的本源，是物质世界统一性的基本形式，是万物运动变化规律的总概括。所谓"道"，就是太极，太极就是气，因而"太极"就是道气一元论的代名词。

道气一元论，在《黄帝内经》中体现得非常充分。《素问·宝命全形论》说："天覆地载，万物悉备，莫贵于人。人以天地之气生，四时之法成。"又说："夫人生于地，悬命于天，天地合气，命之曰人。人能应四时者，天地为之父母。"《素问·六节藏象论》说："天食人以五气，地食人以五味。五气入鼻，藏于心肺，上使五色修明，音声能彰；五味入口，藏于肠胃，味有所藏，以养五气。气和而生，津液相成，神乃自生。"《灵枢·刺节真邪》还说："真气者，所受于天，与谷气并而充身也。"这说明，古人对"气"的认识，首先是从呼吸和吸收天地间的气开始的。通过口鼻呼吸和肠胃吸收水谷营养，使人体内充满了气。人体有了气，于是能产生能量，进行运动，生命即得以存在和维持。这就是气与生命现象的内在联系。我们今天讲，气是构成人体的最基本物质，亦是维持人体生命活动的最基本物质，其理论根据即源于此。

人体之气，还由于其分布、流行和作用的不同，而划分为元气、宗气、营气、卫气、中气，以及脏腑之气、经络之气等不同。但元气是人体中最基本、最重要的气，它是人体生命活动的原动力，其他各种气，都是由元气派生出来的。元气旺，则身心皆爽；元气足，则体力强壮；元气充沛，则人体就有无限的生命活力。所以说，元气是生命的本原物质。

二、阴阳气化论——生命机制观

人生存在天地中，为宇宙间之一物，与宇宙有着共同的运动规律。宇宙为一大的太极，人身是一个小的太极。"易有太极，是生两仪"，两仪者，阴阳也。"夫阴阳者，天地之常道"，所以《素问·阴阳应象大论》说："阴阳者，天地之道也，万物之纲纪，变化之父母，生杀之本始，神明之府也。"这就是说，阴阳乃变化生成之道，自然万物生杀变化的本始，皆由阴阳所运作。这种变化亦"犹然在于人身，同相参合"，所以，对于人的生命现象和生命机制，也可以而且必须用阴阳运动变化的观点去认识和解释。

《素问·金匮真言论》说："阴中有阴，阳中有阳……言人身之阴阳，则背为阳，腹为阴；言人身之脏腑中阴阳，则脏者为阴，腑者为阳。肝、心、脾、肺、肾五脏皆为阴，胆、胃、大肠、小肠、膀胱、三焦六腑皆为阳。"又说："欲知阴中之阴，阳中之阳者何也……故背为阳，阳中之阳，心也；背为阳，阳中之阴，肺也；腹为阴，阴中之阴，肾也；腹为阴，阴中之阳，肝也；腹为阴，阴中之至阴，脾也。此皆阴阳表里内外雌雄相输应也，故应天之阴阳也。"这是从人身之形体结构包含阴阳对立统一关系方面阐述的。阴阳不仅对立互根，而且可以交感互藏，阴阳交感互藏是宇宙万物赖以生成和变化的根源。阴阳互藏交感和合，主要表现在阴阳二气的升降运动，《素问·六微旨大论》说："高下相召，升降相因而变作矣。"《素问·天元正纪大论》也说："动静相召，上下相临，阴阳相错，而变由生也。"在人体则正是阴阳二气的升降出入运动，推动和维持着人的生命活动，也正是阴阳二气升降出入协调平衡，才推动和维持了各种生命活动的正常进行。所以《素问·六微旨大论》说："出入废则神机化灭，升降息则气立孤危，故非出入，则无以生长壮老已；非升降，则无以生长化收藏"。

《素问·阴阳应象大论》中说："阳化气，阴成形"，还说："阳为气，阴为味。味归形，形归气，气归精，精归化；精食气，形食味，化生精，气生形；味伤形，气伤精，精化为气，气伤于味。"强调了气、味、形、精在人体的气化运动，也就是说，人身体内的形质可以化为无形之气，作为生命活动功能的体现，外界物质又可以合成人体自身物质而充实机体，促进生命现象的维持和延续。这实际类似于今天我们所说的异化作用和同化作用。这种作用，在人体内的具体表现则为"清阳出上窍，浊阴出下窍；清阳发腠理，浊阴走五脏；清阳实四肢，浊阴归六腑"（《素问·阴阳应象大论》）。中医学抓住了生命活动中阴阳气化的对立统一机制，并认为"阳予之正，阴为之主"（《素问·阴阳离合论》），"阴者，藏精而起亟也；阳者，卫外而为固也"，"是以圣人陈阴阳，筋脉和同，骨髓坚固，血气皆从，如是则内外调和，邪不能害，耳目聪明，气立如故"（《素问·生气通天论》）。如果阴阳不和，"若春无秋，若冬无夏"，"阴不胜其阳，则脉流薄疾，并乃狂；阳不胜其阴，则五脏气争，九窍不通"（《素问·阴阳应象大论》）。针对这些情况，如果能采取适当措施，调整已受破坏的生理功能，使之重新恢复到新的阴阳平和的状态，则"阴平阳秘，精神乃治"。

《黄帝内经》中这种阴阳协调、对立统一的生命活动机制观，正是太极哲学"道自虚无生一气，便从一气产阴阳，阴阳再合成三体，三体重生万物张"的阴阳气化论的具体体现。可以认为，"道"的存在是生命产生的根源，"气"的变化是生命形成和活动的机制，阴阳和谐是万物生存生长的重要条件，同时也是人的生命保持健康状态的前提。古代医家深明医理与哲理，他们不仅运用阴阳学说对人体的生命活动规律进行了总结，而且还指明这一阴阳对立、依存、互根为用的理论，对病机的分析和临床实践都有着重要意义。

三、三才五行论——生命结构观

《周易》以天地人三才为立论基点。《易传·说卦》写道："立天之道，曰阴曰阳；立地之道，曰柔曰刚；立人之道，曰仁与义。兼三才而两之，故《易》六画而成卦"。三才统一思想，简称天人合一思想，它把人看作自然界的一分子，认为人不是一个封闭体系，无时不同自然界、社会保持密切联系。

《素问·六微旨大论》说："上下之位，气交之中，人之居也。"《素问·至真要大论》也说："天地之大纪，人神之通应也。""人神"即指人的生命活动现象，人处在天地气交之中，人的生命现象也可以说就是自然现象的一部分。因此，人体的生理活动规律与自然界变化的"大纪"基本是一致的。所以《灵枢·岁露论》说："人与天地相参也，与日月相应也。"

人与自然是一个统一整体，它不仅表现在自然对人的制约性，人对自然的依存性方面，人类在长期的生存斗争中还形成了对自然环境的调节适应能力。《灵枢·五癃津液别》指出："天暑衣厚则腠理开，故汗出……天寒则腠理闭，气湿不行，水下留于膀胱，则为溺与气。"《灵枢·刺节真邪》亦有类似的记载："阴阳者，寒暑也，热则滋雨而在上，根荄少汁，人气在外，皮肤缓，腠理开，血气减，汗大泄，皮淖泽。寒则地冻水冰，人气在中，皮肤致，腠理闭，汗不出，血气强，肉坚涩。"这说明人具有自我调节的功能，能够自主能动地与自然求得统一，求得和谐，融为一体。

人与自然的这种统一与和谐，在《黄帝内经》藏象学说中体现得最为充分。藏象学说是以五行原理为基本框架，将自然界的五方、五时、五气、五化等，与人体的五大功能系统密切联系，勾画了一个外内相应、协调统一的整体生命结构模式。五行学说是太极哲学理论的一个方面，它所揭示和证明的是宇宙万物都有一定的结构和结构模式。中华先哲在观察大自然的万物时，归纳出其中最重要的五种物质——木火土金水。这五种最基本的物质，不仅是人们生存和发展的最直接的物质条件，而且它们之间还存在相生、相克的制化关系和永恒运动。中医学以五行学说作为基本原理，将五行分属五脏，用以说明脏腑之间的相辅相成和相反相成的关系。以肝为例，肝属木，主春季，应东方，通于风气，与生气相应，为阴中之少阳，能制约脾土，能资生心火，同时又须肾水为之涵养，通过经络，还与胆腑、筋、爪、目等组织器官、四肢百骸相通连（余脏可以类推）。这种藏象学说的形成，就是先人们在长期同疾病作斗争的生活与医疗实践中，仰观天象，俯察地理，远取诸物，近取诸身的结果。它对人体的认识，并不注重其肉体形态和组织结构，而是着意于以"象"把握"藏"，司外而揣内，重点探讨人体各部的功能与变化，探讨人体各部之间以及与自然界之间的关联，并且坚持运用太极哲学"唯变所适"（《周易·系辞》）的变易思维法则，建立起中医学的常变观，依据人体生理机制和病理变化之"常"，去判别所生之"变"，从而确定相应的辨证治疗原则。

《黄帝内经》以"气"为中介，将人与天地联系起来，将人体放在自然环境和社会环境这一大背景下去考察生命运动的规律，去认识生命结构的模式和框架，从而确立了"天人合一""五脏一体"的大生态医学。它认为，"三才""五行"是一个统一整体，"三才五行"大生态医学模式也就是立体动态式的人体生命结构框架。《黄帝内经》这种大生态医学模式和"三才五行"立体动态式的人体生命结构观，要求医生也应该做到"上知天文，下知地理，中知人事"，只有这样才能真正发挥防治疾病、保护健康的积极作用。

四、形神兼养论——生命摄养观

形体与精神是生命的两大要素，二者相互依存，又相互制约，是一个统一的整体。在活的机体上，形与神相互依附，须臾不可分离。形是神的藏舍之处，神是形的生命体现。神不能离开形体而单独存在，有形才能有神，形健才能神旺。而神对形体又具有主宰作用，形神统一是生命存在的保证。所以，要维持生命活动的正常进行，就应该十分重视形神的摄养和保健。

中医历来重视摄生保健，《黄帝内经》以"渴而穿井，斗而铸锥"为喻，阐明"病而后药之"，"不亦晚乎"的道理，突出医哲前贤"不治已病治未病"的预防思想。《黄帝内经》认为，摄生的目的是维护人与自然的和谐、形与神的和谐、脏腑气血阴阳的和谐，借以保护健康，从而提高生命质量，达到延年益寿的目的。《黄帝内经》摄生的内容和方法也十分丰富，概括起来，主要有：顺应自然，调神养性，护肾保精，锻炼体魄，调摄饮食起居和劳作等。《素问·上古天真论》说："上古之人，其知道者，法于阴阳，和于术数，食饮有节，起居有常，不妄作劳，故能形与神俱，而尽终其天年，度百岁乃去。"这即是对摄生保健基本原则的精辟论述。《黄帝内经》这些摄生保健的内容和方法，其精髓所在，即是形神兼养。形宜动，神宜静，但都要适量适度。《素问·上古天真论》说："恬惔虚无，真气从之，精神内守，病安从来。"是说心静则神安，神安则体内真气和顺，自与疾病无缘。《素问·四气调神大论》说："春三月，此谓发陈……夜卧早起，广步于庭……夏三月，此谓蕃秀……夜卧早起，无厌于日……秋三月，此谓容平……早卧早起，与鸡俱兴……冬三月，此谓闭藏……早卧晚起，必待日光……"即是指形宜动，但须顺应四时，起居有常，劳而不倦，动静合宜。

《黄帝内经》这一形神兼养的生命摄养观，同样是以太极哲学为其基础的。太极先哲老子最早提出了"专气致柔"的养生观念，主张长久地保持精气，以使人体内始终保持如婴儿般旺盛的生命力。老子虽然没有将"形""神"作为一对范畴提出来加以讨论，但他提出了"载营魄抱一，能无离乎"的观点，其所说的"营魄"即是"魂魄"，也就是人的形体和精神；"一"即"道"，"抱一"即是指魂与魄、形与神合同于"道"。只有形神和谐统一，合同于"道"，才能获得长久的生命力。老子还说："归根曰静，静曰复命，复命曰常，知常曰明。"强调在生命运动过程中，只有立足于根本，处于虚静状态，才能保持长久。

老子的这些生命摄养观在《素问·上古天真论》中亦有充分的反映。如"余闻上古有真人者，提挈天地，把握阴阳，呼吸精气，独立守神，肌肉若一，故能寿敝天地，无有终时"；"至人者，淳德全道，和于阴阳，调于四时，去世离俗，积精全神……此盖益其寿命而强者也，亦归于真人"；"圣人者，处天地之和，从八风之理，适嗜欲于世俗之间，无恚嗔之心……外不劳形于事，内无思想之患，以恬愉为务，以自得为功，形体不敝，精神不散，亦可以百数"；"贤人者，法则天地，象似日月，辨列星辰，逆从阴阳，分别四时，将从上古合同于道，亦可使益寿而有极时"。这些真人、至人、圣人、贤人，就是能够掌握形神兼养之道，最终获得生命健康长寿的典范。《黄帝内经》中的这些生命摄养观对我们今天研究预防医学和康复医学都有重要的参考价值。

以上从"道气一元论""阴阳气化论""三才五行论""形神兼养论"等四个方面讨论了《黄帝内经》中的生命观。可以看出，《黄帝内经》，乃至整个中医学，与中华太极哲学有着不可分割的联系。太极哲学是中华民族智慧的理性积淀和内在体现，它代表了中华民族理性思维的最高水平。太极哲学所研究的是宇宙的一般规律，但它却为中医学提供了思想理论基础。中医学是中华民族优秀传统文化的重要组成部分，是中华民族的瑰宝，为中华民族的繁衍昌盛做出了巨大贡献。它研究的是人体生命领域的特殊规律，却为太极哲学提供了丰富的具体素材。可以说，太极哲学和中医学都植根于中华大地，同是中华文化百花园中的两朵奇葩，二者的交融和结合，必将会使中华民族智慧之树结出更新更好的果实。

《黄帝内经》中的养生文化

中医自古以来十分重视养生保健,特别是《黄帝内经》倡导的"治未病"思想是中医学的最高境界,也是中医学最为突出的特色和优势。《黄帝内经》不仅是我国现存最早的中医"医经""治病法书",更是一部中医"养生宝典"。它在过去对中华民族的繁衍昌盛产生过重要作用,对今天以及未来的医学发展和人类健康仍然具有积极的影响和现实指导意义。因此,加强对《黄帝内经》中养生文化的研究是一项很有意义的课题。

一、《黄帝内经》对健康的认识

关于健康的定义,世界卫生组织(WHO)曾经指出:健康不仅是躯体上无病,还表现在心理上的健康与良好的社会适应性。WHO 在总结初级卫生保健的经验时指出:"人人享有卫生保健是全球永恒的目标,到了 21 世纪,我们仍要不断提高人人享有卫生保健的水平。"21 世纪人类健康的标准是:要有一颗有力的心脏;要有一个聪慧的头脑;要有一副强健的体魄;要有一种美好的心境和有序的生活。

其实,对于健康的理解,早在两千多年前的中医经典巨著《黄帝内经》中就有生动的记述。《灵枢·本脏》中说:"是故血和则经脉流行,营覆阴阳,筋骨劲强,关节清利矣;卫气和则分肉解利,皮肤调柔,腠理致密矣;志意和则精神专直,魂魄不散,悔怒不起,五脏不受邪矣;寒温和则六腑化谷,风痹不作,经脉通利,肢节得安矣,此人之常平也。"

《黄帝内经》在此提出一个"和"字,即"血和""卫气和""志意和""寒温和"。所谓"血和""卫气和"就是指血气运行和畅;"志意和"就是指精神情志活动正常,心理平和;"寒温和"就是指机体对外界气候环境适应性强,生活起居有常,食饮有节。所谓"人之常平",就是指人体处于健康无病的状况。

在这里,我们能领悟到《黄帝内经》对于健康的标准可以归纳为三条:

一是人体功能活动正常，具体表现在血气运行和畅，筋骨强健，关节灵活，皮腠致密，外邪不易侵犯，即"气血和"二是人的精神活动正常，具体表现在心理平和，情绪稳定，五脏六腑协调，不易受到外邪的侵袭，即"心身和"；三是人体能够对外界环境做出适应性的调节，具体表现在生活起居有常，食饮有节，脏腑功能活动正常，饮食能正常消化吸收，没有因气候变化而表现出关节疼痛、周身不适，或饮食不节、寒温不调而引起的脏腑功能紊乱等病证，此即"寒温和"，也可以说是"天人和"。

总括而言，健康就是人体处于一种内外和谐的状态。

二、《黄帝内经》的养生原则

养生是一种文化，养生是一种智慧，养生是对生命的摄护，是对生命质量的升华。中医养生之道一贯强调"未病先防""既病防变"。《黄帝内经》尤其重视"未病先防"。如《素问·四气调神大论》说："是故圣人不治已病治未病，不治已乱治未乱，此之谓也。夫病已成而后药之，乱已成而后治之，譬犹渴而穿井，斗而铸锥，不亦晚乎！"至于如何养生防病，《黄帝内经》说得也非常具体。如《灵枢·本神》指出："故智者之养生也，必顺四时而适寒暑，和喜怒而安居处，节阴阳而调刚柔，如是则僻邪不至，长生久视。"《素问·上古天真论》更指出："上古之人，其知道者，法于阴阳，和于术数，食饮有节，起居有常，不妄作劳，故能形与神俱，而尽终其天年，度百岁乃去。"《黄帝内经》中的这段话，明确提出了养生保健的五大原则，即"法于阴阳""和于术数""食饮有节""起居有常""不妄作劳"，如此即能"形与神俱"，尽终天年，安度百岁。由此不难看出，《黄帝内经》中的养生原则是很具体、很实际的。这种摄养于未病之先的原则，既能预防病理性的疾患，也能延缓生理性的衰老，以达到"尽终其天年"的目的。

归纳起来，《黄帝内经》中的养生思想可以从如下几个方面阐述。

（一）"天人合一"的顺时养生

人是自然界的产物，只有依靠大自然提供适宜的环境和必要的物质才能生存。正如《素问·宝命全形论》里说的："天覆地载，万物悉备，莫贵于人，人以天地之气生，四时之法成。"《素问·六节藏象论》中亦说："天食人以五气，地食人以五味，五气入鼻，藏于心肺，上使五色修明，音声能彰；五味入口，藏于肠胃，味有所藏，以养五气；气和而生，津液相成，神乃自生。"可见，人与自然界息息相关，共荣共存，离开自然界，人类就无法生存。

与此相应，在漫长的进化过程中，人类个体也逐步形成了适应自然的生命机制和调节能力，以保证人类的生存、延续和发展。但是，自然界是不断变化着的，"水能载舟，亦能覆舟"。人既禀天地之气而生，就应该首先掌握天地自然的变化规律，从而调和自身的生活起居、饮食、心态等，使之能顺应、适应自然界的变化。只有这样，自然界的一切才会成为维护生命、摄养身心、保障健康的源泉。否则，不顺应或不能适应自然界的变化，则必然会影响健康，甚至酿成疾病，或危及生命。诚如《素问·生气通天论》所说："苍天之气，清净则志意治，顺之则阳气固，虽有贼邪，弗能害也。"《素问·四气调神大论》也说："故阴阳四时者，万物之终始也，死生之本也，逆之则灾害生，从之则苛疾不起，是谓得道。"

顺应自然的原则，就是要法天则地、把握阴阳，就是要掌握大自然的时空变化规律，并适应性地调节人的摄生活动，诸如生活起居、形体劳逸、饮食情志、体育锻炼等方面，均应做到时顺地宜。

以睡眠起居为例，《素问·四气调神大论》指出，人应根据春生、夏长、秋收、冬藏的四季不同特点，适当调节个人的起居习惯。春季应"夜卧早起"，顺应"春生"的特点，使体内阳气也不断地生发。夏季亦应"夜卧早起"，且比春季起得更早一些，以顺应"夏长"的特点，使体内阳气活动更加旺盛。而秋季则应"早卧早起，与鸡俱兴"，以顺应"秋收"的特点，尽量回避肃杀的气候，避免体内阳气过多发散。冬季即应"早卧晚起，必待日光"，以顺应"冬藏"的特点，使体内阳气免受阴寒的侵扰，并可借自然界的阳气以助益机体阳气，防寒保温，以利于阳气潜藏，防止阳气外散受损。

（二）"恬惔虚无"的情志养生

《素问·阴阳应象大论》中说："天有四时五行，以生长收藏，以生寒暑燥湿风；人有五脏，化五气，以生喜怒悲忧恐。故喜怒伤气，寒暑伤形，暴怒伤阴，暴喜伤阳。""喜怒不节，寒暑过度，生乃不固。"这说明人的情志变化虽是人体正常的情感表现，但亦须有度。过之则易伤及五脏，致人以病。中医认为，过喜伤心，过怒伤肝，过思伤脾，过悲伤肺，过恐伤肾；还认为，"怒则气上，喜则气缓，悲则气消，恐则气下……惊则气乱……思则气结"。所以，《黄帝内经》中就有"百病生于气"的说法。

《素问·上古天真论》中说："恬惔虚无，真气从之，精神内守，病安从来。"《素问·阴阳应象大论》亦说："是以圣人为无为之事，乐恬愉之能，从欲快志于虚无之守，故寿命无穷，与天地终，此圣人之治身也。"这都是说，人若能充分保持乐观豁达的良性情绪和心态，对气血调畅、健康长寿是很有益处的。经常保持平和的心态，天天都有一个好的心情，要能做到知足常乐、自得其乐、奋进为乐，甚至是以苦为乐，善于主动发现和寻找生活的乐趣，善于自我愉悦、自我安慰，做到大肚能容、笑口常开，做到《黄帝内经》所说的"美其食，任其服，乐其俗，高下不相慕"，"嗜欲不能劳其目，淫邪不能惑其心，愚、智、贤、不肖不惧于物"，那你便是掌握了养生保健之道，掌握了祛病延年的良药。所以说："欲得养生先调心，莫管古往与来今，但向静中神气合，何愁不到大仙林。"

（三）"谨和五味"的饮食养生

"民以食为天"，"天食人以五气，地食人以五味"。但是怎样食，却是有讲究、有学问的。《素问·生气通天论》说："阴之所生，本在五味，阴之五宫，伤在五味。是故味过于酸，肝气以津，脾气乃绝；味过于咸，大骨气劳，短肌，心气抑；味过于甘，心气喘满，色黑，肾气不衡；味过于苦，脾气不濡，胃气乃厚；味过于辛，筋脉沮弛，精神乃央。"这即是说，饮食五味，过酸则伤肝，过苦则伤心，过甘则伤脾，过辛则伤肺，过咸则伤肾。这里提出了"谨和五味"的养生原则，强调只有膳食均衡，五味调和，才能使人"骨正筋柔，气血以流，腠理以密"而达到"长有天命"的目的。

饮食养生，还强调不贪食，不偏食，少食肥甘厚味，做到"饥饱适中"，注意饮食卫生。如《素问·生气通天论》说："因而饱食，筋脉横解，肠澼为痔，因而大饮，则气逆。"《素问·痹论》也说："饮食自倍，肠胃乃伤。"可见，过分饥饿，会使人营养不足，精气亏虚，而过于饱食，也易损伤肠胃，致人以病。民谚就有"一顿吃伤，十顿喝汤""吃饭留一口，饭后百步走，能活九十九"的说法。药王孙思邈也讲"已饥方食，未饱先止"。这些都是有道理的。尤其对于素有胃病者来说，应做到饮食"有粗有细，不甜不腻，三四五顿，七八分饱"，这对身体是有好处的。

《素问·生气通天论》还说："膏粱之变，足生大丁"。说明饮食应以清淡为宜。"粗茶淡饭，乐活胜仙"，"鱼生火肉生痰，青菜豆腐保平安"。这是我们国人的传统饮食结构。现在人们生活水平不断提高，饮食结构也不断西化，加之各方面的需要，应酬太多，因饮食不合理而引起的病证越来越多。俗话说"病从口入"，实际也是这样，临床上高脂血症、高血压、高血尿酸、糖尿病、脂肪肝等代谢失调方面的病症大多都是吃出来的。因此，《素问·脏气法时论》中说："五谷为养，五果为助，五畜为益，五菜为充，气味合而服之，以补益精气"，至今仍是值得我们遵循的饮食调养原则。

（四）"动静结合"的运动养生

《黄帝内经》主张生命在于运动，但"动"应有度。如《素问·宝命全形论》说："知养身"。此处"养身"即指形体锻炼。《素问·四气调神大论》指出春三月"夜卧早起，广步于庭"，就是要在广庭旷野散步；夏三月"夜卧早起，无厌于日"，就是强调要勤于劳作，多做户外运动；冬三月"无泄皮肤，使气亟夺"，是说要适当减少形体活动，以免阳气过多耗散。《素问·生气通天论》说："故阳气者，一日而主外，平旦人气生，日中而阳气隆，日西而阳气已虚，气门乃闭，是故暮而收拒，无扰筋骨，无见雾露，反此三时，形乃困薄"，就是强调一天当中，平旦、日中、日西三时人体阳气的盛衰有别，锻炼时应据此注意调节自己形体的活动量。

《素问·异法方宜论》说中原人创编了"导引按跷"之术，王冰注导引即"摇筋骨，动支节"，按跷即"抑按皮肤""捷举手足"，是一种宣通阳气，疏通经络，强筋健骨的形体运动。《素问·移精变气论》也提到"动作以避寒"，同样也是强调动能生阳，阳气旺盛，气血流通，自然能防寒御邪。《后汉书·方术列传》"华佗传"引华佗语说："人体欲得劳动，但不当使极耳，动摇则谷气得消，血脉流通，病不得生，譬犹户枢，终不朽也。是以古之仙者，为导引之事，熊经鸱顾，引挽腰体，动诸关节，以求难老。"华佗还创编"五禽戏"，成为健身术之代表。此后，以运动健身的专门功法和套路，如易筋经、八段锦、太极拳等，都深受群众所爱。

动能练形，静则养神。《黄帝内经》不仅重视形体的运动，同时也十分重视精神的静养。如《素问·上古天真论》中"真人者，提挈天地，把握阴阳，呼吸精气，独立守神，肌肉若一……至人者……积精全神……"以及《素问遗篇·刺法论》中的"闭气吞津"治肾病的方法，即相当于后世所说的吐纳功法。这种调心入静，积精全神的吐纳静养功法，同样能使人体真气充沛，五脏安和，形神健旺，尽享天年。我省名中医李少波老先生高寿百岁，鹤发童颜，思维敏捷，正是得益于他毕生修炼"真气运行法"而从不懈怠。

综上可见，《黄帝内经》中的养生文化是非常丰富多彩的。总括言之，不外"上配天以养头，下象地以养足，中傍人事以养五脏"（《素问·阴阳应象大论》）。具体方法：

养头：可用头部按摩、鼓漱叩齿、鸣天鼓、干浴面、赤龙搅海、远眺运睛等方法。

养足：可用泡双足、搓足心、足部按摩、散步、登山、打太极拳等方法。

养五脏：可用饮食养脾、静坐养心、节欲养肾、舒情养肝、调息养肺等方法。

此以诗一首，概括《黄帝内经》中的养生文化理念以及养生原则和大法：

　　　　医道同源理共宗，道法自然重养生。

　　　　天人合一相参悟，形神相即至道明。

　　　　顺应四时和五味，摄护二天调七情。

　　　　动静咸宜皆合度，善治未病是上工。

《黄帝内经》中的道学思想

《黄帝内经》大约成书于春秋战国时期，虽托名于黄帝所著，实际上并非一人一时之作，而是许多医家共同智慧的结晶。

《黄帝内经》包括《素问》《灵枢》两部书，共18卷，162篇，40余万字。其内容涉及解剖、生理、病理、诊断、治疗、预防以及中医的理、法、方、药等基本理论原则，内容非常丰富，长期以来，被学界认为是"医家之宗"。

古代医家大都是文化人，是一批"津津乐道"的人士，他们言医又言道，主张医能通道，以道统医，将医提高成一门文化艺能，使其具有浓厚的文化色彩。《黄帝内经》就是立足于"道生观",广泛使用了"道"的观念。全书用"道"字达 269 次,仅《素问·上古天真论》一篇,不过 1 300 余字,竟有 7 处提及"道"字,这些"道"字的含义虽有差别,但总体来说都没有脱离"一阴一阳之谓道"。

由于《黄帝内经》对人的生命本质、疾病的产生,以及诊治、预防的原则都作了精辟的论述,并且认为医非小技,而是法于阴阳,通晓天文、地理、人事的至道,因此,称之为"医道"。

《黄帝内经》的作者虽已无法考究,但是从其内容来看,老子《道德经》的"道"对其影响却比比皆是。如《道德经》第七十一章:"知不知,尚矣;不知知,病也。圣人不病,以其病病,夫唯病病,是以不病",《素问·四气调神大论》发挥为"是故圣人不治已病治未病,不治已乱治未乱。"《道德经》第八十章:"甘其食,美其服,安其居,乐其俗,邻国相望,鸡犬之声相闻,民至老死,不相往来",《素问·上古天真论》发挥为:"故美其食,任其服,乐其俗,高下不相慕,其民故曰朴。"《道德经》第十七章"高者抑之,下者举之,有余者损之,不足者补之,天之道,损有余而补不足",《素问·至真要大论》发挥为"高者抑之,下者举之,有余折之,不足补之","经言盛者泻之,虚者补之。"由此看来,《黄帝内经》虽名托黄帝,其意实宗老子。

综观中华传统文化的宝库,其医与道是同源共脉的,他们都是源于自然大道。中医学是显性的医学理论和方法,它是根据道的阴阳、五行、形神、气血等理论而阐发的,故有"岐黄源于道"的说法。所以,《黄帝内经》中处处反映出浓厚的道学思想。

今仅就"天人相应"的宇宙观、"身国一理"的人体观、"形与神俱"的健康观、"形神并调"的治疗观等方面谈谈《黄帝内经》中的道学思想。

一、"天人相应"的宇宙观

"天"与"人"是中国哲学中的一对主要范畴,研究天人问题,是中国哲学的重要内容。《黄帝内经》有关"天""人"的论述,集中反映出它的天道观、宇宙论思想。

"天"字在《黄帝内经》中含义比较复杂,主要指天空、天时、自然界,同时又引申为自然的状态、本来的面貌。究其本意主要是指独立于人的意志之外的、不以人的意志为转移的客观存在,是不断运动变化的物质世界。

《素问·天元纪大论》说:"太虚寥廓,肇基化元,万物资始,五运终天,布气真灵,揔统坤元,九星悬朗,七曜周旋,曰阴曰阳,曰柔曰刚,幽显既位,寒暑弛张,生生化化,品物咸章"。这里所说的"太虚",就是广阔无垠的"天"。太虚与真元之气是整个宇宙产生的基础,万物产生的本源。

《黄帝内经》是一部以人为研究对象的医学著作,它必然要回答人道——人学的基本问题。《黄帝内经》在关于人的本源和生成问题上,吸收了《周易》《庄子》的有关思想,认为人是由天地之气的相互作用而产生的。

《素问·宝命全形论》说"天覆地载,万物悉备,莫贵于人。人以天地之气生,四时之法成。"又说:"夫人生于地,悬命于天,天地合气,命之曰人。"这就是说,有生命的人,是天地阴阳二气相交感应的产物。《灵枢·本神》还说:"天之在我者德也,地之在我者气也,德流气薄而生者也。"也是强调人是天德和地气交互作用的自然产物。

在天人的关系上,《黄帝内经》主张"天人相应",如《灵枢·刺节真邪》说"与天地相应,与四时相副,人参天地"。《灵枢·岁露论》也说:"人与天地相参也,与日月相应也。"《素问·脉要精微论》还说:"与天地如一"。

《黄帝内经》这种"天人相应"思想主要体现在它把人体与天地万物的形态结构看作相互类似,如《素问·生气通天论》说:"夫自古通天者,生之本,本于阴阳。天地之间,六合之内,其气九州、九窍、五脏、十二节,皆通乎天气。"而人的生命活动与天地之运行规律相通应,天地四时之气的运动变化,直接或间接影响着人体的生理和心理活动节律,同时也关系着疾病的发生发展变化等,正如《素问·生气通天论》还说:"苍天之气,清静则志意治,顺之则阳气固,虽有贼邪,弗能害也,此因时之序。故圣人传精神,服天气,而通神明,失之则内闭九窍,外壅肌肉,卫气散解,此谓自伤,气之削也。"这就是顺应自然、生气通天,人只要能虚无清静、志意内守、运气调神、服食天气,就能内外合一、通达神明,否则违背自然,失于清静,就会使气血逆乱、真气削去,而致病生。故《灵枢·本神》说:"智者之养生也,必顺四时而适寒暑,和喜怒而安居处,节阴阳而调刚柔,如是则僻邪不至,长生久视。"

　　《黄帝内经》把这种天地万物及人体生理、病理变化的客观规律以及养生治病的方法统称之为"道"，如"天地之道""阴阳之道""经脉之道""养生之道""诊道""治道"。并且认为"道之大者，拟于天地，配于四海"（《素问·四气调神大论》）。同时，还把"道"归结为"一"，反复强调"道在于一"，指出防治疾病应"与天地如一，得一之情，以知死生"（《素问·脉要精微论》）。这与道学中黄老思想是一致的，如《道德经》第三十九章曰："天得一以清，地得一以宁，神得一以灵，谷得一以盈，万物得一以生……"就是强调了天地万物都有一个总的原则，那就是"道"，也就是"一"。

二、"身国一理"的人体观

　　《道德经》第十三章曰："贵以身为天下，若可寄天下；爱以身为天下，若可托天下。"这种"以身为天下"的思想，实际上就是把人的身体与"天下"视为同构，看作一理，从而把治身与治国统一起来。

　　《老子道德经河上公章句》秉承老子《道德经》这种整体医学思想的精华，明确提出"治身者爱气则身全，治国者爱民则国安"，"用道治国则国富民昌，治身则寿命延长。"可以看出古代圣人把治身与治国看作道理相通。

　　《黄帝内经》中，这种治身与治国一理的思想体现得也是十分充分。如《灵枢·师传》说："……上以治民，下以治身，使百姓无病，上下和亲，德泽下流，子孙无忧……""夫治民与自治，治彼与治此，治小与治大，治国与治家，未有逆而能治之也。"

　　《素问·灵兰秘典论》还把人体五脏六腑按照国家职能官位做了生动比喻，称"心者，君主之官，神明出焉。肺者，相傅之官，治节出焉。肝者，将军之官，谋虑出焉。胆者，中正之官，决断出焉……凡此十二官者，不得相失也。故主明则下安，以此养生则寿，殁世不殆，以为天下则大昌。主不明则十二官危，使道闭塞而不通，形乃大伤，以此养生则殃，以为天下者，其宗大危。"

　　道家养生秘籍《云笈七签》中说："一人之身，一国之象也。胸腹之位，犹宫室也；四肢之列，犹郊境也；骨节之分，犹百官也。神犹君也，血犹民也。能知治身，则知治国矣。夫爱其民所以安其国，养其气所以全其身，民散则国亡，气竭则身死。"这就是说，国君好比人的精神，而臣民好比人的血肉,治国如能像养生那样心身俱妙,则君民同乐,天下太平。

由此可见,这种视身为国,身国互喻,身国一理,身国同治的法式既是道医学家的思维方式,也是中医整体观的体现。

三、"形与神俱"的健康观

老子在《道德经》中主张"清静无为""少私寡欲",要求达到"致虚极、守静笃"的境界。庄子秉承老子之说,也强调"虚静恬淡,抱神以静。"《黄帝内经》受道家思想的影响,也提出"恬惔虚无,真气从之,精神内守",主张"嗜欲不能劳其目,淫邪不能惑其心","外不劳形于事,内无思想之患,以恬愉为务,以自得为功",自然能"形体不敝,精神不散","形与神俱"而尽享天年,寿度百岁。

关于"形"与"神"的问题,是中国古代哲学的重要命题,在这个问题上,医、道二者有其共同的认识,都认为"形"与"神"是生命存在的基本要素。"形"指形体,包括脏腑组织器官等,它是生命活动的载体;"神"指生命功能,包括心理功能和生理功能,它是灵慧的生命运动方式,是生命活动的主宰。人的生命实际就是"形"与"神"的统一体。"神"不能脱离形体而单独存在,"形"如果没有神的依附,也便徒存空壳。对于形神关系,明代医家张景岳曾作过精辟的概括,他说:"形者神之体,神者形之用;无神则形不可活,无形则神无以生"。由此可知,只有形与神俱,形神和谐,形神合一,才是一个人健康的象征。否则,形神失调则标志着疾病发生,而当形神一旦分离,便意味着死亡的到来。

晋代医家葛洪说:"形神相卫,莫能伤也。"《太平经》也强调形神调和,认为"人之所生者神,所托者形","人有一身,与精神常合并也……常和即为一,可以长存也。"

由此不难看出,在"形神合一"的生命观和健康观上,医、道两家也是同认共识的。

四、"形神并调"的治疗观

道医学强调形神并调,形神兼治。其形治部分,主要表现在治病防疾过程中,善于运用传统医学的本草汤液、方剂(各种丸、散、膏、丹)及针灸手段等,这与中医学的内容大致相同。而神治方面,主要包括道、德、符、占、签、咒、斋、祭祀、祈祷等。

此外,道医学在养生方面也是极具特色的,其内容包括导引、吐纳、调息运气、服食、辟谷、内丹修炼等。葛洪曾指出,养生的关键在于养神,神全则形全。

《黄帝内经》也非常重视形神兼治,如《素问·宝命全形论》说:"一曰治神,二曰知养身,三曰知毒药为真,四曰制砭石小大,五曰知腑脏气血之诊。五法俱立,各有所先。"杨上善在注解"治神""养身"时说:"魂神魄意志,以神为主,故皆名神……故人无悲哀动中则魂不伤,肝得无病……无怵惕思虑则神不伤,心得无病……无愁忧不解则意不伤,脾得无病……无喜乐不极则魄不伤,肺得无病……无盛怒者则志不伤,肾得无病……是以五过不起于心,则神清性明,五神各安其脏,则寿延遐算也。"还说:"饮食男女,节之以限,风寒暑湿,摄之以时……即内养身也,实恕慈以爱人,和尘劳而不迹……即外养身也。内外之养周备,则不求生而久生,无期寿而寿长也。"只是《黄帝内经》作为中医学现存最早的古典医籍,在"形治"方面更为重视和强调,无论是用药物治疗,还是用针灸、砭石、吐纳、导引等,都是重在调气治形。而对于某些精神情志方面的疾病,如由于疑神猜思,妄识幻想,或者惊恐迷茫,深情爱恶,情志不遂等原因所致的病证,以及某些轻微的心理障碍所致的病证,《黄帝内经》中亦有"移精变气"等祝由之法,即"神治"之属。如《素问·移精变气论》曰:"往古人居禽兽之间,动作以避寒,阴居以避暑,内无眷慕之累,外无伸宦之形,此恬惔之世,邪不能得入也。故毒药不能治其内,针石不能治其外,故可移精祝由而已。"

所谓"祝"即告也,"由"即生病之缘由也。"祝由"就是通过祝说发病之缘由,转移患者的精神情志,不假毒药,不劳针石,即可达到调整患者气机,从而治愈疾病的方法。

《灵枢·贼风》说:"其祝而已者,其故何也?岐伯曰:先巫者,因知百病之胜,先知其病之所从生者,可祝而已也。"由此可以看出,"祝由"一法,不仅要施术者有一定的医学知识,且术前必须了解患者发病的缘由,然后才能采取胜以制之的恰当方法进行治疗。如用以情胜情,劝慰疏导、顺情从欲，心理暗示等方法移易其精神，改变其性情，调整其气机，从而使患者形神得以和谐，疾病得以康复。

《黄帝内经》中的道学思想是体现在多方面的，除上述四点之外，尚有"顺应四时"的养生观，"大医精诚"的医德观等。依据道学思维深入研究《黄帝内经》，必将会对丰富我们中华医道的内容并推动其传承和发展起到一定作用。

基于运气学说标本中气理论探讨《伤寒论》六经病证治规律

一、标本中气的含义

《素问·六微旨大论》曰："所谓本也，本之下，中之见也；见之下，气之标也。"风、热、湿、燥、寒、火，天之六气为本；少阳、太阳、阳明、少阴、太阴、厥阴，三阴三阳为六气之标；在本气之下，标气之上而介于标本之间者为中气（表1）。

表1　标本中气表

标本中气 ＼ 三阴三阳	少阳	阳明	太阳	厥阴	少阴	太阴
本	火	燥	寒	风	热	湿
中气	厥阴	太阴	少阴	少阳	太阳	阳明
标	少阳	阳明	太阳	厥阴	少阴	太阴

二、标本中气与脏腑经络的对应关系

《类经图翼》："脏腑为本居里，十二经为标居表，表里相络者为中气居中。所谓相络者，乃表里互相维络，如足太阳膀胱经络于肾，足少阴肾经亦络于膀胱也。余仿此。"

脏腑经络标本中气对应表见表2。

表2 脏腑经络标本中气对应表

本	心	肾	心包	肝	小肠	膀胱	大肠	胃	三焦	胆	肺	脾	脏腑
中气	络小肠	络膀胱	络三焦	络胆	络心	络肾	络肺	络脾	络心包	络肝	络大肠	络胃	相络
标	手少阴经	足少阴经	手厥阴经	足厥阴经	手太阳经	足太阳经	手阳明经	足阳明经	手少阳经	足少阳经	手太阴经	足太阴经	经络

三、标本中气的从化规律

1. 标本同气，皆从本化　少阳、太阴从乎本。

2. 标本异气，从本从标　少阴、太阳从本从标。

3. 阳明厥阴，从乎中气　阳明、厥阴不从标本，而从乎中气。

所谓"五行之气，以木遇火，则从火化，以金遇土，则从湿化，总不离于水流湿，火就燥，同气相求之义耳(《类经图翼》)"。

总之，如同《素问·至真要大论》所说"故从本者化生于本，从标本者有标本之化，从中者以中气为化也"。

四、标本中气与六经的生理病理

《伤寒集注》："天之六气为本为上，人身三阴三阳为标而上奉之，所谓天有此六气，人亦有此六气也。"

《伤寒论浅注补正》："内经所言，某经之上，某气治之，之上云者，盖脏腑为本，经脉为末，是脏腑居经脉之上，故称上焉。由脏腑本气，循经下行，其中络者，中之见也。中见之下，其经脉外走手足以成六经。又各有太少阳明三阴之不同，则系六气之末，故曰气之标也。"

天之六气能影响人体的三阴三阳，使之发生相应的变化，所以人体脏腑的功能活动在四季不同的气候中，又有着不同的差异，这就是标本中气的生理机制。六气标本中气的从化规律，在人体正常气化活动中占有重要的地位。故《类经图翼》曰："从其化者化之常，得其常者化生不息；逆其化者化之变，值其变则强弱为灾。"《素问·至真要大论》曰："百病之起，有生于本者，有生于标者，有生于中气者，有取本而得者，有取标而得者，有取中气而得者，有取标本而得者……"

六经之为病，实即六经气化之为病。

如：太阴本湿而标阴，中气为阳明燥金。因其标本同气，故邪伤太阴则病从本化而出现腹满时吐、食不下、自利、时腹自痛、脉缓弱等脾虚湿盛之证（如《伤寒论》273 条）。其中见之阳明燥金亦被其所化，就出现吐泻等症的湿化之候，此为病生于本者。

再如：少阴本火（热）而标阴，中气为太阳寒水。其标本异气，故邪入少阴则病有从本化热和从标化寒之别。从本化热则形成少阴热化证，出现下利、口渴、心烦不得卧、舌红、脉细数等一派阴虚之象（如《伤寒论》303、310、311、312、319 等条）。

从临床而言，少阴病以寒化之证更为多见。邪入少阴，从标化寒，则出现四肢厥逆、下利清谷、无热恶寒、渴喜热饮、心烦、吐利、脉微细等一派阳虚之象（如《伤寒论》323、354、389 等条）。

此即为病生于本生于标者。

又如：阳明本燥（阴）而标阳，中气为太阴湿土，其标本异气。但又因金遇土则从湿化，故其病不从标本而从乎中，出现胃中虚冷、水谷不别、食谷欲呕、大便初硬后溏等中见阴湿之候（如《伤寒论》191、194 等条）。但是，阳明病并不一定完全按标本中气的从化规律发展，因为太阴脾与阳明胃同居中州，脾喜燥恶湿，胃喜润恶燥；脾宜升则健，胃宜降则和。脾胃之间燥湿相济，升降相因，以维持水谷消化吸收和输布的正常生理功能。胃喜润恶燥，胃气以下行为顺的生理特性决定了阳明病的病理特点：阳明病易从燥化，临床上以从本化燥的燥化证更为多见。故《伤寒论》180 条曰："阳明之为病，胃家实也"。

此外，阳明病从阳明标阳而化的热化证亦为多见，如热在上者，则心中懊侬、舌上有苔；在中者，则渴欲饮水、口干舌燥；在下者，则脉浮发热、渴欲饮水、小便不利等。

此为病本应生于中气又非完全生于中气者。

以上以太阴、少阴、阳明为例，用标本中气理论为指导，分析了它们的病理变化。其他各经的气化为病，率皆如此，不一一赘述。

总之，标本中气理论提示了六经为病的病理特性及其阴阳、表里、寒热、虚实的变化。一般来说，三阳中以太阳为表，阳明为里，少阳为半表半里。病在三阳表示人体正气亢盛，抗病力强，邪气实，病情一般呈亢奋状态，故其病多属于热证、实证，概为阳证。而三阴中以太阴入里尚浅，少阴入里已深，厥阴入里尤深。病在三阴，表示人体正气衰减，抗病力弱，病邪未除，病情一般呈虚衰状态，故其病多属于寒证、虚证，概为阴证。

需要指出的是，脏腑经络是气化的物质基础，气化是脏腑经络生理功能的表现。因此，脏腑、经络、气化三者息息相关，密不可分。此外，还应通晓气运有盛衰，六气气化有当其位与不当其位，人体体质亦有寒热虚实之别，因此，即使受邪相同，而标本中气从化关系亦有差异，正如张介宾所说："六气太过不及皆能为病，病之化生，必有所因，或从乎本，或从乎标，或从乎中气，知其所从，则治无失矣。"

明乎此，方得六经气化学说之真谛，才不至于把标本中气理论当成刻板的公式，也才能正确地运用标本中气理论去阐明六经的生理病理现象。所以，《素问·至真要大论》说："夫标本之道，要而博，小而大，可以言一而知百病之害。"

五、标本中气与六经证治

六气之邪感人虽同，但是由于人之禀赋各异，气有盛衰，脏有寒热，故所受之邪每从其人之脏气而化，或从虚化，或从实化，或从寒化，或从热化，而生病各异。所以，在临床上就须依据不同的情况而辨证施治。

（一）病生于本者，求之于本

太阴湿土，本湿而标阴，标本同气，所以病入太阴，邪从本化，则出现中阳不振，寒湿内阻之候。

如《伤寒论》273条曰："太阴之为病，腹满而吐，食不下，自利益甚，时腹自痛。若下之，必胸下结硬。"

280条曰："太阴为病，脉弱……"

187条曰："伤寒脉浮而缓，手足自温者，是为系在太阴……"

277条曰："自利不渴者，属太阴，以其脏有寒故也，当温之，宜服四逆辈。"

388条曰："霍乱，头痛发热，身疼痛……寒多不用水者，理中丸主之。"

396条曰："大病差后，喜唾，久不了了，胸上有寒，当以丸药温之，宜理中丸。"

以上诸条，虽证候表现不一，但其共同的病机都是太阴病，脾阳不振，寒湿内停，清浊相干，水津不化等，故以理中丸（汤）温中散寒、健脾燥湿而治其本。如是脾阳得运，寒湿既除，中土有权，升降复常，诸证自愈。此即病生于本，就求之于本。

（二）病生于标者，求之于标

少阴君火，本热而标阴。病入少阴，其标本有水火阴阳之别。若病邪从本化热而为少阴热化证，属少阴阴虚火旺者用黄连阿胶汤滋阴降火，交通心肾。如《伤寒论》303条曰："少阴病，得之二三日以上，心中烦，不得卧，黄连阿胶汤主之。"

若属少阴阴虚、水热互结者，则用猪苓汤育阴清热利水。如《伤寒论》319条曰："少阴病，下利六七日，咳而呕渴，心烦不得眠者，猪苓汤主之。"227条曰："若脉浮发热，渴欲饮水，小便不利者，猪苓汤主之。"

此为病从本化，故治之于本。

如病邪从标化寒，而为少阴寒化证，则治宜扶阳抑阴，以四逆汤回阳救逆，附子汤温经扶阳、除湿止痛，真武汤温阳化气行水等。如《伤寒论》323条："少阴病，脉沉者，当温之，宜四逆汤。"

354条曰："大汗，若大下利而厥冷者，四逆汤主之。"

225条曰："脉浮而迟，表热里寒，下利清谷者，四逆汤主之。"

304条曰："少阴病，得之一二日，口中和，其背恶寒者，当灸之，附子汤主之。"

305条曰："少阴病，身体痛，手足寒，骨节痛，脉沉者，附子汤主之。"

316条曰："少阴病，二三日不已，至四五日，腹痛，小便不利，四肢沉重疼痛，自下利者，此为有水气。其人或咳，或小便利，或下利，或呕者，真武汤主之。"

此皆病生于标，就求之于标。

（三）病生于中气者，求之于中气

太阳中见之气为少阴。太阳病外邪久羁，或汗下失宜，均可导致病从中化之候。如《伤寒论》61条曰："下之后，复发汗，昼日烦躁不得眠，夜而安静，不呕，不渴，无表证，脉沉微，身无大热者，干姜附子汤主之。"即是太阳病误下后，复发其汗，致使阳气损伤，病由太阳转属少阴，以致虚阳躁扰，阳气将脱之象，故急用干姜附子汤急救回阳。该方以姜、附辛热，急复其阳，附子生用，其力更锐。其方类似四逆，但不用甘草，其势尤猛，浓煎顿服，则药力集中，较之四逆收效更速。单捷小剂，其力精专，有单刀直入之势。

此即病生于中气，就求之于中气。

（四）病生于标本，标本兼治

太阳本寒而标阳，其病从本化寒，从标化热。若病既生于本，又生于标，则标本同治。如太阳伤寒，兼有里热之候的大青龙汤证（如《伤寒论》38、39条），其太阳表寒证是病生于本，发热烦躁为病生于标，是标与本俱病，故大青龙汤用麻黄汤加石膏、姜、枣，发汗解表，清热除烦，标本兼顾，表里双解。

此即病生于标本，就标本兼治。

综上可见，标本中气的治法，无论取标本或取中气，只要是病之所生，就是治之所施。不论是治标治本，还是治其中气，不论是从治、反治、逆治、正治，都是针对疾病的主要矛盾或矛盾的主要方面所采取的不同方法而已。要之，"知标与本，用之不殆"，"察本与标，气可令调"（《素问·至真要大论》）。

唐宗海对《黄帝内经》理论探源及血证研究

唐宗海，字容川，四川彭县人，生于清朝咸丰、光绪至民国年间（1862—1918）。唐氏少时习儒，并钻研医学，后因其父体弱多疾，患血证不治而卒，遂潜心于《黄帝内经》、仲景之学，遍览方书，触类旁通，专攻血证，豁然有得，凡求治者，能十愈七八，而著成《血证论》一书。

唐氏所处时代，正是西学东渐之际，当时医者，或媚于泰西，或绳以古人。唐氏则认为："同是人也，同是心也，西医亦有所长，中医岂无所短？"于是，集录《灵》《素》诸经，兼中西之义解之，著成《中西汇通医经精义》（简称《医经精义》）二卷，以"不存疆域异同之见，但求折衷归于一是"之旨，而倡其说。

●●● 医经探微

· ·

唐氏晚年致力于医易研究，认为"易"乃医学之源，医为易学之绪，而作《医易通说》二卷，对进一步研究中医药理论，具有一定启发意义。

唐氏治学主张"好古而不迷信古人，博学而能取长补短"，是一位善于独立思考，富于创造精神的学者。虽然他的"中西汇通"的愿望，因社会制度、历史条件，乃至个人思想学力等限制，不可能成为现实，但是，他的某些理解和治疗经验还是值得重视的。特别是他对《黄帝内经》理论的阐发和应用，有发皇古义、启迪后学之价值，所以，唐氏被誉为"晚清著名医学大家"，是当之无愧的。

一、通说医、易，探《黄帝内经》医理之源

唐氏谈医，辄引《易》义。他认为，人身脏腑，本于天地阴阳，而发明天地阴阳者，莫不备于《易》。圣人作《易》，由太极衍为八卦，由八卦重为六十四卦，三百八十四爻。以此推之，范围天地，曲成万物，是一本散为万殊，其变化岂可有穷尽？《素问·阴阳应象大论》曰："阴阳者，天地之道也，万物之纲纪，变化之父母，生杀之本始，神明之府也"。又曰："积阳为天，积阴为地，阴静阳躁，阳生阴长，阳杀阴藏，阳化气，阴成形"。《素问·阴阳离合论》曰："阴阳者，数之可十，推之可百，数之可千，推之可万，万之大，不可胜数"。这些都是对《易经》太极阴阳理论的发挥。

唐氏医易双通，两者互参，以易解医，对人体生命之本源，脏腑之生理、病理，疾病的诊治、预后，四时之养生保健，六气之对冲合化等多方面进行了详尽的阐发。

（一）以"易"理阐明生命之本源

据《易》理解，太极动而生阳，静而生阴，于是化生两仪。两仪者，一阴一阳也。一阴一阳之谓道，是宇宙万物的普遍规律。人是万物之灵，《素问·生气通天论》曰："自古通天者，生之本，本于阴阳"。《素问·宝命全形论》亦说："人生有形，不离阴阳"，说明人身即是一小天地，小宇宙，也是由一阴一阳而生出。所以，唐氏在《医经精义·人身阴阳》中说："凡人未生之前，男女媾精，而成此胎孕，即本天地水火之气而交媾也。既生之后，鼻息呼吸，得天之阳以养气，饮食五味，得地之阴以养血。是未生之前，既生之后，皆无不与天地相通，而所以相通之故，则以人身之阴阳，实本于天

地之阴阳而已。"

唐氏在《医易通说·两仪》中解释《素问·生气通天论》"阴者,藏精而起亟也;阳者,卫外而为固也"一语时指出:"藏精卫外,皆是言人身阴阳之功用,惟'起亟'二字,是言其根源处。'亟'即古太极之'极',言阳根于阴,阴根于阳,起于太极之义。"在《医易通说·先天八卦》中进一步指出,人之初胎在母腹中,其生长发育过程,颇合先天八卦之象,即每一月与一卦相应,起于乾一,终于坤八,孕满八月,则形体俱全,生者易养,若不满八月,则子难养。这些都是从易理来说明太极阴阳既是造化万物之根源,同样也是人生命之本源。

(二)以"易"理论述人体脏腑生理

唐氏不仅从易学之理分析人体生命之本源,而且还运用易学之理论述人体脏腑生理功用,使学者对《黄帝内经》理论更易于理解。如他在解释"心者,君主之官,神明出焉"时说:《黄帝内经》云:肾主髓,髓者,肾精所生,肾与心,原互为功用,髓筋通于心,乃肾交于心,合为离卦,中含坎水之象,所以能司神明也"(《医经精义·脏腑之官》)。又说:"神乃生于肾中之精气,而上归于心,合为离卦,中含坎水之象,惟其阴精内含,阳精外护,心脏之火,所以光明朗润,而能烛物。盖神即心火,得肾阴济之,而心中湛然,神明出焉"(《医经精义·五脏所藏》)。这些都从"易"理加以说明,心之所以藏神而主神明,绝非心脏一脏之作用所能实现,而必须心肾相交、水火既济,才能使真精内含,而真光外发,神明于是能出。

据此"易"理,唐氏还认为:"先天八卦,盖大造之匡廓也,既有此匡廓,于是天旋地转,以生昼夜,遂有'河图'之九数。昼夜既生,积为四时,遂有'洛书'之十数"(《医易通说·先天八卦》)。《黄帝内经》有以脏腑配九数者,如《素问·六节藏象论》曰:"九分为九野,九野为九脏,故形脏四,神脏五"。此即是与"河图"之九数相配的。"'洛书'者,五行之根源也。其数以一三五七九属之于天,以二四六八十属之于地。天左行,地右行。天行五步,地亦行五步。二五媾精,遂生成水火木金土,故名曰五行"(《医易通说·先天八卦》)。五行分为五方,《素问·金匮真言论》所谓"东方青色,入通于肝,开窍于目……其数八……南方赤色,入通于心,开窍于耳……其数七……中央黄色,入通于脾,开窍于口……其数五……西方白色,入通于肺,开窍于鼻……其数九……北方黑色,入通于肾,开窍于二阴……其数六……"即是以五脏配"洛书"之十数的。

唐氏还在《医易通说·先天八卦》中以兑、艮二卦的象数来解释《素问·上古天真论》中"女子七岁""男子八岁"的生长发育规律。他认为,"'河图'之数,配后天八卦,验之于人,有确切不移者,无过于女子七岁更齿,二七而天癸至;男子八岁更齿,二八而天癸至。盖少女属兑卦得七数,少男得艮卦八数,故以七八算起"。并指出"凡有血气者,皆应卦气而各有男女,至于人之男女,尤符卦气"(《医易通说·六子》)。唐氏以"六子"卦象解释《素问·上古天真论》中关于男女不同发育阶段的生理变化,强调"男阳而得阴数,女阴而得阳数"实即"阴阳互换之道"。

(三)以"易"理推断疾病发展预后

古以天干、地支计数序。天干有十,与"洛书"十数恰符。十天干配五方五行,则戊己配中央五、十,五行属土;甲乙配东方三、八,五行属木;丙丁配南方二、七,五行属火;庚辛配西方四、九,五行属金;壬癸配北方一、六,五行属水。可见古人"以十干管五行,以五行宰万物,其法精矣"。《黄帝内经》引十天干与人身脏腑相配,则阳干配腑,阴干配脏。故《素问·脏气法时论》曰:"肝主春,足厥阴少阳主治,其日甲乙……心主夏,手少阴太阳主治,其日丙丁……脾主长夏,足太阴阳明主治,其日戊己……肺主秋,手太阴阳明主治,其日庚辛……肾主冬,足少阴太阳主治,其日壬癸……"据此脏腑主气时日及五行生克关系,则可推断,如肝脏有病,愈于丙丁,加于庚辛,持于壬癸,起于甲乙;心脏有病,愈于戊己,加于壬癸,持于甲乙,起于丙丁……余可类推。此外,《黄帝内经》中还有以五行五色配五脏,以五色之泽夭、荣枯等变化来判断患者之生死预后的方法。这些都说明,人禀五行之气而生,其疾病的发生、发展和变化,以及患者生死预后,无不与五行之气密切相关。唐氏研《易》对此十分重视,认为要把握疾病的发展和患者的预后,必须精究"易"理,通晓天人关系。这一点,为"医者不可不知也"。

(四)以"易"理指导养生保健

《素问·四气调神大论》强调人们要想保持健康,五脏安和,阴阳协调,就必须重视四时起居的调摄。对于"未央绝灭"之"未央"二字,注家解释众说不一。唐氏独抒己见,提出"盖'央'者,中央土也。《月令》《内经》,

皆以未月属中央土。《内经》此篇详言四时,但以未央一语总结之。以见土寄于四时之义。后世脉法,春弦、夏洪、秋毛、冬石,四季之末,和缓不忒,即是土旺四季之义。然《素问·平人气象论》云:四时之脉,皆以胃气为本,谓脉之带缓象者为有胃气。所谓胃气,即土旺四季之气也"。

从《内经》原文意义分析,唐氏以"易"理解释"未央"二字,对于指导人们养生保健,应特别重视保养胃气,保护后天之本,是有其实用价值的。

(五)以"易"理阐发五运六气

《黄帝内经》中论述五运六气学说的七篇大论,历来受医家所重视,但能深入浅出,联系实际,用以指导临床实践者尚属不多。唐氏于此,颇有卓见。他认为"'洛书'五位相得而各有合也。以'洛书'之数言之:一为甲,六为己,一六共宗,故甲与己合;二为乙,七为庚,二七同道,故乙与庚合;三为丙,八为辛,三八为朋,故丙与辛合;四为丁,九为壬,四九为友,故丁与壬合;五为戊,十为癸,五十相守,故戊与癸合。然此相合者,皆只以数论也。若夫随天之运以司化育,则因五合而成五运"。他在解释《素问·五运行大论》中五气经天之说时指出,"甲己之岁戊己,黔天之气经于角轸之分……干皆土,故为土运;乙庚之岁庚辛,素天之气经于角轸……干皆金,故为金运;丙辛之岁壬癸,玄天之气经于角轸……干皆水,故为水运;丁壬之岁甲乙,苍天之气经于角轸……干皆木,故为木运;戊癸之岁丙丁,丹天之气经于角轸……干皆火,故为火运。"他更以五运的五行相克关系阐明"亢则害,承乃制"的事物维持生态平衡的变化机制,使学者对《素问》关于"土位之下,风气承之","金位之下,火气承之","水位之下,土气承之","风位之下,金气承之","火位之下,水气承之"论点的理解更为深刻。

唐氏还指出,地支十二,各有阴阳之定位、对待之气化,故成为六合。所谓对待者,两支对冲,合为一气者也。即子午对冲,合化为少阴热气;卯酉对冲,合化为阳明燥气;寅申对冲,合化为少阳火气;巳亥对冲,合化为厥阴风气;辰戌对冲,合化为太阳寒气;丑未对冲,合化为太阴湿气。唐氏据此六气合化,用以阐释人体生理、病理、治疗用药等规律,颇有启迪。如卯酉对冲,合化为阳明燥气,唐氏认为,在人身则可体现于胃与大肠之功能。胃属卯木,大肠属酉金,胃受水谷,至大肠尽成干粪,即是燥化之实验。

又如唐氏认为,人身胆配震木,胃配艮土。胃与胆通,胆汁入胃化谷,中医所谓木能疏土，即是震木变为艮土之义。

再如巳亥对冲，合化为厥阴风气。《黄帝内经》所谓"厥阴之上，风气治之"。厥阴者，在脏为肝与心包，在卦为巽。唐氏引此，指出"凡中风病，多入心包"。

由此可见，唐氏通说医易，不仅从理论上有所沟通，而且在指导临证实践，使《黄帝内经》理论有机地与临床实际相联系方面，也有其重大贡献。

二、汇通中西，阐《黄帝内经》医理精义

唐氏主张，中医西医各有所长，应该摒弃疆域之见，取长补短，归于一是。为了推行他的主张，他编著了"中西汇通"五种，以释《黄帝内经》《伤寒论》《金匮要略》《神农本草经》诸经经义。特别是《医经精义》一书，"集《灵》《素》诸经，采其要语，分篇详注"，其"注释多由心得，实皆以经解经，毫无杜撰，间采西法，或用旧说，总求其是而已"(《医经精义·例言》)。该书参西崇中，图文并茂，"所采西人脏腑图，非据西人之说，实则证以《黄帝内经》形迹，丝毫不爽，以其图按求经义，则气化尤为著实"(《医经精义·例言》)。《医经精义》分上下两卷，共三十章，广集《灵》《素》诸经有关人体生理、病理、诊断、治疗等方面的经文，运用中西汇通观点加以注释，内容丰富，系统全面，甚切实用。正如唐氏在该书"例言"中所说："是书所引《内》《难》经文未及其半，然大义微言，采注已备，熟此后再读全书，自能涣然冰释。"

如唐氏在解释《灵枢·营卫生会》关于心与血脉的关系及营血周流的规律时说："西医谓心有左右两房，生血由左房出，有运血管由内达外，然后入回血管由外返内，复入于心……由右房入，又由左房出，循环不休，西医此说，即《内经》'营周不休，五十度而复大会'之实迹也，所谓'阴阳相贯，如环无端'也"(《医经精义·营卫生会》)。

又如唐氏在解释"肺为相傅之官，治节出焉"时说："心为君主，肺在心外，以辅助之……在《内经》，乃营血与卫，会于肺中之说，即相傅之官，所司职事也。西医则云，回血返入肺中，吹出血中炭气，则紫色退而变为赤血，复入于心，肺是淘汰心血之物，此即《内经》'肺为相傅'之义"(《医经精义·脏腑之官》)。

书中还讲到，西医说肝行水化食，即《黄帝内经》肝主疏泄之义……

凡此种种，在唐宗海看来，根本在于中西医学理原一致，故可汇通。当然，唐氏的中西汇通，主要还是文字上强相比附。他强用西说以证中说，目的在于保存中说，对中医的生存和发展起到了一定的积极作用，但也不可避免地表现出重中轻西、崇古薄今的倾向。如他认为"西医剖割视验，止知其形，不知其气"（《医经精义·人身阴阳》）；"惟西洋医学，则止就人身形质立论，不知人之气化，实与天地同体也"（《医经精义·五脏所生》）；"西医将人骨骼，照印入书，长短大小，圆锐曲折，尽其形矣。然不知是肾之所生。彼以骨中有髓，知为脑髓生骨，而不知并脑髓，皆肾所生也"（《医经精义·五脏所属》）。他还在论肾主髓说时强调："西医云，'人之才智，均出于脑髓'……中国近医，则又知肾不知髓，反为西医所笑。不知古圣《内经》已有'髓海论''骨空论'，又将肾与髓合论之。甚矣，古圣人，千古莫及矣"（《医经精义·脏腑之官》）。由此可见，唐宗海不仅重视对《黄帝内经》的研究，而且把《黄帝内经》奉为古圣经典，不可稍有疑义。这种认识虽然不免失于偏颇，但其阐发《黄帝内经》精义，对《黄帝内经》条文进行摘编整理，使之系统化、条理化，这对启迪后学，阐发古义，无疑起到了一定的积极作用。近代医家张锡纯的《医学衷中参西录》正是在其《医经精义》学术思想的激发下，"灵明顿辟"而撰著出来的。

三、专论血证，尽《黄帝内经》医理之用

唐宗海致力于对血证的研究，认为"血证自古绝少名论"，所以他撰《血证论》一书，"独从《内》《难》、仲景探源而出，发挥尽致，实补唐以下医书之所不逮"（《血证论·凡例》）。综观其书，确如是说。其书卷一总论六条，无论是"阴阳水火气血论"，还是"脏腑病机论"等，其理论均不离于《黄帝内经》之旨。其书二至六各卷，论人身上下内外各部之血证，亦无不以《黄帝内经》理论为依据。

如《血证论·卷三·汗血》云："汗出，气分之水，其源出于膀胱。《内经》云：'膀胱者，州都之官，津液藏焉，气化则能出矣'。膀胱之气，从三焦行腠理，充肌肉，达于皮毛，以卫外为固。阳气卫外，百邪不入，故其经称为太阳也。其有盛暑天气，亢阳蒸动膀胱水气，腾布于外，则发为汗，此犹天之有雨，阳布阴和，自然无病。有时外感风寒，皮毛疏泄，发热汗出

者……有心胃肝脾，热湿之病，亦令汗出者……有亡阳自汗者……知此，则知汗出气分，不出血分矣。然汗虽出于气分，而未尝不与血分相关。故血分有热，亦能蒸动气分之水，而为盗汗。"从唐氏所论"汗"证的机制可以看出，他对《黄帝内经》有关脏腑的生理功能，以及人体正常水液的代谢过程深有研究。

由于他对汗证机制认识明确，所以对于"汗血"的治则以及宜忌亦论述颇详。他说："总论曰：汗者，阳分之水；血者，阴分之液。阴与阳原无间隔，血与水本不相离。故汗出过多则伤血，下后亡津液则伤血，热结膀胱则下血，是水病不离乎血者也。吐血咳血，必兼痰饮，血虚则口渴而津液不生，失血家往往水肿，瘀血化水，亦发为肿，是血病不离乎水者也……"（《血证论·汗血》）据此道理，唐氏以仲景之说为准则，指出："故衄血家不可再发汗，以血病则阴液既虚，不可发汗，再伤气分之水，以致阳分之液亦虚也。又先肿再吐血者，不治，以水病不可重伤其血也"（《血证论·汗血》）。他还强调指出："观小柴胡调津液而即治热入血室；观桃仁承气破血结而即治小便不利，皆是治水即以治血，治血即以治水"（《血证论·汗血》）。唐氏这些见解，正是他以《黄帝内经》关于"夺血者无汗，夺汗者无血"之"津血同源""血汗同源"理论为指导，用于临床汗证和血证治疗的具体体现。

其他如《血证论·卷五·血臌》中论及《黄帝内经》中"石瘕""肠覃"时说："状如怀子，腹日以大，月事以时下者为肠覃，以寒客于肠外，气病血不病也……月事不以时下者，为石瘕，乃寒客于子门，子门闭塞，恶血当下不下，衃以留止，故成石瘕，是气病而血亦病也"，故其治法不外以温经散寒、活血化瘀为主。

《血证论·卷六·咳嗽》中论及"《内经》云：五脏六腑，皆有咳嗽，而无不聚于胃，关于肺"时突出强调治虚劳失血之咳嗽，关键应抓住肺胃两脏的调理。临床虽可根据"肺脏津虚，火气乘之""痰火凝结，阻塞气道""风火太盛，激水冲肺"等不同原因，分别采用"清燥救肺""清利其痰，滋养其津"或"泻肺治饮，兼治风火"等法，但因"虚劳咳嗽，原于火克金，水乘肺，而切究其故，则病皆在于胃。胃为水谷之海，化生津血。血不足则火旺，津不生则肺燥，水气不化则饮邪上干"（《血证论·卷六·咳嗽》），故其治疗又必须结合治胃火、降胃痰、蠲胃饮等法，方为上乘。

又如《血证论·卷六·痿废》中的分证说理悉本《黄帝内经》的《素问·痿论》所述。唐氏所列治疗"脉痿""筋痿""肉痿""骨痿""津痿"等五痿证的方剂,至今对于指导临床仍有较高的实用价值。特别是他关于痿证"治法虽分五脏,而总系阴虚热灼,筋骨不用之所致。欲热之退,莫如滋阴;欲阴之生,莫如独取阳明……然痿废之原,虽在于胃,而其病之发见,则在于筋骨。凡虎骨(现已不用)、龟板、鹿筋、猪脊髓、牛骨髓、狗脊、骨碎补、牛膝、苡仁、枸杞子、菟丝子、续断,皆可加入,以为向导"的认识,实为后世治痿之指南。

综上所述,唐宗海对血证的研究虽"议论多由心得,然其发明处,要皆实事实理,有凭有验"(《血证论·凡例》),其理论根据亦多从《黄帝内经》所论引申。他将《黄帝内经》理论有机地与临床实际结合,用以指导实践,充分印证了《黄帝内经》医理之实用,确为后世研究《黄帝内经》辟出一条蹊径。

张锡纯对《黄帝内经》的研究

张锡纯,字寿甫,河北省盐山县张边乡人。生于1860年,卒于1933年。张氏一生致力于中国医药学研究,他广求方书,潜心钻研,注重实践,勤于著述,曾与慈航张生甫、嘉定张山雷一起,被当时誉为"名医三张"。因此,张锡纯堪称是近代医学史上杰出的医家之一。

张锡纯精研医学四十年。著作颇多,但存稿多散失,只有《医学衷中参西录》七期十三卷,于1918年后陆续出版,全书于1934年正式出版,共计出版15次,使其学术思想和医疗经验得以流传。其书名曰"衷中参西"者,有其特定的时代背景和历史渊源。张氏所处的时代是鸦片战争之后,帝国主义列强侵入中国,使中国沦为一个半封建半殖民地的社会。当时欧风东渐,西医传入,我国中医发展面临着被全盘西化,或是以中学为体、西学为用等不同观点的论争。由于早期朱沛文、唐宗海等人的中西医汇通观点,对张锡纯的影响较深,进而促使其成为立足于"衷中参西",全力捍卫和发展中医学的杰出代表。他坚持"衷中"的观点，反映在他的中医理论思想，无不本于《黄帝内经》《神农本草经》及仲景之学，他在自序中说："知《本经》与《内经》，诩之开天辟地之圣神，为医学之鼻祖，实即为医学之渊海也。"可见，他对《黄帝内经》的研究是非常重视的。他研究《黄帝内经》，尊古而不泥古，注重实践，务求实效，绝不人云亦云。他认为："读《内经》之法，但于其可信之处，精研有得，即能开无限法门，其不可信之处，或为后世伪托，付之不论可也，此孟子所谓书难尽信之义也。"综观其研究《黄帝内经》的主要成就，可以体现在下列几个方面：

一、深究医中哲理，重视《内经》中的辨证思维

中医学作为一门古典医学，除具有深厚的实践基础外，还有其坚实的哲学根源。张锡纯勤奋好学，无书不读；尤其接受了古代朴素的辩证法思想，对《易经》《老子》等亦颇有研究，他致力于"衷中"，勤求古训，博采众方，目的在于发扬中医药学，故而在研究医学的同时，又十分重视深究医中之哲理。他在《论哲学与医学之关系》中指出："哲学，实为医学之本源，医学即为哲学之究竟"，在他看来："自古医界著述诸家，若晋之葛稚川，南北朝之陶华阳，唐之孙思邈诸人，所著之书皆可宝贵，实为哲家也"，他更以《黄帝内经》为证，认为《内经》虽为讲明医学之书，而其首篇《素问·上古天真论》曰："上古有真人者，提挈天地，把握阴阳，呼吸精气，独立守神，肌肉若一，故能寿蔽天地。"这说明《黄帝内经》一书，实以哲学开其端。《黄帝内经》中言"真人"秉天地之精华，而能保护不失，有若提挈把握，且能呼吸精气以补助之，独立守神以凝固之，故能变化气质，使肌肉若一，寿数无穷。《黄帝内经》中的这种观点，正是强调人与自然的统一性以及人体内部形神统一性的整体恒动观。这种观点即属于哲学范畴。张锡纯称它为"气化"。他说："哲学者，保身之学也。人必先能自保其身，而后能代人保身。保己之身用哲学，所以哲理即己身之气化也；保人之身用医学，亦因先洞悉己身之气化，自能代人人爕理其身中之气化也。"他认为"医者诚能深于哲学，其诊病之际，直如饮上池之水，能洞鉴病源，毫无差谬"。

由于张氏十分重视医中哲理，所以他在理论研究和临床实践中，都能自觉或不自觉地运用《黄帝内经》中的多种辨证思维方法。如他根据《素

问·举痛论》所示："善言天者,必有验于人,善言古者,必有合于今,善言人者,必有厌于己"的教诲,于临证用药时,每先"验之于己,而后施之于人"。如他在使用甘遂、细辛、巴豆、硫黄、花椒等药时,皆曾亲尝以验其毒性。这种亲身试药法,虽是在当时没有科学仪器条件下不得已而采用的方法,但亦体现了张氏"夫医学以活人为宗旨"的高尚医德。

又如类比法,是根据两个(或两类)对象之间在某些方面的相似或相同而推导出它们在其他方面也可能相似或相同的一种逻辑推理方法。这种方法早在《素问·示从容论》中即有记载,论中说:"及于比类,通合道理……子务明之,可以十全"。又说"夫圣人之治病,循法守度,援物比类。"这种类比方法看似浅显,但却实用,它对中医药学的发展赋予了强大的生命力。张氏运用类比法也对其治学之成就起到了积极的促进作用。如他在释"鸡内金"时说:"鸡内金,鸡之脾胃也,其中原含有稀盐酸,故其味酸而性微温,中有瓷、石、铜、铁,皆能消化,其善化瘀积可知。"故据此类比,进而推广,用鸡内金化瘀消癥,治疗结石,其效确凿,至今仍不失其信。

由此可见,张锡纯研习《黄帝内经》学以致用,融哲理于医理之中,以指导自己的实践;对于中医事业,以继承发扬为己任;学习古人的东西,不为其条条框框所限制,而能"贵举古人之规矩、准绳而扩充之,变化之,引伸触长之"。这种尊古不泥,勇于创新的治学精神可为后学之楷模。

二、发挥大气学说,见解独到,论治精详

"大气"一词,原出于《黄帝内经》。《素问·热论》曰:"……十二日厥阴病衰,囊纵少腹微下,大气皆去,病日已矣。"此处"大气"之含义,王冰注谓"大邪之气",即外感邪气。《素问·五运行大论》曰:"地之为下否乎?岐伯曰:地为人之下,太虚之中者也。帝曰:冯乎?岐伯曰:大气举之也。"此处"大气",王冰注谓"大气,谓造化之气,任持太虚者也。"《灵枢·五色》亦有"大气"之说,其曰:"大气入于脏腑者,不病而卒死矣。"此文"大气"有些医家仍解释为"大邪之气"。然张锡纯则认为不应以外感大邪之气作释。他在深研《黄帝内经》《金匮要略》中"大气"之说,以及李东垣、喻嘉言等医家有关论述的基础上,更结合亲身体验,认为"于肺气呼吸之外,别有气贮于胸中","胸中所积之气,当名为大气","大气积于胸中,为后天全

身之桢干。《内经》所谓宗气也。"张氏指出,此胸中大气"原以元气为根本,以水谷之气为养料,以胸中之地为宅窟"。这说明,人身中之大气以先天元气为根基,以后天脾胃所化生的水谷精微之气为养料,并与肺脏吸入自然界中的清气在胸中化合而成。

关于大气的作用,《灵枢·五味》曰:"谷始入于胃,其精微者,先出于胃之两焦,以溉五脏,别出两行,营卫之道。其大气之抟而不行者,积于胸中,命曰气海,出于肺,循咽喉,故呼则出,吸则入。"张氏在解释此文时说:"愚按肺悬胸中,下无透窍,胸中大气包举肺外,上原不通于喉,亦并不通于咽,而曰出于肺,循喉咽,呼则出,吸则入者,盖谓大气能鼓动肺脏,使之呼吸,而肺中之气遂因之出入也。"他还说:"肺气所以能呼吸者,实赖胸中大气","大气者,充满胸中,以司呼吸之气","而胸中大气,实又为其司呼吸之原动力也"。这是大气主司肺脏张缩,以行呼吸的一方面。张氏还根据《素问·平人气象论》所述,指出大气作用之二是:"贯膈络肺之余,又出于左乳下为动脉,是此动脉,当为大气余波"。此意即指大气尚有维持心脉搏动,推动气血运行之功能。大气作用之三是"能撑持全身,振作精神,以及心思脑力,官骸动作,莫不赖乎此气"。所以,一旦"上气不足",则"脑为之不满,耳为之苦鸣,头为之苦倾,目为之眩"等诸症可见。张锡纯把"胸中大气"的生理作用提到"能斡旋全身,为生命之宗主"的高度,认为它直接关系到人体生命的活动。这种认识是有其实践意义的。

张锡纯发挥大气学说,目的在于指导临床实践。他认为大气功能失常,最常表现为"大气下陷"。在他的《医学衷中参西录》一书中,对大气下陷的病因病机、临床证候、鉴别诊断,以及辨证治疗等方面都有详尽的探讨和论述,并附有案例验证。他以为无论外感、内伤,或饮食不节,都可以使大气受伤或化源不足,从而导致虚极下陷,出现呼吸不利,气虚不足以息,肢体酸懒,脑力心思顿减,脉象沉迟微弱等证。因此,他在治疗上创用升补举陷法,自制升陷汤(黄芪、知母、柴胡、升麻、桔梗),投之临床,药简效捷。由于疾病常错综复杂,故他在治疗时,还常随兼证之不同,在升补举陷的基础上分别配伍培元固脱、温补回阳、解郁活血、滋阴清胃等不同治法,更能切中病机,而获效殊卓。其书中所载验案近30例,正是他发挥大气学说,见解独到,论治精详,应用广泛,取效卓著的有力明证。

附：大气下陷案

原案：大气下陷之证，不必皆内伤也，外感证亦有之。一人年四十许，于季春得湿证，延医调治不愈，留连两旬，病益沉重。后愚诊视，其两目清白无火，竟昏愦不省人事，舌干如礤，却无舌苔。问之亦不能言语，周身皆凉，其五六呼吸之顷，必长出气一口，其脉左右皆微弱，至数稍迟，此亦胸中大气下陷也。盖大气不达于脑中则神昏，大气不潮于舌本则舌干，神昏舌干，故问之不能言语也。其周身皆凉者，大气陷后，不能宣布于营卫也。其五六呼吸之顷，必长出气者，大气陷后，胸中必觉短气，故太息以舒其气也。遂用野台参一两，柴胡二钱，煎汤灌之，一剂见轻，两剂见愈。

评析：此案论治特色在于张氏虽未用升陷汤原方，却不失其升举大气之正法。药虽仅选参、柴二味，但人参用量五倍于柴胡，旨在通过补气而达升提大气之目的。细玩此案，张氏辨证之精，施法之确，用药之奇，可见一斑矣。

三、阐发气化理论，力倡肝为大气之根本

张锡纯阐释人体生理，特别强调气化。他说，"尝思人禀天地之气以生，人身之气化，即天地之气化。若于人身之气化不明，不妨即天地之气化征之，诚以人身之气化微而隐，天地之气化大而显也。"所谓气化，是指气的运动变化及其伴随所发生的能量转化过程，具体到人体讲，就是机体内精、气、血、津液等物质各自的新陈代谢及其相互转化。这种气化过程，早在《黄帝内经》中已论述详尽。如《素问·阴阳应象大论》说："阳化气，阴成形。"还说："阳为气，阴为味，味归形，形归气，气归精，精归化，精食气，形食味，化生精，气生形。"人体依靠这种气化过程，生生化化，永不停息，才维持着生命的正常活动。

人体气化过程，离不开脏腑，必须依赖脏腑协调，才能周流不息。《素问·灵兰秘典论》说："膀胱者，州都之官，津液藏焉，气化则能出矣。"此处气化，即指体内津液化为尿液，需要经过膀胱气化，而膀胱气化功能实隶属于肾的气化功能，可见，肾的气化功能直接关乎人体水液代谢。《灵枢·营卫生会》说："人受气于谷，谷入于胃，以传与肺。五脏六腑，皆以受气，其清者为营，浊者为卫，营在脉中，卫在脉外，营周不休，五十度而复大会。"而营卫化生的处所和运行之道路则离不开三焦。故该篇又将三焦功能分别概括

为"上焦如雾,中焦如沤,下焦如渎。"《难经·三十一难》亦指出:"三焦者,水谷之道路,气之所终始也。"这些都说明三焦是人体气化之场所。三焦任何一处功能失司,均可影响气化而致病生。所以,张氏在解释"肺劳喘嗽遗传性证"时指出:"此等证,原因肺脏气化不能通畅,其中诸细管即易为痰涎滞塞……治之者当培养其肺中气化,使之阖辟有力,更疏瀹其肺中诸细管,使之宣通无滞,原为治此病之正规也。"这说明上焦气化不得宣通,可以引起肺劳喘嗽诸证。又如张氏在其"论胃气不降治法"中说:"阳明胃气以息息下行为顺。为其息息下行也,即时时借其下行之力,传送所化饮食达于小肠,以化乳糜;更传送所余渣滓,达于大肠,出为大便。此乃人身气化之自然,自飞门以至魄门,一气运行而无所窒碍者也。"还说,"夫胃居中焦,实为后天气化之中枢。故胃久失其职,则人身之气化必郁,亦为胃久失其职,则人身之气化又必虚。"此则强调了中焦气化的重要,张氏在治肺劳喘咳时,"唯重用赭石以引之下行,转能纳气归肾,而下焦之气化,遂因之壮旺而固摄。"治小便白浊时,"用山药者,以其能固摄下焦气化。"此又明确指出了下焦气化的意义。

气化运动虽然与三焦及诸脏腑均有关系,但张锡纯结合自己的临床实践体会,进一步认为,"人之元气自肾达肝,且肝达于胸中,为大气之根本","肝主疏泄,原为风木之脏,于时应春,实为发生之始,肝膈之下乘者,又与气海相连,故能宣通先天之元气,以敷布于周身,而周身之气化,遂无处不流通也。"由此可见,关系人之一身最紧要者是气化,而关系气化最主要的是肝脏。肝脏能主持气化,为全身气化之总司。人体先后二天互济,心肾交通,阴阳协调,气血生化,升降出入,皆由肝主气化来完成。这种观点,可谓张氏的独到见解。

由于张氏强调气化,肝病多关系气化,机体气化运动一旦失常,则又必然会表现种种虚实不同的病证。因此,治疗疾病,关键在于调畅气化。张氏根据《黄帝内经》"厥阴不治,求之阳明"的理论,提出"欲治肝者,原当升脾降胃,培养中宫,俾中宫气化敦厚,以听肝木之自理。"张氏还指出,"人身之气化原左升右降","盖人身之气化由中焦而升降","脾气上升,则肝气自随之上升,胃气下降,则胆火随之下降。"所以,张氏在调畅气化时,每"重用赭石以引胃气下行,并配以麦芽、柴胡等,以升发肝气,宣通气机,此所以顺气化之自然,而还其左升右降之常也。"

四、临床善调奇经，主张"冲"为八脉纲领

自《内经》《难经》《针灸甲乙经》诸经论奇经八脉，元·滑寿著《十四经发挥》，明·李时珍著《奇经八脉考》以来，多数医家都注重对奇经循行部位、输穴的位置与多少，以及与正经的关系等方面进行探讨。一般认为，任、督二脉，总统一身阴阳；李时珍提倡张洁古的二维为纲理论，而张锡纯则主张冲脉为八脉之纲领。他的理论根据是："人之血海，其名曰冲，在血室两旁，与血室相通，上隶于胃阳明经，下连肾少阴经，有任脉以为之担任，督脉为之督摄，带脉为之约束；阳维、阴维、阳跷、阴跷为之拥护；共为奇经八脉。"他认为，"此八脉与血室，男女皆有，在男子则冲与血室为化精之所，在女子则冲与血室实为受胎之处。《内经》上古天真论所谓'太冲脉盛，月事以时下，故有子'者是也。"张氏上述论点，把冲脉与其他七脉的关系及其作用阐释得十分清楚。张氏还指出："盖气上逆者，乃冲气上冲"。从而进一步认为，不但冲为血海，而且冲亦主气。所以，他在治疗眩晕、呕吐、喘息、咯血、衄血，以及女子倒经、不育诸证，皆责之冲脉之气上逆而为病，从而创制了镇摄汤、薯蓣半夏粥、参赭镇气汤、寒降汤、温冲汤、加味麦门冬汤等多首方剂，至今仍为临床医生所遵用。

张氏强调奇经八脉，以冲为纲，但也并不忽视其他各脉。特别对带、督、任脉，多有发挥。他认为，"冲任有滑脱之疾，责在带脉不能约束"，所以，凡"下焦滑脱之疾，或大便滑泻，或小便不禁，或男子遗精，女子崩漏"，临床上常以固束带脉而取效。他更指出，"人生之前，阳施阴受，胚胎之结，先成一点水珠，迨至元阳充足，先由此生督任二脉"，此二脉"一行于前，一行于后，以生全身"，尤其任脉被他认为是"心肺肝相连之总系也"。因此，张氏常通过调治任督，以治疗很多疑难病证。这可谓他对《黄帝内经》经络学说的发挥和补充。

五、杂病辨析有据，理论渊源悉本《内经》

张锡纯在我国近代中医史上，确是一个值得称道的中医临床家，他有着丰富的临床经验。他在临床治疗中，其理论渊源悉本《黄帝内经》《难经》《伤寒杂病论》等，其中尤以运用《黄帝内经》理论为指导，分析临床常见病

证的病因病机，确定相应的治疗原则，是他"衷中"方面的成功之处。下面略举数例，以为佐证。

1. 中风　对于中风的病因病机，前人认识大体分为两个阶段，即《黄帝内经》至唐宋时期，主外风说；金元明清时期，则以非风论。如河间主"心火暴甚""火召风入"；丹溪主"痰湿生热""痰召风入"；东垣倡"正气自虚"之论；景岳创"非风"之名，认为中风是"素不能慎，或七情内伤，或酒色过度，或内外劳损，或年力衰迈"等导致。张锡纯精研诸家理论，结合个人临床经验，认为：外受之风为真中风，内生之风为类中风。真中风系"风自经络袭人"，即"风寒袭人"所致"周身关节皆寒"的历节风；或破伤"受风抽掣"的破伤风；或"伤后房事不戒"之抽风一类的"外风"。而类中风即内风，则绝无风邪为患。他认为内风的病因病机责之肝火亢旺，肺失清肃，胃气、冲气不能顺降，肾阴虚损，不能维系真阳，造成"脏腑气化皆上升太过，而血之上注于脑……"此证西医谓之"脑充血"，而在《黄帝内经》则"初不名为内中风，亦不名为脑充血，而实名之为煎厥、大厥、薄厥"。如他在解释《黄帝内经》脉解篇"肝气当治而未得，故善怒，善怒者名曰煎厥"时说，"盖肝为将军之官，不治则易怒，因怒生热，煎熬肝血，遂致肝中所寄之相火，掀然暴发，挟气血而上冲脑部，以致昏厥。此非因肝风内动，而遂为内中风之由来乎？"他在解释《素问·调经论》"血之与气并走于上，此为大厥，厥则暴死，气复反则生，不反则死"时说："盖血不自升，必随气血上升，上升之极，必至脑中充血，至所以谓气反则生，气不反则死者，盖气反而下行，血即随之下行，故其人可生。若其气上行不反，血必随之充而益充，以至血管破裂不止，犹能望其复苏乎？读此节经文，内中风之理明，脑充血之理亦明矣。"他在解释《素问·生气通天论》"阳气者，大怒则形气绝，而血菀于上，使人薄厥"时说："观此节经文，不待诠解，即知其为肝风内动，以致脑充血也。其曰薄厥者，言其脑中所菀之血，激薄其脑部，以至于昏厥也。"他还进一步强调，"细思三节经文，不但知内中风即西医所谓脑充血，且更可悟得此证治法，于经文之中，不难自拟对证之方，而用之必效也。"他所创制的镇肝熄风汤、建瓴汤等正是具有清火平肝，引血下行之功，而用于治疗这种内中风实证的"脑充血"的代表方剂。

此外，张氏还根据《灵枢·口问》"上气不足，脑为之不满，耳为之苦鸣，头为之苦倾，目为之眩"的理论，提出内中风的虚证，即西医所说的脑贫血。他说："《内经》论人身有四海，而脑为髓海……人之色欲过度者，其脑髓必空，人之脑髓空者，其人亦必头重目眩，甚或猝然昏厥，知觉运动俱废。"此证"西医但谓脑中血少，不能荣养脑筋，以致脑失其司知觉、司运动之机能"，"而《内经》更推脑中贫血之由，知因上气不足。夫上气者何？胸中大气也。其气能主宰全身，斡旋脑部，流通血脉……脑贫血者，实因胸中大气虚损，不能助血上升也。"据此，他创制了干颓汤、补脑振痿汤、加味补血汤等代表方，以补气为主，养血为辅，佐以通经活络之药，治疗这种内中风之虚证。其效甚佳。

2. 劳瘵　张锡纯在东垣"内伤脾胃、百病由生"观点的影响下，提出劳瘵虚损诸病，关键在于脾胃虚弱。他认为脾为后天之本，"能资生一身，脾胃健壮，多能消化饮食，则全身自然健壮，何曾见有多饮多食，而病劳瘵者哉？"

张氏结合《素问·阴阳别论》"二阳之病发心脾，有不得隐曲，女子不月，其传为风消，其传为息贲者，死不治"的论述，指出："夫二阳者，阳明胃腑也。胃腑有病，不能消化饮食，推其病之所发，在于心脾。又推其心脾病之所发，在于有不得隐曲。盖心主神，脾主思。人有不得隐曲，其神思郁结，胃腑必减少酸汁，不能消化饮食，以生血液，所以在女子为不月也。"他还进一步说："脾伤不能助胃消食，变化精液，以溉五脏，在男子已隐受其病，而尚无显征；在女子则显然有不月之病，此乃即女以征男也。至于传为风消，传为息贲，无论男女，病证至此，人人共见，劳瘵已成，挽回实难，故曰不治。"

对于劳瘵治法，张氏强调："然医者以活人为心，病证之危险，虽至极点，犹当于无可挽回之中，尽心设法以挽回之，而其挽回之法，仍当遵二阳之病发心脾之旨。戒病者淡泊寡欲，以养其心，而复善于补助其脾胃，使饮食渐渐加多，其身体自渐渐复原。"所以，他据此原则，创立了资生汤、资生通脉汤，以治劳瘵羸弱，饮食减少，喘促咳嗽，身热脉虚数，以及女子血枯不月等，颇为实用。

除上所述，张氏还根据《黄帝内经》"按之窅而不起者，风水也"及"诸湿肿满，皆属于脾"的论述，论治水肿；根据《黄帝内经》"冬伤于寒，春必温病"，的论述，论治温病；根据《素问·厥论》"阳明厥逆，喘咳身热，善惊衄呕血"的论述，论治吐衄；根据《黄帝内经》"调其气使其平也"，以及"肝苦急，急食甘以缓之"等论述，论治肝病；根据《素问·气厥论》"胆移热于脑，则辛頞鼻渊"的论述，论治鼻渊……

由此不难看出，张锡纯对《黄帝内经》的研究，不仅在理论上颇多发挥，而且在与临床实践的联系上，可谓运用自如，恰到好处，为我们今天更深入地探讨《黄帝内经》奥旨亦辟开新径。

秦伯未对《黄帝内经》的研究

秦伯未（1901—1970），名之济，号谦斋，上海市陈行镇人。秦老曾任中华人民共和国卫生部中医顾问、北京中医学院院务委员会常务委员、中华医学会副会长、国家科委中药组组长等职，是我国近代著名中医之一。

秦老出生自儒医门庭，幼承家学，耳濡目染，髫龄即读医书。1919 年进入名医丁甘仁创办的上海中医专门学校深造，1923 年毕业，从此奠定了他一生从事中医事业的基础，秦老从事中医工作四十余年，对中医学有精湛的造诣，为继承和发展中医学含辛茹苦，为培养和造就中医人才呕心沥血。他一生博览群书，考诸家之得失，排众说之纷纭，尤致力于《黄帝内经》《难经》《伤寒论》《金匮要略》等经典著作的研究。由于他精于《内经》，故有"活内经"之美誉。

秦老对《内经》之研究功力很深，如上海中医书局 1928 年出版的《读内经记》及 1929 年出版的《内经类证》，是他在多年大量的读书笔记基础上编著而成。又如上海中医书局 1932 年出版的《内经病机十九条之研究》和 1934 年出版的《秦氏内经学》以及 1956 年由《中医杂志》分期连载，后经修订，于 1957 年由人民卫生出版社出版的《内经知要浅解》等著作，都能反映出他对《黄帝内经》研究的成就。

现将秦老对《内经》研究的特点归纳如下。

一、释经义,深入浅出,开后学入室之门径

秦老认为《内经》是中医理论之基础,他在《内经知要浅解》一书中说:"我们研究祖国医学,先要学习《内经》,然后可以顺流而下的贯彻到其他医书,不如此,便像失掉了钥匙,无法打开中医宝库的大门。"但是,《内经》文字古奥,历代医家的注释也不够通俗,因而影响了今人对《内经》的学习。为了帮助后学打开学习《黄帝内经》,研究中医之门径,秦老选择明代李念莪的《内经知要》为蓝本,按其纲目、条文,进行语释、词解,并增加体会、补充、备注、应用等内容,对《黄帝内经》中切实可用的论述,作了精辟而独到的阐述。如他在解释"道生"一节文字时说:"道生两字,根据本篇内'此其道生'二句提出的,说明了防止疾病、充实体力和延长寿命的方法,后来《类经》和《医经原旨》等此类文字,都作'摄生'。从现在来说,就是卫生的意义了。"秦老强调"在日常生活中注意摄养,是制止衰弱症发生的最好方法……特别是衰弱症患者的情绪大多忧郁悲观,必须放弃一切思想顾虑,安心静养,否则只想重用补药来挽救,也是徒然的。"

他在解释"阴阳"一节文字时说:"阴阳学说便是古代哲学,中医引用来说明人体生理和病理的现象,以及药物性能和诊断,治疗方法正、反两方面。所以阴阳是一个机动的代名词。""《内经》对于阴阳的使用,并非固定的指某一事物,而是代表某一事物或某一现象的属性,必须在一切相对性里寻求某种一定情况或某一种特征来体味《内经》运用阴阳的意义,才不致茫无头绪。"

他在解释"藏象"一节文字时说:"必须分辨,《内经》所说的内脏,不等于现代医学所说的某一脏器。它在书里所指的心的功能包括循环系和脑,肺的功能包括呼吸和皮肤的作用,肝的功能包括神经系和循环系的一部分,脾的功能包括整个消化系统,肾的功能包括泌尿系、生殖系、内分泌和新陈代谢以及脑的一部分。通过了解本节的脏腑相合,尤其可以看到前人重脏不重腑的原因,是由于五脏掌握了整体的功能。这种理论很可能是前人依据解剖所得的印象,再就临床实践中所得的经验,用推理方法把它联系而成,故在临床上有它一定的成效,而很难用现代医学加以解释。"

从上述文字不难看出,秦老在注释《内经》时,总是深入浅出,用通俗

而易懂的语言，使玄深古奥的《内经》理论变得容易理解和接受。这种功夫，若非是倾注毕生心血对《内经》的学习和研究"下过一些苦功"的人，是根本达不到的。正如他在其早期著作《读内经记》一书的"自序"所说："伯未从事于斯，垂及十载，平时将秘心所悟，校补卷端，更旁采俞樾、胡澍诸家考订，积久得若干则，别为之纲，曰文字、曰训诂、曰句读，而总名《读内经记》"。《读内经记》一书是秦老学习《内经》的读书札记。秦老在此书中对有关文字讨论者七十八条，有关训诂研究者五十七条，有关句读商榷者三条。多是他钻研《内经》奥义，数十年而不舍，对《内经》中有关文字、词义、句读等提出的考证和质疑，其中创见颇多。他旁征博引，依理剖析，使《内经》中一些错解难解或疏漏脱简之处得以更正说明，对后学理解《内经》原文，学会研究《内经》的方法，都有较大的指导意义。

二、著《类证》条分缕析，溯临床病证之渊源

《内经》是学习中医学的必读经典，包含宏富，义理深玄。单从临床方面需要的辨证论治来讲，如果不把散在于整部《内经》里有关病证的记载，分析归纳，有系统地列述出来，就不容易领会古代遗留下来的丰富的经验知识，更不能对《内经》进行深入研究，全面掌握，并指导临床，实际运用。为此，秦老于1929年即将《内经》中有关病证的叙述，专门摘录出来，予以分类整理，编纂成册，名之曰《内经类证》。全书共分四十四种病类，三百十一种病候；每一病类分为概论和各论，一般按因、症、脉、治次序排列。该书文字均如实摘录《内经》原文，不参入后人及作者意见，于是亦忠实于《内经》原旨，而提纲挈领，指出线索，系统条理，便于领会查阅。该书不仅是后学者学习中医，研究《内经》良好的参考资料，同时对理论研究、辞书编纂、临床辨证治疗等均有较大的指导价值。

此外，秦老撷取各家论述，参以个人见解，于1932年编写出版了《内经病机十九条之研究》。该书内容分为两大纲，一曰"分析研究"，是将病机十九条之原文逐条分析阐述；一曰"合并研究"，是将病机十九条中有关条文综合类比。这可对后学理解和运用病机十九条以指导临床辨证论治提供较好的参考。

秦老20世纪30年代曾在上海中医专门学校和中国医学院教授《内

经》。为适应初学中医的学生便于接受和理解《内经》，他吸取西医教学课程的特点，将《内经》有关条文分别列为生理学、解剖学、诊断学、治疗学、方剂学、病理学、杂病学等七篇，作为讲义，后于1934年以《秦氏内经学》为书名，由上海中医书局出版。该书择必要之条文，作详尽之发明，将《内经》之学按现代医学教学特点编写成条理系统的教材，在当时堪称《内经》教学之创举。本教材在秦老离开学校五年后，该校仍以之为《内经》教学课本，并认为"其取约，其所含者广；其文浅，其发挥者详"，且"编制完善，适合教材，实数年来心血之结晶"，足见《秦氏内经学》的实用价值。

三、重实践，学为致用，立《内经》研究之典范

《黄帝内经》一向被认为是一部理论性很强的医经，历代医学家注释《内经》亦多是以经解经，校勘考证，在文字的研究上下功夫。秦老则不落俗套，他认为《内经》一书总结了前人的实践经验，表达了古代医学的思想体系，是几千年前中医临床实践的高度理论概括。所以，后世医家应把《黄帝内经》理论用来指导实践，而不应满足于文字上的考证注释，不应停留于以经解经，而应返璞归真，验之于中医的临证实践。如他在对《素问·调经论》"阳虚则外寒，阴虚则内热，阳盛则外热，阴盛则内寒"二句的体会中说："此言阴阳虚实寒热有内外寒热的区别，我们可以认识到内外寒热就是表里寒热。如果把阴阳、虚实、表里、寒热并起来说，就是中医理论体系中的八纲。八纲中阴阳是纲领的纲领，虚实是表里寒热的纲领，虚实必须结合表里、寒热，才能细致地分析病情，作出明确的诊断。"为此，秦老把后世因《黄帝内经》启发所得到的概念列表归纳，指出了表实、里实、表虚、里虚、实寒、实热、虚寒、虚热，以及假虚、假实等病证所包括的范围、治疗法则和常用代表方剂，确实对临床实践具有很好的指导价值。

又如他在解释《灵枢·水胀》的体会中十分强调辨证论治。他说："此因水胀而举出其他类似症以资辨别，在古代称作'比类'法，即现在所说的鉴别诊断，然而我们不必勉强以现代病理分别解释，哪一种是心脏性水肿，哪一种是普通的皮肤浮肿，哪一种是肝硬化的腹水，以及妇科文献的卵巢囊肿和子宫肌瘤等。因为前人是绝对不会有这种知识的，它擅长的就

是辨证施治。同样腹部胀大,能够指出其不同的原因和部位,还指出其症状中的特征,更指示了腹诊的重要,这些方面已经值得重视了。"

他在解释《素问·咳论》的体会中说:"咳嗽以肺为主要受病器官,《内经》已有指出,所说五脏六腑之咳,乃因咳嗽,而引起的并发症,即把经脏的部分和作用定名,绝对不是五脏六腑病变能直接产生咳嗽。从现代医学来说,很可能包括了肺结核、胸膜炎、肋间神经痛、支气管喘息和急慢性支气管炎等症在内,因此中医治咳,极其重视兼症。一般分为外感和内伤,即'皮毛先受邪气'和'寒饮食入胃'的内、外二因,又注意在痰和气的辨别,即'聚于胃,关于肺'的两个病所。从而观察痰多痰少,干咳无痰,痰黏不爽,痰薄滑利,以及因咳而气逆,因气逆而作咳,因咳而痰升,因痰升而作咳等等,用来分别其寒、热、虚、实,作为止咳化痰的目标。"这把中医对咳嗽一证的病因、病机,以及治疗关键一语道破,足以看出秦老运用《内经》理论,指导临床实践,其功底之深厚,运用之自如,非常人可比。

再如对《素问·举痛论》中"余知百病生于气也"一句的体会,秦老说:"气,究竟是什么? 在目前很难加以定义,有些地方代表一种能力,有些地方是指的一种物质。据我个人看法,前人把气和血对待,血是物质,气也应该是物质,气所发生的作用,就是所谓能力。中国古代唯物主义哲学都认为气是最根本的原始物质,那么古人看到了有形的血,可能觉察还有充满在血液里的最细微的、肉眼不能看到的一种物质,这种物质的作用,能改善血液的功能和帮助血液的正常流行,就称作气。所以气和血成为构成机体的重要材料,是绝对不能分离的。如气受到心理上、环境上的刺激,不论情志方面的怒、喜、悲、恐、惊、思,气候方面的寒、热,以及工作方面的劳动,都会影响到血。《内经》在本节里所说的'呕血''营卫通''营卫通利'和'营卫不散',与'上焦闭''心无所倚'和'正气留而不行'都包括血分在内。相反地,后世在血分病方面,有'理气和血''行气逐瘀''血脱益气''祛寒活血''清热凉血'等方法,同样没有离开过气分。"这对中医气的现代概念和临床运用作了明确而实用的阐述,能使读者学而致用。

秦老还强调"中医中药的理论体系只有一个,只有反复地研究,才能融会贯通。"所以,在学习《神农本草经》《伤寒论》,以及临床辨证治疗过程中,都应"回过头来复习"《内经》。秦老本身也正是这样身体力行的。秦老直至晚年,仍然对《内经》理论与藏象学说,辨证论治、五行生克、方药运用等课题有机地结合,与各家学说、各科临床,紧密联系。秦老的这方面成就,具体反映在他晚年所著的《谦斋医学讲稿》中。

正是在这种重视实践、学为致用的治学思想指导下,秦老无论在其早期著作(如《读内经记》《内经类证》等),还是中、晚期著作(如《秦氏内经学》《内经知要浅解》等)中,都体现出他在研究《内经》方法上,不仅善于钻研微义,对原著作出全面、深入、系统、条理的分析、归纳,对其中艰奥、难解之词句,做了认真、细致的考证和注释,而且还结合他丰富而有创见性的实践经验,印证《内经》理论。使《内经》大义得以扩展、发扬,使经文中一些比较原则、抽象、笼统、概括的条文演绎为生动、具体的临床指导理论。这可以说是秦老《内经》学术思想的一大特点,也为后学研究《内经》树立了一个典范。从秦老一生从医执教,精研《内经》的治学态度和学术成就来看,称他为一代"内经宗师",实是当之无愧。

以《素问·咳论》为指导辨治小儿咳嗽的体会

咳嗽,是儿科临床最常见的病证之一,四季均可发生,尤以冬春为多。余在临证时,每以《素问·咳论》为指导进行辨证论治,取效满意,故将点滴体会简述如下:

一、察病机,最关肺胃两经

《素问·咳论》说:"五脏六腑皆令人咳,非独肺也……皮毛者,肺之合也,皮毛先受邪气,邪气以从其合也。其寒饮食入胃,从肺脉上至于肺则肺寒,肺寒则外内合邪,因而客之,则为肺咳。"这里指出了咳嗽虽属肺脏疾患,但与其他脏腑亦有密切关系。任何一个脏腑发生病变,都可能通过经脉的联络关系而影响及肺,导致咳嗽。经文还强调指出导致咳嗽的原因，一系外感风寒，约束肺气；一由内伤寒饮，损及胃阳。可见，咳嗽一证与肺胃二经关系更切。《素问·咳论》篇末提到"此皆聚于胃，关于肺"，也正说明了这一点。这种论咳重视肺胃的观点，不仅适用于内科临床，而且尤其符合儿科实际。

小儿肺脏娇嫩，肤薄神怯，衣着稍有不慎，则易为风寒所侵，而致肺卫不畅；小儿脾常不足，肠胃薄弱，乳食一或不当，即易损脾伤胃，此时不仅脾胃自病，还常累及子脏，引起肺失宣降。因此，针对这种情况，在治疗小儿咳嗽时，常须肺胃双调。

案例：王某，女，1岁8个月，1983年1月就诊。患儿咳嗽1周，病起于内伤乳食，外受风邪。现证咳而有痰，甚则呕吐，纳呆食少，舌红，苔白略厚，指纹紫滞。治以保和丸合桑菊饮化裁：云茯苓、连翘、炙百部、桑白皮各10g，焦三仙、化橘红、炙杷叶、杏仁、前胡、白菊花各6g，法半夏4.5g，炙甘草3g。服此方和胃消食，利肺止咳，二剂即愈。

二、审病性，常见热多寒少

肺为娇脏，喜清润而恶燥热，喜宣肃而恶壅逆。肺失清肃，为咳为嗽，其证常以热证为多。《素问·咳论》中所述之五脏咳，或伴唾血，或兼咽肿、喉痹，或咳则两胁下痛等，究其因由，则或为肺燥火盛，邪阻气机；或为心肺气逆，邪气上攻；或为肝火犯肺，刑金灼络，多与火热有关。这一特点，在儿科表现更为突出。小儿阳常有余，阴常不足，感邪常易从阳化热，所以一旦罹患咳嗽，往往以风热犯肺，燥热伤肺，或痰热壅肺者多见，虽亦有风寒束肺者，但毕竟较热证者少。针对这种病情，治疗必须配合清肺泻热、解毒、降火等法，才能收效较好。

案例：赖某，女，1岁4个月，1985年2月就诊。患儿初由成都返兰州即病，发热夜重（体温38.5℃），咳嗽阵作，痰涕色黄，舌苔黄厚而腻，指纹紫，达气关。此乃风邪外感，内兼湿热，壅郁酿痰，肺失清肃。治以清肺化痰，清热利湿，方用麻杏石甘汤加味：炙麻黄、甘草各3g，生石膏、金银花、连翘、滑石粉各10g，杏仁、川贝母、知母、荆芥穗、炒三仙、藿香各6g。服此方一剂热退、二剂咳止，后以保和丸合二陈汤化裁调理，纳增苔化而愈。

三、辨病候，当别五脏六腑

咳嗽虽然是肺脏疾患，但在治疗时，如果单纯从肺着手，对于有些病例，则不能收到满意效果。《素问·咳论》根据咳嗽的兼见症状，用脏腑辨证进行归类，从而提示我们，应依其兼证的不同，运用脏腑辨证方法进行调治，才能提高疗效。余在临床中即常遵此原则，辨治小儿咳嗽。

如临床常见小儿咳嗽伴有扁桃体炎、咽炎、喉炎等，其症状颇类《素问·咳论》中"心咳之状，咳则心痛，喉中介介如梗状，甚则咽肿喉痹"。故遇此类咳嗽，余常按"心咳"进行论治。

案例：勾某，男，4岁，1983年12月就诊。患儿发热、咳嗽3天，伴咽红，扁桃体Ⅱ度肿大，纳减便干，小便黄赤，舌红苔黄。辨证虽属肺胃壅热，但与心火内郁、火毒上攻亦有关系。故以银翘散、栀豉汤合方化裁，侧重清心泻火，解毒利咽：金银花、连翘、牛蒡子、板蓝根、川贝母、桑白皮、炒三仙各10g，炒山栀、豆豉、淡竹叶、焦大黄各6g，生甘草3g。服此方3剂，咳止，咽肿消，食增便调而愈。

又如小儿百日咳痉咳期的临床表现颇与《素问·咳论》中"肝咳之状，咳则两胁下痛，甚则不可以转，转则两胠下满"以及"胆咳之状，咳呕胆汁""胃咳之状，咳而呕"的描述相似。因此，余治疗百日咳痉挛性咳嗽，每在治咳方中加入代赭石、白僵蚕等平肝解痉，或竹茹、旋覆花等降逆祛痰之品。

案例：金某，男，3岁，1986年8月就诊。患儿咳嗽1周，始为干咳少痰，近日呛咳，连咳数十声，面赤气憋，甚则作呕，目睛满布红丝，舌苔白，大便干。证属肝火犯肺，肺燥气逆，胃失和降。治以平肝降逆，润肺和胃，解痉镇咳。处方：桑白皮、天花粉、炙杷叶、代赭石各10g，陈皮、清半夏、苏子、黄芩、杏仁泥、白僵蚕、川贝母各6g，甘草3g。服此方3剂，咳减便调。前方去僵蚕、赭石，加百部、前胡各10g，继进3剂即愈。

对于久咳不止，咳声低怯，痰声辘辘，纳呆食少，腹胀便溏，甚则面浮气逆者，一般可参考《素问·咳论》中"三焦咳状，咳而腹满，不欲食饮……使人多涕唾，而面浮肿气逆"进行辨治。这类患儿多属长期患气管炎、肺炎，久病失调，以致肺气虚损，脾失健运，肾不蒸化，三焦气机壅塞，故治疗重点在于调补肺脾肾,利湿化痰,宣畅气机。

案例:王某,男,1岁2个月,1986年8月就诊。患儿平素易患感冒咳嗽,月前曾因患肺炎住院一次。出院不久,仍作咳。现证咳喘有痰,喉间辘辘有声,纳呆食少,面色㿠白不华,肌肉松软,舌苔白。此属素体脾肺气虚,痰湿偏盛,气道不利,治以健脾益气,宣肺利气,化痰止咳。处方:云茯苓、党参、冬瓜皮、焦山楂各10g,生苡仁15g,炒白术、炒陈皮、法半夏、葶苈子、桔梗、砂仁各6g,甘草3g。服此方3剂,痰量减少,咳喘减轻,纳食见增。仍宗前法,略加宣肺平喘之品,调理数剂而愈。

以上体会难免有所偏见,但是,《素问·咳论》所述确有指导意义,临证时若能结合病情细心揣度,深究经旨,精切辨证,疗效定会不断提高。

学习《黄帝内经》"中气不足,溲便为之变"的体会

《灵枢·口问》曰:"中气不足,溲便为之变。"指出中焦脾气虚怯下陷,可引起二便异常。这里虽未论及二便异常的具体治法,但从"中气不足"这一病机出发,选用补中益气、升阳举陷之法,则无可置疑。此虽寥寥九字,然却语短意长,实为我们临床治疗二便异常指出了方向。

下面,分别列举从"中气不足"辨治二便异常的临床验案数则,略加评析,以资加深对经文的理解,亦冀作为学习《内经》理论,指导临床实践的引玉之鉴。

一、中气不足所致的小便异常

1. 蓝尿症　李某,男,76岁,退休工人。于1982年11月3日就诊。半年来,小便初起欠清,久置即变为淡蓝色。送经渗透分析,益肾等法治疗,其效不显。伴神疲少气,纳呆,面色不华,大便不爽,舌淡苔薄白润,脉虚弱无力。血、尿常规均无异常。辨证:患者年老体衰,长期卧床,因久卧而伤气,致脾气虚弱,中气不足,脾病及肾。治疗:拟用益气补中法,

稍佐补肾之品。处方：党参 10g、焦白术 10g、陈皮 10g、当归 10g、黄芪 15g、肉苁蓉 10g、枳壳 10g、升麻 10g、炙甘草 5g。上方连服 10 余剂，溲色渐清，久置亦不变蓝色。精神好转，食纳增加。原方加减，连服百余剂，患者已能下床活动，体力增加，溲色转至正常，病告痊愈，随访一年未见复发①。

　　按：美国相关研究认为，老年患者肠道功能减弱，使色氨酸在胃肠道吸收不全，而被肠道中细菌转化为靛基质，并以尿蓝母形式随尿排出体外，遇空气氧化成靛蓝，从而使尿变成蓝色。这一病证，在中医学文献中虽未见明确记载，但《灵枢·口问》所说的"中气不足，溲便为之变"，似应包括本病在内。中气，即中焦脾胃之气，亦即胃肠消化系统的功能体现。中气不足，与"肠道功能减弱"可看作是同义语。由于中气不足，脾胃虚弱，则其运化失司，升降失常，清浊相混，精华、糟粕合污下渗，更因脾病及肾，肾之蒸化无能，膀胱气化不行，故可引起小便异常变化。而蓝色尿液亦属小便异常变化中之一种，故用益气补中，佐以补肾之法，使脾胃、肠道功能得以恢复，小便自可转化正常。

　　2. 蛋白尿　王某，男，14 岁，学生。1983 年 1 月 11 日就诊。患者曾因肾盂肾炎小便频数收入儿科病房，以清热利尿及调补脾肾之剂治疗，证有好转，但尿中蛋白（++++）长期不消。后又以慢性隐匿性肾炎转内科病房治疗数月，而获效甚微，且日渐感觉肢困乏力，面色苍黄不华，肌肉欠丰。除眼睑晨时微胀外，并无明显浮肿。纳谷不香，大便偏稀，舌苔白，脉弦缓。细察脉证，当属中气不足，脾虚失运，清阳不升，精微下渗，故拟补中益气汤加味治之。处方：党参 10g、生黄芪 30g、白术 6g、茯苓 10g、全当归 6g、陈皮 6g、升麻 6g、炒枣仁 10g、柴胡 6g、蝉蜕 6g、白茅根 15g、甘草 3g。服上药 4 剂后，化验尿中蛋白呈阴性，后以原方继进 20 余剂，服药期间偶有尿蛋白出现（+），但病情基本稳定。因其有时咽红不适，遂在原方基础上，配服知柏地黄丸，每晚一丸，又服月余，尿蛋白消除，疗效巩固。

　　按：中医没有"蛋白尿"这一名词，但可认为尿中蛋白，当属体内精微物质之下渗。究其病机，实与脾气不足，肾气不固有关，而尤责之前者为主。可见，《灵枢·口问》之"中气不足，溲便为之变"，同样可作为本案发病机制的概括。

3. 尿频症　施某,女,34 岁。近 20 日来小便次数增多,昼日排尿 1~2 次,夜间则排尿 5~6 次,小便总量无明显变化,尿检常规无殊。患者素体较差,形瘦,神疲,气短,常患失音,小腹部有下坠感,舌淡胖,边有齿印,苔薄白,脉弦细。辨证:本症属中焦脾胃虚弱,清气升举无力。治则:拟用补气健脾,升提清气为法。处方:党参、炒白术、当归、炙甘草、陈皮、薏苡仁、升麻、茯苓、黄芪、滑石粉、柴胡。煎服上方 5 剂后,精神略振,尿次减少,继以原方出入,10 余剂而安[②]。

按:尿频一症的治疗,历来有温肾固涩、清热泻火等不同方法。本例患者素体虚弱,一派脾陷气怯,清阳不升之象。盖脾居中州,主运化水湿,又为一身气机升降之枢纽。脾气不足,中气下陷,清阳不升,浊阴不降,水湿运化无力,膀胱气化亦因之失司,故而小便频数而每次排尿量少。因此,方用补中益气汤补脾升清,加用茯苓、苡仁、滑石利湿降浊,使清升浊降,则中气得以升提,膀胱气化功能亦恢复正常。

4. 尿失禁　谢某,女,58 岁,农民,初诊于 1984 年 7 月 25 日。患者小便失禁两月余。2 个月前患者上山砍柴时突遇野猪窜扰,惊吓后小便时自出不禁。开始时点滴淋沥,逐渐变为小便完全不能自控,一有尿意即尿出,咳嗽或用力时随咳随出,服药几许而始终不愈。现症少气懒言,脐腹部下坠感,尿失禁而不能自主,动则益甚,舌质淡胖,脉沉细弱。脉证合参辨为:气虚不摄,关门失约,投以补中益气汤加味。红参 20g(另炖兑服)、炙黄芪 30g、柴胡 10g、炒白术 10g、益智仁 10g、升麻 10g、桑螵蛸 20g、炙甘草 6g、当归 10g、陈皮 10g。二诊(8 月 6 日):药后小便已能控制。续服 5 剂,小便自如,挑担用力后亦能控制。药证相合,照前方加怀山药 15g,3 剂而愈,随访未复发[③]。

按:小便失禁,虽多为肾元不足,下元虚寒,但中气不足所致者亦不少见。本例患者小便失禁源于惊恐所致。《素问·举痛论》曰:"恐则气下""惊则气乱",因恐而气机下陷,因惊而气机紊乱,久之必虚,中气不足,气失提摄,关门不固,故尿液自出。揆之证情,当以补气固摄治之。方中重用红参,益气之力更专,佐桑螵蛸、益智仁之固摄,药专势猛而收功。补中益气汤原为内伤脾胃、中气下陷而设,今用于治疗小便失禁,其机制也在于补气升阳。中气足，清阳升，则升降有常，固摄有权，而无遗溺之虑。此即治病求本之道。

5. 癃闭　1969年10月我在毕业实习期间，带教老师王子瑜先生曾治一农村妇女，年50余岁，小便不通已三日，小腹膨满坠胀，尿意急迫，但临厕点滴即止，痛苦难言。曾用导尿术，指压利尿法，皆仅暂为缓解，移时复闭。遂求治于中医。当时诊其体弱年迈，神疲乏力，脉沉而弱，断为中气不足，气化无能，急书补中益气汤加肉桂、车前子一剂，嘱其家人立即配药煎汁，令患者顿服，半小时后，复以鸡羽扫喉探吐。吐后，患者即急欲排尿，遂登厕而尿下自利。

按：本例患者为农村妇女，体弱年迈，素日操劳家务，致使脾虚气陷，清阳不升，气化无力，浊阴不降，因而小便癃闭，点滴不通。前医虽用导尿、指压等法，然仅为权宜之计，未及病本，故通后复闭。后以补中益气汤加肉桂、车前子而取效者，乃因中气得以补益，脾气升运复常，浊阴自易下降。加之辅以探吐一法，开其肺气，举其中阳，且能通达下焦，此即"提壶揭盖"，其水自利。《丹溪心法·小便不通》中谓："提其气，气升则水自降下。"正是指此而言。

二、中气不足所致的大便异常

1. 泄泻　《丁甘仁医案》曾载一例：裴某，五更泄泻，延经数月，泻后粪门坠胀，纳谷衰少，形瘦色萎，舌无苔，脉细濡。命火式微，不能生土，脾乏健运，清气下陷，拟补中益气合四神丸加减，益气扶土，而助少火。处方：潞党参9g、炙黄芪9g、炒于术6g、陈皮3g、炒补骨脂4.5g、益智仁4.5g、淡吴萸1.5g、肉果3g、炮姜炭2.4g、桂附地黄丸10g吞服。

按：本例五更泄泻，乃因肾阳虚衰，火不温土，运化失常，黎明之前，阳气未振，阴寒更盛所致。泻久则中气下陷，清阳不升，故泻后粪门坠胀，甚则可致脱肛。方用补中益气汤合四神丸加减，并以桂附地黄丸吞服，温肾健脾，益气升清，脾肾双补，法合方投，故可获效。

2. 便秘　蒋某，女，29岁，职工，1982年9月20日初诊。妊娠5个月，便秘2个月，每天顿服脾约麻仁丸及外用开塞露方能排便，大便先干后溏，伴心烦寐差，腹胀纳呆，舌质红，脉弦滑。血红蛋白70g/L，血压

98/58mmHg。诊为气血不足，肝脾失调，中气虚弱，推动无力。故拟补中益气汤加味，大补气血，调和肝脾，升清而降浊。处方：潞党参30g、生地黄15g、黄芪15g、炒白芍10g、当归身10g、麦冬12g、谷麦芽各10g、苏薄荷5g（后下）、陈皮5g、炙甘草5g、柴胡6g、升麻4g。进药5剂后，大便通畅，诸恙悉平。继进5剂，以巩固疗效[④]。

　　按：大便秘结，是多种原因引起的。最常见的是因肠胃积热，燥伤津液，或气机郁滞，通降失常所致。但因气血亏虚，中气下陷，传导无力者间亦有之。其证必见大便不一定干硬，虽有便意，临厕却努挣难出，且挣则神疲乏力，汗出短气等。本例为妊娠气血聚以养胎，肠道失于濡润，中气鼓动无力，糟粕难于排出。故服补中益气汤加养血润燥之品，能应手取效。

【参考资料】

①谢兆丰，朱进. 从脾论治蓝尿一例[J]. 四川中医，1986，4（5）：48.

②王健康. 辨证论治尿频症[J]. 浙江中医杂志，1985，8：367.

③邓荣昌. 补中益气汤治泌尿系疾病举隅[J]. 福建中医药，1986，（4）：53.

④施明仙. 补中益气汤在妇科临床上的应用[J]. 浙江中医学院学报，1986，10（4）：22.

试论《黄帝内经》对脑生理的认识及脑病证治的贡献

　　现代医学认为脑是人体中枢神经系统的主要组成部分，是调节人体各种活动的"司令部"，是人体的生命中枢，也是人类智慧的发源处和思维意识活动的"高级指挥部"。人的记忆、判定、识别、计算，以及视、听、嗅、言、举止行动，无不与脑相关。因此，对脑生理及病理的研究日益深入。中医学通常把脑的上述功能归属于心及其他有关脏器，而对脑本身的生理和病理认识不如现代医学具体和深入，但综观《黄帝内经》一书，论及脑生理和脑病证治的内容还是相当丰富的。重温这些论述，并对之加以整理，进行研究，对我们今天中医脑病学的发展仍有重要的指导意义。

一、《内经》中关于脑生理的论述

(一)脑的解剖与结构

《内经》中关于脑的解剖与结构没有明确的记载，但在《素问·五脏别论》中黄帝提出"或以脑髓为脏"的发问。岐伯对以"脑、髓、骨、脉、胆、女子胞，此六者地气之所生也，皆藏于阴而象于地，故藏而不泻，名曰奇恒之腑"的回答。说明脑的解剖形态与六腑相似，也是腔体性的器官，但在功能上具有贮藏精气而不得外泄的作用。这一点则与六腑不同，而是与五脏相类，所以把它称为"奇恒之腑"。至于脑的结构组成，《素问·五脏生成》指出："诸髓者，皆属于脑"，说明脑是由髓汇聚而成。

中医认为脑与髓有直接的关系，而髓的生成又与肾中精气充足与否密切相关。《素问·六节藏象论》说："肾者，主蛰，封藏之本，精之处也。"《素问·阴阳应象大论》说："肾生骨髓"。《素问·痿论》也说："肾主身之骨髓"。《灵枢·经脉》更明确地指出："人始生，先成精，精成而脑髓生"。这些都说明肾具有藏精的功能，而肾中精气，又可化生骨髓。这里所说的骨髓，当理解为髓的总称，因为从生理上看，髓有骨髓、脊髓、脑髓之分。骨髓驻于骨腔，可以充养于骨，保证骨骼的成长和发育，所以《素问·解精微论》说："髓者，骨之充也。"脊髓藏于脊椎管内，为督脉所过之处，上通于脑，《素问·骨空论》指出："督脉者……脊属肾……入络脑"，即反映了脊髓与脑的关系。汇聚于脑部之髓，成为脑髓，脑髓即是脑的主要成分，所以《灵枢·海论》说："脑为髓之海。"

脑的结构组成是脑髓，脑髓的生成依赖于肾中精气，而肾中精气的充盈与否，又与五脏都有关系。《素问·上古天真论》就说："肾者主水，受五脏六腑之精而藏之，故五脏盛，乃能泻。"这其中，尤以脾胃为后天之本，可以对饮食物进行消化吸收，化生为水谷精微。水谷精微在心肺等脏器的配合下，又进一步化生为气血津液。气血津液是构成和维持人体生命活动的物质基础，同时也是充养脑髓、补益脑髓的物质基础。《灵枢·决气》说：

"谷入气满,淖泽注于骨,骨属屈伸,泄泽,补益脑髓"。《灵枢·五癃津液别》也说:"五谷之津液和合而为膏者,内渗入于骨空,补益脑髓。"这就是说,脑髓的生成和充养,虽然与先天肾精有关,但也离不开后天水谷所转化的津液的不断补充。

(二)脑的生理功能

关于脑的生理功能,《素问·脉要精微论》说:"头者,精明之府"。清代医家张志聪在注解这句话时指出:"诸阳之神气,上会于头,诸髓之精,上聚于脑,故头为精髓神明之府。"可知"精明之府"是《内经》对脑的生理功能的高度概括。至于脑的思维,以及对全身的调节作用等具体功能,在《内经》中则分别归属于心、肝、脾、肾以及胆等脏器。如《素问·灵兰秘典论》说:"心者,君主之官,神明出焉","肝者,将军之官,谋虑出焉","胆者,中正之官,决断出焉","肾者,作强之官,伎巧出焉"。这里所说的人的聪明智慧、谋划筹计、议决判断,以及行为动作等,分别由心、肝、胆、肾等脏器所主管,但实际上都是大脑的功能。同样道理,《灵枢·本神》所论及的人的神、魂、魄、意、志、思、虑、智,以及《素问·灵兰秘典论》所说的"主明则下安……主不明则十二官危"等,实际也反映了大脑皮质对外界客观事物由初级到高级、由简单到复杂、由感性到理性的不断升华的思维过程,以及对全身各部分整体调控的生命中枢作用。

《灵枢·大惑论》说:"五脏六腑之精气,皆上注于目而为之精,精之窠为眼,骨之精为瞳子,筋之精为黑眼,血之精为络,其窠气之精为白眼,肌肉之精为约束,裹撷筋、骨、血、气之精而与脉并为系,上属于脑,后出于项中。"这是具体地把眼的结构与脑联系起来,说明脑功能与视觉直接相关。后世医家在此基础上作了进一步发挥,如清·汪昂在《本草备要·辛夷》中引金正希言:"人之记性,皆在脑中",他指出:"今人每记忆往事,必闭目上瞪而思索之,此即凝神于脑之意也。"清·王清任在《医林改错》中亦指出:"灵机记性在脑者,因饮食生气血、长肌肉,精汁之清者,化而为髓,由脊骨上行入脑名曰脑髓……两耳通脑,所听之声归于脑……两目系如线,长于脑,所见之物归于脑……鼻通于脑,所闻香臭归于脑……看小儿初生时,脑未全,囟门软,目不灵动,耳不知听,鼻不知闻,舌不言。至周岁,脑渐生,囟门渐长,耳稍知听,目稍有灵动,鼻微知香,舌能言一二字。至三四岁，脑髓渐满，囟门长全，耳能听，目有灵动，鼻知香臭，言语成句。所以小儿无记性者，脑髓未满；高年无记性者，脑髓渐空。"这段论述更全面地阐明了脑与人的视、听、嗅、言等活动是密切相关的。这与现代医学所说的 12 对脑神经的功能非常吻合，说明中医学早已对脑的生理功能有所认识。

二、《内经》中关于脑病证治的论述

（一）外感热病中的脑病证治

外感热病过程中，若邪热入里，内结阳明，则阳明热毒可通过胃络上冲心包，甚则引动肝风，轻者烦躁不宁，重者昏谵、痉厥。这一点，《内经》中已有论及，如《素问·厥论》说："阳明之厥，则癫疾，欲走呼，腹满不得卧，面赤而热，妄见而妄言。"《素问·至真要大论》说："诸热瞀瘛，皆属于火"，"诸躁狂越，皆属于火"。《灵枢·邪气脏腑病形》也指出："心脉急甚者为瘛疭"。诸如此论，都说明热病过程中出现的这些脑病症状，是火热邪毒猖獗的险恶证候，所以后世医家据此理论摸索出了一套釜底抽薪、泻阳救阴的行之有效的治疗方法。

（二）内、儿科疾病中的脑病证治

1. 狂证　《素问·病能论》载："有病怒狂者……生于阳也……阳气者，因暴折而难决，故善怒也，病名曰阳厥。"文中指出对于这种狂证，应采取"夺其食即已"，或"使之服以生铁落为饮"的方法，以下气镇神，坠热开结，平降木火之邪。

对于狂证的临证表现，《素问·阳明脉解》说："足阳明之脉病，恶人与火，闻木音则惕然而惊，钟鼓不为动……病甚则弃衣而走，登高而歌，或至不食数日，逾垣上屋……其妄言骂詈，不避亲疏。"《内经》这些描述是非常形象而符合临床实际的。从现代医学来看，此狂证即相当于精神病学中的狂躁型精神分裂症。对于该病的治疗，后世医家正是以《内经》生铁落饮为基础，配合泻火豁痰开窍之品为基本方法的。

此外，《素问·阴阳类论》说："二阴二阳皆交至，病在肾，骂詈妄行，巅疾为狂。"指出狂证不仅与阳明邪热有关，还与少阴心肾阴亏火旺有一定关系。这又提示我们，临证治狂，除清泻阳明外，还可采用清心滋肾，泻南补北法,从而为狂证的治疗另辟蹊径。

关于狂证的针刺治疗,《灵枢·癫狂》篇论述甚详。文中指出:"狂始生,先自悲也,喜忘、苦怒、善恐者得之忧饥,治之取手太阳、阳明……狂始发,少卧不饥,自高贤也,自辩智也,自尊贵也,善骂詈,日夜不休,治之取手阳明、太阳、太阴,舌下少阴,视之盛者,皆取之……狂而新发,未应如此者,先取曲泉左右动脉,及盛者,见血,有顷已。不已,以法取之,灸骨骶二十壮。"这篇经文不仅讲述了狂证的针刺方法,同时还详尽地描述了各种不同原因引起的狂证在初起时的不同表现。由此可见,古代医家在临证时,对病者证候观察和分析是何等的细致入微。

2. 癫证   对于癫证,《内经》亦有多处论及。如《灵枢·经脉》载有:"胃足阳明之脉……是动则病洒洒振寒,善呻数欠颜黑。病至则恶人与火,闻木声则惕然而惊,心欲动,独闭户塞牖而处。""肾足少阴之脉……是动则病饥不欲食,面如漆柴……气不足则善恐,心惕惕如人将捕之。""心主手厥阴心包络之脉,是动则病……心中憺憺大动……喜笑不休。"《灵枢·邪气脏腑病形》载有:"胆病者,善太息,口苦,呕宿汁,心下澹澹,恐人将捕之。"从这些论述来看,总的表现不外乎意志消沉,情志抑郁,心惊胆怯,呆痴孤独,哭笑无常等。当属于后世之"癫证",亦即现代精神病学中的抑郁型精神分裂症。推究经旨,无疑可以提示我们,治疗癫证应从心、肾、胆、胃诸经着手调理,使经气流通,脏腑协调,阴阳平衡,其病自愈。

3. 痫证   对于痫证,《内经》中有称"癫病"者,有称"癫疾"者。如《素问·长刺节论》中对痫证的发作性认识已很明确:"病初发,岁一发;不治,月一发;不治,月四五发,名曰癫病。"即指出反复发作会加重痫证的病情。又如《灵枢·癫狂》中对于痫的发作、治疗以及预后等也作了详细论述,提出"癫疾"始发,有"先不乐,头重痛,视举目赤,甚作极,已而烦心"者,有"引口啼呼喘悸"者,也有"先反僵,因而脊痛"者等不同表现。还提出了"骨癫疾""筋癫疾""脉癫疾"等不同命名,并对这几种"癫疾"的脉证和针治取穴做了介绍,同时给后世药物治疗本病应从肾、肝、心经进行调治提出了方向。特别值得指出的是,本篇经文强调为了能更准确地掌握病情,随时给予恰当治疗,医者应"常与之(痫症患者)居,察其所当取之处,病至,视之有过者泻之"。这说明很早以前,我国古代医家已经十分重视对疾病过程连续观察和对患者的精心护理了。

《灵枢·癫狂》说"呕多沃沫,气下泄,不治""疾发如狂者,死不治"等,是针对痫证预后而言,即发作较重,或气逆、气陷、气散不收者均属难治,而预后不佳。至于痫证治疗的具体取穴,《灵枢·癫狂》谓:"筋癫疾者……刺项大经之大杼脉","脉癫疾者……脉满,尽刺之出血,不满,灸之挟项太阳,灸带脉于腰相去三寸,诸分肉本输。"《灵枢·寒热》亦指出:"暴挛痫眩,足不任身,取天柱。"这些方法都为后世针家所常用。

4. 晕厥

(1)煎厥:《素问·生气通天论》载:"阳气者,烦劳则张,精绝,辟积于夏,使人煎厥。"所谓煎厥,是说由于烦劳过度,造成阳气亢盛,阴精亏耗,更逢夏季气候炎热,阴液益加被阳热之邪所损耗,即如物被煎熬一样,以致阴虚至极,阳亢上逆,清窍失职所致。其症可见"目盲不可以视,耳闭不可以听"。其发病之急速,实如"溃溃乎若坏都,汩汩乎不可止"。综观煎厥一病的病因、病机及其症状表现,与现代医学中因闷热、烦劳、郁怒等原因引起的血管抑制性晕厥颇为类似。由于本病是以阴虚为本、阳亢为标,故其治疗宜以育阴潜阳、壮水制火为主。

(2)薄厥(包括"大厥""暴厥"):《素问·生气通天论》载:"阳气者,大怒则形气绝,而血菀于上,使人薄厥,有伤于筋,纵,其若不容。"《素问·调经论》载:"血之与气,并走于上,则为大厥,厥则暴死,气复反则生,不反则死。"《素问·大奇论》载:"脉至如喘,名曰暴厥,暴厥者不知与人言。"由上可见,"薄厥"一病是因大怒伤肝,肝阳暴张,气血上逆,干犯清窍所致,临床上多指气厥及中风昏厥等病证,相当于现代医学所说的高血压脑病或脑血管意外等引起的昏迷、偏瘫。关于本病的治疗,可根据发病之前、发病之时或发病之后,分别采用平肝降逆、镇肝息风或益气通络等方法。

(3)瘖痱:《素问·脉解》说"内夺而厥,则为瘖痱,此肾虚也。"这里所说的"瘖痱",是指因肾精亏虚,清窍失养,突然出现眼前发黑,眩晕昏仆,并见以舌瘖不能言,足废不能用为主证者,相当于现代医学所说的"直立性低血压",或"低血糖"引起的晕厥,临床上如垂体或肾上腺皮质功能减退、脊髓空洞症等亦容易出现此症。治疗上，后世医家多采用地黄饮子阴阳双补，收效满意。

（4）尸厥：《素问·缪刺论》载："邪客于手足少阴、太阴、足阳明之络，此五络皆会于耳中，上络左角，五络俱竭，令人身脉皆动，而形无知也，其状若尸，或曰尸厥"。此种"尸厥"，得之卒冒客忤，邪阻五络，以致荣卫不行，气血失运，阴阳逆乱，故见身脉振振，筋惕肉瞤，昏愦无知，其状若尸。究其证、因，与现代医学所说的因通气不良，或一氧化碳中毒，或药物过敏等原因引起的晕厥相似，临床上癔症性晕厥也与此颇类似。至于治疗，篇中指出可用针刺法，如取之足太阴脾经的隐白穴，足少阴肾经的涌泉穴，足阳明胃经的厉兑穴或内庭穴等，也可取手少阴心经的神门穴、手厥阴心包经的中冲穴、手太阴肺经的少商穴。此外，篇中还介绍了一种独特疗法，即"以竹管吹其两耳，鬄其左角之发方一寸，燔治，饮以美酒一杯，不能饮者灌之，立已。"实际就是取其通气活络之效。这对用于针刺不效者，很有探讨之必要。

关于脑病证治，《内经》各篇中还有"眩晕""头痛""善忘""胎病"（即小儿先天性脑病）等，由于篇幅所限，在此不一一赘述。总之，笔者认为《黄帝内经》一书不仅是一部理论性很强的"医经"，而且是一部集临床各科病症之大全的"临床基础学"。这一点，仅从本文所论的脑生理和脑病证治即可反映出来，故笔者不揣浅陋，抛砖引玉，以期今后同道协力，从这方面进行更深入的探讨。

《黄帝内经》中的真气运行学术思想

《黄帝内经》以其文简意赅，理奥义深，而被唐代医学家王冰誉之为"真经"，"至道之宗，奉生之始"，并认为它是"释缚脱艰，全真导气，拯黎元于仁寿，济羸劣以获安"之不易坟典。

李少波老先生的真气运行法就是在对《黄帝内经》中的养生学理论和

方法进行了深入研究、发掘和总结而创编出来的。在此，我谨对《黄帝内经》中真气运行的学术思想进行一些探讨：

一、《黄帝内经》对"真气"的概念有明确的定义

《灵枢·刺节真邪论》说："真气者，所受于天，与谷气并而充身者也。"这就是说，真气是人体生命活动的物质基础和动力源泉，人体五脏六腑、四肢百骸之所以能正常地维持其生理活动，就是依靠真气温养赋予能量。可以说，旺盛的真气运行既是生命活动力的体现，又是抗病免疫、健身延年的功能保证。真气充足，身体就健康，真气虚亏，身体就衰弱，如果真气消失，生命也就完结。因此，在后天的生活中，为了保持身体的健康，首先应以培养真气为主。

从《内经》的原文还可以看出，真气的来源有先天和后天之分。先天之气是随着生命的产生而来的，是由元精化生出来的，所以也叫元气。人在生活过程中，元气不断地消耗，因此还须得到后天之气不断地给予补充，才能够化源不绝。而后天之气是由口鼻摄取的氧气和养料，随着血液循环进入组织间隙，被细胞摄取，并在氧化过程中产生热和能，为人体生命活动提供必要的能量和动力。

二、《黄帝内经》中对真气的作用有详尽的论述

《内经》认为真气（元气）是先天元精化生，发源于肾，藏于丹田，借三焦之道通达全身，推动五脏六腑等一切器官、组织的活动。由于真气所在的部位不同，表现出来的功用也不一样，因此，称呼也各异。

如：分布于皮肤、分肉之间，或熏于肓膜、散于胸腹，起到温养皮肤肌肉、五脏六腑、四肢百骸，具有护卫肌表、抗御外邪功能的叫"卫气"。即《灵枢·本脏》说："卫气者，所以温分肉，充皮肤，肥腠理，司开阖者也。"还说："卫气和，则分肉解利，皮肤调柔，腠理致密矣。"

又如：行于脉中的精气，流溢于中，能够营养五脏六腑，散布于外，润泽筋骨皮毛的，称为"营气"。即《灵枢·邪客》所说："营气者，泌其津液，注之于脉，化以为血，以荣四末，内注五脏六腑。"

再如：《灵枢·邪客》说："五谷入于胃也，其糟粕、津液、宗气分为三

隧。故宗气积于胸中,出于喉咙,以贯心肺而行呼吸焉。"这就是说,宗气的生成与肺脾二脏相关。由脾胃运化水谷精气,上输于肺,与肺吸入的自然清气相结合,积于胸中而成,至其运行,则是上贯心脉,以行气血,循喉咙,走息道,以行呼吸。可见,凡气血运行以及肢体的寒温和活动能力与宗气有关;凡声音、呼吸强弱也与宗气有关。

综上可见,真气是在一定的物质基础上产生的。从胚胎时期以至于发育成长、寿活百岁,真气都是生命活动的根本动力。如果能够经常保持真气充足,则身体亦能保持健康无病,精力充沛。否则,就会如《灵枢·刺节真邪》所言:"虚邪之中人也……其入深,内居荣卫,荣卫衰则真气去,邪气独留,发为偏枯"。或者如《灵枢·天年》所言:"百岁,五脏皆虚,神气皆去,形骸独居而终矣。"

三、《黄帝内经》中对真气流转输布的规律和通道有具体的描述

真气在人体内存在,如同空气充满空间一样,无处不在。它在人体内循经运行,如环无端,并随着呼吸运动按照一定的方向构成小循环和大循环。《素问·离合真邪论》说:"真气者,经气也。"《灵枢·营卫生会》说:"人受气于谷,谷入于胃,以传于肺,五脏六腑,皆以受气,其清者为营,浊者为卫,营在脉中,卫在脉外,营周不休,五十度而复大会,阴阳相贯,如环无端。卫气行于阴二十五度,行于阳二十五度,分为昼夜,故气至阳而起,至阴而止。"卫气运行规律见图1。

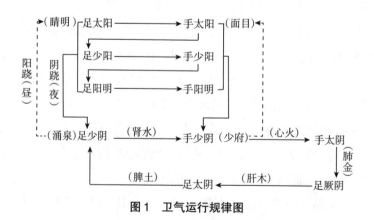

图1　卫气运行规律图

这说明,真气运行与昼夜变化、人之寤寐也有关系。白昼,气行于阳则寤,夜晚,气行于阴则寐。这种真气运行的规律和大自然的运动规律是分不开的,人在气交之中生活,呼吸之间都受着大自然的左右。而真气运行锻炼有素的人,能主动适应这种规律,积极培养真气,贯通经络,使真气沿着经络路线,内通五脏六腑,外达四肢百骸,给机体的每个组织系统供应充分的能量,从而使新陈代谢旺盛,机体生理功能增强。人体生命力日益旺盛,自然身体会日益健康。

真气在人体内运行不息,与时间也有密切关系,其流转输布规律是:肺寅大卯胃辰宫,脾巳心午小未中,申膀酉肾心包戌,亥焦子胆丑肝通(图2)。

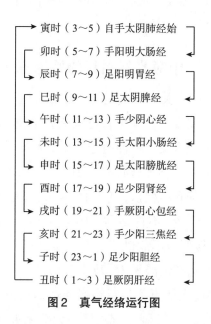

寅时(3～5)自手太阴肺经始
卯时(5～7)手阳明大肠经
辰时(7～9)足阳明胃经
巳时(9～11)足太阴脾经
午时(11～13)手少阴心经
未时(13～15)手太阳小肠经
申时(15～17)足太阳膀胱经
酉时(17～19)足少阴肾经
戌时(19～21)手厥阴心包经
亥时(21～23)手少阳三焦经
子时(23～1)足少阳胆经
丑时(1～3)足厥阴肝经

图2　真气经络运行图

这种真气在经络中的循环运行,本是生理现象、自然规律,但又是可以通过真气运行法的锻炼增强或强化。比如,任、督、冲脉"一源而三歧",均起于胞中而上行,然而我们练习真气运行法,便可在呼气时使真气沿任脉下行至丹田,心火随之而降,吸气时使真气沿冲脉上行至胸,肾水随之上潮,如此则心肾相交,水火既济。这种锻炼也可以使真气沿督脉上行至颠顶。待练功达到一定程度后,可以贯通任督二脉,则吸气时真气可由督脉上行至头,呼气时真气可沿任脉下行至会阴,练功人说的"一呼真气达海底,一吸真气到天顶",从而起到"还精补脑"、强身健体、祛病延年的作用。古时把这个小循环叫做"小周天"。

另外,《灵枢·逆顺肥瘦》:"黄帝曰:脉行之逆顺,奈何?岐伯曰:手之三阴,从脏走手;手之三阳,从手走头;足之三阳,从头走足;足之三阴,从足走腹。"即是说,手三阴经在呼气时真气由胸走手,手三阳经在吸气时真气由手走头;足三阳经在呼气时真气由头走足,足三阴经在吸气时真气由足走腹。古时把这个大循环称为"大周天"。

但是,这些真气运行的通路和规律是一种自然生理现象,一般人平时是体会不到的,只有通过真气运行法修炼实践,达到一定程度,才能有所感受。正如明·李时珍《奇经八脉考》中所说:"内景隧道,唯返观者,能照察之。"

四、《黄帝内经》中对真气运行的修炼方法有示范性指导

《黄帝内经》中记载有关于真气运行的修炼方法。

《素问·上古天真论》说:"夫上古圣人之教下也,皆谓之虚邪贼风,避之有时,恬惔虚无,真气从之,精神内守,病安从来。是以志闲而少欲,心安而不惧,形劳而不倦,气从以顺,各从其欲,皆得所愿。"还说:"故美其食,任其服,乐其俗,高下不相慕,其民故曰朴。是以嗜欲不能劳其目,淫邪不能惑其心,愚、智、贤、不肖,不惧于物,故合于道。所以能年皆度百岁而动作不衰者,以其德全不危也。"

《灵枢·上膈》还说:"恬淡无为,乃能行气。"

这都是说:要想使人体真气运行顺畅通达,首先应注重心性的修养和调摄,做到心安志闲,心平气和,心态宁静,无欲无求,知足常乐。"事若知足心常乐,人能无求品自高"。这即是我们现代所说的调心。正如有诗曰:"欲得养生先调心,莫管古往与来今,但向静中神气合,何愁不到大仙林"。"人能常清静,天地悉皆归"。

《素问·上古天真论》还说:"上古有真人者,提挈天地,把握阴阳,呼吸精气,独立守神,肌肉若一,故能寿敝天地,无有终时。"

这里同样强调要想使真气充足,健康长寿,就应注重调心、调息、调身。其中,"提挈天地,把握阴阳"是指要顺应自然;"呼吸精气"是指调整

呼吸，"人气之呼吸，应天地之呼吸"，呼吸的作用，不仅是吸收氧气，排出二氧化碳，更重要的是利用呼吸运动，推动内呼吸，促进细胞的新陈代谢，赋予机体各组织器官以生命活力，达到"肌肉若一"、形与神俱、心身协调统一的层次。而"独立守神"，实际就是我们现在所讲的"站桩"功，通过站桩，练就我们的混元真气。

《素问遗篇·刺法论》载："所有自来肾有久病者，可以寅时面向南，净神不乱思，闭气不息七遍，以引颈咽气顺之，如咽甚硬物，如此七遍后，饵舌下津令无数。"这里或坐或站，凝神调息，闭气咽津，滋肾培真，也是一种治疗慢性肾病的有效方法。

该篇还说："悲伤即肺动，而真气复散也，人欲实肺者，要在息气也。"这是肾虚实肺，补母实子的一种练功方法：取寅时调息补肺、咽津滋肾而达到强身健体、祛病延年的目的。

此外，该篇还载一"五气护身法"以防五疫：

"黄帝曰：余闻五疫之至，皆相染易，无问大小，病状相似，不施救疗，如何可得不相移易者？岐伯曰：不相染者，正气存内，邪不可干，避其毒气，天牝从来，复得其往，气出于脑，即不邪干。气出于脑，即室先想心如日。欲将入于疫室，先想青气自肝而出，左行于东，化作林木；次想白气自肺而出，右行于西，化作戈甲；次想赤气自心而出，南行于上，化作焰明；次想黑气自肾而出，北行于下，化作水；次想黄气自脾而出，存行中央，化作土。五气护身之毕，以想头上如北斗之煌煌，然后可入于疫室。"这是以"存想"为手段而发动五脏真气以增强抗病能力的一种修炼方法。

该篇最后还提到十二脏相使，不得相失，否则脏腑功能失调，则抗病力下降，易为邪干。若要保持脏腑协调，健康无病，就应当懂得全神养真之旨，修真和神之道，以随时能还精补脑、补神固根，使真气不散、神守不分，而达至真。

综上可见，研究、发掘和总结《黄帝内经》有关真气运行的学术思想，并使之发扬光大，将对弘扬中华文化、造福人类健康，有着不可估量的影响。

医 道 明 理

治病不外乎理，推理及病，因病施治，这是中医的一大特色。前贤有云："医者，书不熟则理不明，理不明则识不精，临证游移，漫无定见，药证不合，难以奏效"（《医宗金鉴·凡例》）。故为医者必先明理，理明而后方能识病、辨证、立法、处方、遣药、施术，准确无误。

儿科泰斗王伯岳老先生曾有一首诗曰："上溯灵素下汉唐，更喜仲景与仲阳，金元四家承妙谛，勤求博采实青囊"。就是勉励我们中医后学要多读经典，勤于临证，更要能像历代前贤如张仲景"勤求古训，博采众方"、孙思邈"博极医源，精勤不倦"、钱仲阳"为方博达，不名一师"那样，踏实认真地学习和钻研前辈所留下来的卷帙浩繁的经典医著，参透其中的科学道理，从而加强和提高自己的理论素养，并在临床中不断加以验证，不断有所创新。

一代儿科宗师董廷瑶老先生也说过："医者明理，就是要明古人治病之理，这个理，就是古代医家经千百次临床实践的经验和科学总结。我们掌握了它，就能从纷繁复杂的现象中看到它的本质，从而再结合我们的具体实践，得到较好的效果。所以熟读古代医家著作，参透其中原理，应为医家最基本的修养"（《董氏儿科》）。诚哉，斯言！医者唯有明理，才能在临床上具有辩证思维和正确的治疗方法。

金元四家学说在儿科临床的应用

宋代迄至金元，是中医学趋向繁荣的时期。这一时期，上承汉唐，下启明清，名医辈出，各有千秋。其具有代表性者，主要是刘河间（完素）、张子和（从正）、李东垣（杲）、朱丹溪（震亨）四大医家。四家学说的发展和争鸣，对于发皇旧学，启迪新知，推动中医理论的不断更新，影响十分深远，对于指导临床各科（包括儿科在内）的医疗实践发挥着极其重要的作用。

一、四家学说对儿科的指导意义

四家说学中专论儿科的内容并不太多，但他们的学术思想，对我们加深认识小儿的生理、病理特点，处理儿科疾病的治疗等问题具有普遍的意义。

（一）从丹溪学说看小儿的体质特点

朱丹溪提倡"阳常有余，阴常不足"之说，他认为人自出生以后，即需要哺乳水谷以滋养，才能长养阴气而与阳气相配。但人体常居于"阳动"状态，由于生命活动的进行，情欲、劳役的影响，精血阴气最易损耗。因此即使在生理常态下，亦多表现为"阳常有余，阴常不足"。

丹溪这种认识虽然是指成人而言，但以之认识小儿的体质特点，同样有其实际意义。小儿的体质，就其一般特点来讲，主要表现于脏腑柔嫩和生机旺盛这一矛盾的对立统一。小儿"五脏六腑，成而未全，全而未壮"，脏腑形体，气血津精，均较娇嫩薄弱，同时因其生长发育速度较快，所以常常感到水谷精气等营养物质（阴）相对地供不应求，而需要及时地给以补充。这就表现为"阴"的相对不足。另外，小儿时期，生命活动（阳）蓬勃旺盛，机体发育，蒸蒸日上，充满了生生不息之机，无论是体格、智慧乃至脏腑功能，都在逐渐朝着完善、成熟和强壮、充实的方面迅速发展，而且年龄越小，这种生长发育的速度也越快，这又表现了"阳"的相对有余。因此从这个意义上讲，应用丹溪"阳常有余，阴常不足"的理论来认识小儿生机旺盛、脏腑柔嫩的体质特点,也是比较符合实际情况的。证诸临床,小儿在感邪发病之后,也有极易从阳化热,伤阴劫液,而表现为"阳易亢、阴易乏"的病理特点。小儿患病多见高热不退,烦渴引饮,唇干口燥等症状,正是由此所致。从脏腑功能上看,小儿心肝有余,脾肾不足,肺脏娇嫩,一旦遇邪,很容易发病,且由于邪气深入,内扰心神,引动肝风,心火肝风交相煽动,致使火热炽盛,销烁真阴,柔不济刚,筋脉失养,因而容易出现厥、闭、惊风等证。

有鉴于此,丹溪提出的"补阴即火自降"的治疗大法,则成为儿科疾病治疗学中的重要内容。

(二)从河间学说论小儿热病较多的原因

刘河间在《宣明论方·小儿门》中提到:"大概小儿病者纯阳,热多冷少也"。叶天士也认为"襁褓小儿……所患热病最多。"小儿所患热病较多的原因,可从下列两方面加以分析:

其一是体质因素。小儿"脏腑薄、藩篱疏,易于传变,肌肤嫩,神气怯,易于感触"(《温病条辨·解儿难》)。小儿这种形气未充、脏腑柔弱的特点尤其体现于肺脏之娇嫩上。所以小儿较之成人,则更易为外邪所侵。然"六气伤人,因人而化"(《医原·百病提纲论》),小儿之体,"阳常有余、阴常不足",故一旦受邪,极易从阳化热。这也是小儿急性热病、传染病等发病率较成人明显增高的主要原因。

其二是病邪性质。从病因学上讲,外感邪气,主要指六淫时气。六淫时气虽然各有特性,但在病理变化过程中,皆能化火生热。这个问题,刘河间论述得颇为详尽。他在《素问玄机原病式》一书中,专立"六气为病"一章,对六气兼化的原理作出了精辟的阐述:"风本生于热,以热为本,以风为标,凡言风者,热也。"并认为"凡人病风,多因热甚",从而说明了"风火皆属阳,多为兼化"的道理。并认为"积湿生热",而"湿病本不自生,因于火热怫郁,水液不能宣通,即停滞而生水湿也"。这是对湿热兼化之理的阐发。他还认为"热能耗液","火能燥物","夫燥渴之病也,多兼于热",阐明了燥、热兼化的关系。至于暑乃盛夏之主气,为火热之气所化,亦能耗气伤阴,故属阳热之邪无疑。

只有寒邪一气,确属阴邪,收引凝滞,易伤人阳气。然若寒邪入里,亦可因"阳气怫郁,不能宣散"(《宣明论方·伤寒门》),而有化热化火之可能,《素问·热论》所说的"今夫热病者,皆伤寒之类也……人之伤于寒也,则为病热",这说明寒邪也是多种热病的主要病因之一。

而时气疫疠之邪,本属温热病毒或湿热秽气,更易侵袭小儿。小儿还因胃肠功能尚不健全,最易为乳食饥饱不节所伤。乳食积滞,停而不化,亦能郁蒸化热。儿科临床常见的因风温犯肺引起的感冒、咳嗽、痰喘,因风水相搏、湿热内蕴引起的风水,以及黄疸、热痢、暑泄、麻疹、猩红热、水痘、流行性脑脊髓膜炎(简称"流脑")、流行性乙型脑炎(简称"乙脑")、流行性腮腺炎等,都是以热邪为主的热性病变,其因正是与上述两方面的原因相关。所以叶天士在总结刘河间的学术见解之后指出:"小儿热病最多者,以体属纯阳,六气着人气血,皆化为热也。饮食不化,蕴蒸于里,亦从热化矣。"

河间重视火热为病,对寒凉药物的使用颇有见地。他认为外感初起,阳热怫郁在表者,可用辛凉甘寒之品以清解宣散,开通郁结;表证兼有里热者,可以双解表里;热结在里,有可下之证者,可以下之,以泻热救阴;里虽有热,而下证未全者,可先清其里热;下后热势未除者,可以清解余热。这些治疗热病的丰富经验,对于指导儿科临床实践确有十分重要的意义。

(三)从东垣学说谈小儿"脾常不足"的机制

小儿形气未充,脏腑柔弱,不仅体现在肺脏的娇嫩上,同时还体现在脾胃功能的薄弱上。脾胃的功能及其在人体中的重要地位,早在《内经》中已有详细论述。李东垣则进一步认识到,脾为阴土,胃为阳土,大地需要阳气的蒸腾才能生化万物,人体也需要阳气的熏蒸方能腐熟水谷,化生精微。而这种阳气,尤以胃阳最为重要。所以他说:"脾全借胃土平和,则有所受而生荣,周身四脏皆旺,十二神守职,皮毛固密,筋骨柔和,九窍通利,外邪不能侮也。"否则,如因饮食不节,寒温不适,或劳役过度,而导致胃气受损,"则五脏六腑、十二经、十五络、四肢皆不得营运之气,而百病生焉"。

小儿由于其生长力旺盛,对水谷精微等营养物质的需要较之成人尤为迫切。正如李士材说:"一有此身必资谷气,谷入于胃,洒陈于六腑而气至,和调于五脏而血生,而人资之以为生也"(《医宗必读》)。可见,脾胃消化、吸收的功能正常与否,直接关系着小儿的生长和发育。

然而,小儿之体,胃肠纤嫩脆弱,胃容纳量较小,消化、吸收功能亦尚薄弱,这与其生长发育的速度以及对营养物质的需要量相比,脾胃功能自然显得不足。万全在《育婴家秘》中指出:"脾常不足者,脾司土气,儿之初生,所饮食者乳耳,水谷未入,脾未用事,其气尚弱,故曰不足。不足者,乃谷气之自然不足也。"即是从小儿"脾常不足"的生理方面而言的。

小儿脾胃功能薄弱还体现在病理方面,容易受损。李东垣即说过:"肠胃为市,无物不受,无物不入。若风、寒、暑、湿、燥,一气偏胜,亦能伤脾损胃。"万全更具体指出:"儿之初生,脾薄而弱,乳食易伤"。所以小儿常因喂养不当,调护失宜,饥饱无度,寒温不适而损伤脾胃,致生诸疾。如呕吐、泄泻、虫证、疳积等,均属儿科常见疾病。其他如感冒、咳喘、黄疸、水肿等很多疾病,亦无不与脾胃受损、生化无源、抵抗力减弱有关。因而调理脾胃,在儿科临床中,无论是治疗疾病,还是预防保健都是非常重要的。

(四)从子和学说辨小儿疾病的治疗原则

小儿由于其生理病理的特点所决定,一方面容易受邪患病,另一方面,患病后邪气容易蕴积泛滥,稽留枭张,因此临床上往往表现为表证、热证、实证,此都属于邪气盛实,正气未衰之证,故在治则上,皆当以祛邪为主,古人云"小儿慎补",正是指此而言。祛邪之法很多,但是不越汗、吐、下三法。

张子和深刻钻研《内经》《伤寒论》,并结合自己的临床实践,大大扩展了汗、吐、下三法的适用范围。他认为"诸风寒之邪,结搏皮肤之间,藏于经络之内,留而不去,或发疼痛走注,麻痹不仁,及四肢肿痒拘挛,可汗而出之。风痰宿食,在膈或上脘,可涌而出之。寒湿固冷,热客下焦,在下之病,可泄而出之"。他对补与泻辩证关系的认识也独具慧眼。如他说,"医之道,损有余,乃所以补其不足也……吐中自有汗,下中自有补","不补之中,有真补存焉"。他的这种学术思想,对于指导儿科临证,确有实用价值。小儿肌肤柔嫩,腠理疏松,卫外功能不足,最易为风寒邪气所侵。而引起发热,恶风、恶寒,无汗、脉浮等表证的产生,治疗时自应"轻而扬之","汗而发之",才能使邪随汗解。汗法不仅适用于一般伤风、感冒,其他如麻疹、风水、疮疡初起等病而兼有寒热表证者,均可酌情使用,而透邪外达。

小儿乳食饥饱不知自节,每因悦口之食恣啖无度,而致食物壅积上脘,胀满饱闷,若有恶心欲吐等上逆之势者,即可因势而利导,以探喉引吐之法,使之一吐为快。如饮食积滞于中脘或下脘,无上逆之势,而证见腹胀便秘,或泄泻秽臭如败卵者,则又不可用吐法徒伤其胃,而宜用消食、导滞之法,使胃气得降,腑气得通。下法不仅适用于此,若或肺胃蕴热,或食积化火，或痰热互结等导致郁火上冲，热毒攻串而引起乳蛾、口疮、头面疖肿，或者湿热发黄，食火痰喘，热痢滞下以及热病而见阳明腑实证者，均可酌情使用下法，以取"上病治下""釜底抽薪"，或"通因通用""急下存阴"之义，使肠清腑通，则火热邪毒有路可出。

但是，汗、吐、下，毕竟是峻烈攻伐之法。用之得当，病可速愈，用之不当，又最易戕伐人体正气。小儿之体，"其肉脆，血少气弱"（《灵枢·逆顺肥瘦》），"脏腑柔弱，易虚易实，易寒易热"（《小儿药证直诀》），所以发病容易，变化迅速。基于这些生理病理特点，在治疗儿科疾病时，必须审慎从事，特别是在使用汗、吐、下法时，更须辨证详明，用药得当。除非在体气壮盛、邪正俱实的情况下，一般不可轻易使用峻猛攻下之剂，以免殊伐无辜。即使是具有必用攻法之证，也应中病即止，不必尽剂。如系虚实互见之证，则应分别情况，或先攻后补，或先补后攻，或攻补兼施，总以既去其病，又不伤正为原则，避免"一伤于病，再伤于药"。在这一点上，一贯主张攻下祛邪的张子和也有明确的认识。故前贤所云"小儿慎攻"之说，亦是我们儿科临证之龟鉴。

二、应用四家学说治疗小儿常见病的体会

《幼科金针》说："小儿之症，非外感风寒，即内伤饮食。"前已述及，从临床实践来看，儿科常见病证确实以外感热病及内伤乳食者为多。而且无论是外感或内伤，一般都是阳证多于阴证，表证多于里证，热证多于寒证，实证多于虚证。基于这种情况，以河间"火热论"与子和"攻邪说"为指导，应用辛苦寒凉之品以及疏表通腑之剂，则是儿科临床上不可忽视的。另外，小儿"肝常有余，脾常不足"，"阳常有余，阴常不足"，以东垣"脾胃论"及丹溪"养阴说"为指导，随时注意调理小儿脾胃，顾护小儿体阴，对于儿科疾病的防治，以及病后的调养，均有极为重要的意义。

不过，疾病的发生、发展是错综复杂、变化多端的。因此对于一种疾病的治疗，绝非一方一法所能全功，必须根据具体病情，博集各家之长而融会贯通，随时采用相应的治疗措施。才能获得较好的临床疗效。

兹以小儿肺炎，肾炎、腹泻为例，谈谈我们应用四家学说指导中医儿科临床的初步体会。

(一)小儿肺炎

临床常见类型主要是温邪犯肺,热壅上焦,痰阻肺络,肺气闭郁,故治疗时必须抓住"肺热""肺闭"两个关键因素。

热者清之。肺喜清凉而恶燥热,"热则息数气粗而为喘也"(《素问玄机原病式》),故治疗小儿肺炎的常用药物,多宗河间之说而以寒凉之品为主。如生石膏、知母、黄芩、黄连、山栀、银花、连翘、板蓝根、大青叶、鱼腥草等都能清热解毒,清肺泄热,临证可酌情选用。

闭者开之。肺主宣降而恶壅塞,塞则玄府不通而肺气痹阻,发为喘憋气逆。故治疗小儿肺炎又常用辛开苦降之法为先。如麻黄、杏仁、瓜蒌、桔梗、葶苈子、苏子、莱菔子、桑白皮等配合,可以"开玄府而逐邪气"(《儒门事亲》),以使肺气宣畅,气降痰消。若大便秘结者,还可根据"肺与大肠相表里"的原理,配加大黄等通腑泄热之品,以攻逐邪热,开畅气机。此正所谓子和学说"邪去而元气自复"之理的体现。

小儿肺炎既然属于温病范畴,而热邪又最易劫伤津液,加之小儿之体本为"阳有余、阴不足",患病后更易损耗阴津,故在制方遣药时,必须处处以护阴为要。故在治疗小儿肺炎时,常于麻杏石甘汤方中加知母、黄芩以滋阴泄火,或于肺炎后期,配合生脉散、沙参麦冬汤等,以护养肺阴。此即丹溪重视养阴思想的具体体现。

小儿肺炎的治疗,虽以宣肺祛痰、清热解毒、养阴泄火为主,但也必须随时顾护脾胃。肺为贮痰之器,而脾为生痰之源。肺炎痰喘之证,尤应重视健脾运脾,以杜生痰之由。所以小儿肺炎初期、中期,用药不可过于苦寒,以免伤脾败胃;肺炎恢复期,则更宜扶脾益胃,培土生金,使谷气充则元气自足,肺脏遂可得益而自宁。这些治疗原则,又是与东垣脾胃学说分不开的。

案例:申某,女,1岁。

患儿发热1周,午后体温39℃,咳喘气促。经外院诊为"支气管肺炎",服用西药无效,故求治于中医。现证仍高热、咳嗽、气喘,汗出,舌质红,苔白稍腻,脉浮滑数。查体,肺部可闻及中小水泡音。血象化验:白细胞21.0×10^9/L。

脉证合参,病属风温犯肺,肺气闭郁。风宜散之,热宜清之,闭宜开之。故拟散风清热,宣肺平喘之法为治。方用:炙麻黄3g,杏仁6g,生石膏 9g,黄芩 9g,板蓝根 9g,知母 9g,蒲公英 9g,芥穗 6g,淡豆豉 6g,防风 6g,金银花 9g,甘草 3g。另,小儿牛黄散 3 分,分 2 次冲服。

按:本案遣方用药虽主仲景之意而兼河间之法,用辛苦寒药,既散且清,然用知母以护阴,甘草以和中,牛黄散以通泄结热,则又不失丹溪、东垣、子和三家之理,三说之妙。

(二)小儿肾炎

小儿肾炎属于中医"水气病""水肿"范畴。其发病机制主要与外感风邪、内蕴湿热,风水相搏,热郁水停有关。然水肿病证,其标在肺、其制在脾、其本在肾。故治疗时必须抓住这三脏功能的调理。

急性肾炎初起,多为外感风邪,肺气闭郁,水道通调失司所致。浮肿常见于面目,并伴有无汗、脉浮等表证,故《金匮要略》称之为"风水"。治疗应本"腰以上肿,当发汗乃愈"的原则,予以发汗、祛风、行水消肿之品。张子和治疗小儿风水,就善于运用汗法,他认为小儿水气病与成人不同,成人水气病常常与内有留饮或房室劳伤等有关,而小儿病变单纯,主要是风邪为患,故治"宜出汗"为主。至于具体用药,我们临床多采用仲景越婢加术汤化裁之。

从临床观察,小儿急性肾炎以热证、实证较为多见。其发病常有明显的感染病灶或感染病史,其症状表现除面目全身浮肿外,常伴有咽红肿痛,或皮肤疮疥瘙痒,或咳嗽、口渴,小便短赤,脉象浮数,舌质红,苔微黄等湿热郁毒内盛之证。这类病变往往因风助热,因热生湿,风热与湿热内外合邪。正如刘河间所说:"火热怫郁,水液不能宣通,则停滞而生水湿",故治疗时除解表利水外,常需配合清热解毒之品。临床中,我们仿效河间治水肿以"辛苦寒药"为主的精神,以仲景麻黄连翘赤小豆汤为基础方加减化裁,用麻黄、桔梗等开提肺气,使上焦得通,则水道得利,滑石、苡仁、赤小豆、茯苓、木通、泽泻等清热利湿以开水湿之去路,银花、连翘、板蓝根、黄芩等清火解毒以除生湿之根由。如此,随其所利,则湿去肿消,热退气和。

小儿肾炎的治疗,还应始终重视脾胃的调理。特别是对浮肿比较明显,四肢腹部肿胀,小便短少,纳呆便溏,脉沉弦缓者,每需以五苓散、五皮饮、实脾饮等实脾健运,淡渗消水;如脾虚气陷者,则当宗东垣补中益气法,于淡渗泄利之中酌加参、芪、升、柴等益气升提之品。

如血尿明显，长期不消者，又当从肾有虚热，阴络受损，封藏失职，摄血无权论治，如血压偏高，头晕目眩者，责之肝肾阴虚，水不涵木，阴不潜阳所致。对于此类患儿，我们常仿丹溪大补阴丸之意，用知柏地黄汤、杞菊地黄汤等方增损调治。

案例：唐某，男，11 岁。

患儿先患扁桃体炎，发烧，一周后发现颜面浮肿，面色苍白无华，两侧腰胁部有时疼痛，尿量减少。食纳尚好，不咳嗽，脉细数，苔薄白。查：扁桃体Ⅱ度红肿。尿常规：蛋白（++），白细胞 1～2，红细胞 5～8，上皮细胞 0～1。诊为急性肾炎。

脉证合参，病属风热外感，邪毒内攻，湿热蕴结，累及于肾。治宜先求其本，以清热解毒、祛风利湿法解除病因，再以清热凉血、育阴益肾为法调元扶正。方用：云茯苓 10g，泽泻 10g，板蓝根 10g，木通 6g，炙麻黄 3g，苡仁 10g，生石膏 15g（先煎），桔梗 9g，银花藤 10g，黄芩 10g，滑石粉 10g，甘草 3g。

服上方 7 剂后，浮肿消退，尿量增加。尿常规，蛋白微量，白细胞 0～1，红细胞 2～5，上皮细胞 0～1。后因复感，鼻塞流涕，头晕恶心，间有呕吐，食纳较差，而以藿香正气散加减调治，4 剂而食增、呕止。继以六味地黄汤加白茅根、旱莲草、连翘等调理月余而愈。

按：本案治疗，熔清热解毒，疏风宣肺，和脾利水，益肾养阴诸法于一炉，使肺、脾、肾三脏功能均得以调燮，故能收到较为满意的效果。

（三）小儿腹泻

小儿腹泻，虽属脾胃疾患，但在治疗方面，亦不能偏执一端，一味治脾，而仍须宗四家之说，辨证论治。如属湿热水泻，伴有发热、口渴、溲赤、舌红者，宜取河间"桂苓甘露饮"加减；如属食积泄泻，粪气酸臭，腹胀腹痛者，宜宗子和"陈莝去而肠胃洁"之旨，以木香、槟榔、枳、橘、三仙之类消导化滞为治；若属脾虚湿困，便溏、腹胀者，宜仿东垣升阳除湿之意，以平胃、异功等方，配加羌、防、升、柴，或葛根、桔梗之味；若属脾虚肝旺，腹泻，便青，腹痛哭闹者，宜用丹溪"痛泻要方"合仲景"黄芩汤"加减化裁，以扶脾抑肝，清热护阴。总之，治疗小儿腹泻，既要调理脾胃，又须祛湿去邪；既要升腾中阳，又须顾护阴液。若能广操清泄、温运、分利、升提、消导、护阴诸法而灵活变通，则临证无不应手而取效。

案例：段某，女，1岁2个月。

患儿两天来腹泻如水，每日5~7次，色黄，夹有奶瓣及不消化物，食纳欠佳，舌苔白，稍腻。不发热，大便常规化验，除有食物残渣外，别无异常。

此乃脾虚湿困，运化不周，水湿混杂，渗注大肠之证。治取和脾运湿，分利升提为法。方用：云茯苓9g，炒白术9g，木香3g，葛根9g，车前子9g（包），炒三仙15g，藿香6g，泽泻6g，炒陈皮6g，炙甘草3g，黄芩6g，扁豆9g。

服上方2剂，腹泻未作，便已成形，继以白术散30g，每日10g，分3次冲服，调理即愈。

按：本案综合补土升阳，消食导滞，清利淡渗，生津护阴于一方，补而不滞，消不伤正，故取效较捷。

三、结语

由上述论证及临床实例可见，无论对小儿生理、病理特点的认识，以及对各种疾病的辨证论治，都是以四家学说的基本理论作为指导。赵养葵说："读伤寒书而不读东垣书，则内伤不明……读东垣书而不读丹溪书，则阴虚不明"（《医贯》）。如果我们能于临证时广宗各家之说，发扬诸医之长，则不仅可增己之见而使胸有定识，而且确实可加深我们对中医理论的认识以及提高中医临床的疗效。诚如程衍道在《心法歌诀·自序》中所说："（金元）四大家之书，乃千古不易之理，苟能融通四大家之法，则天下之病，无不左右逢源，不能出其范围之外。"为医者深应知此。

温病学说在儿科临床中的应用

温病学是研究温病发生发展及其预防和诊治方法的一门学科。温病学的理论和经验，不仅指导着外感病的预防和诊治，同时对临床各科许多疾病的辨证论治都有一定的指导作用，中医儿科临床亦不例外。

一、温病学说对儿科常见病证辨治的指导价值

温病是外感四时温热或湿热邪气所引起的、以急性发热为主要临床特征的多种急性热病的总称。它包括四时温病如风温、春温、暑温、湿温、伏暑、秋燥，以及温毒、瘟疫等。从现代医学角度看，则包括多种感染性疾病和急性传染病。而这些疾病中，很多都是儿科临床所多发和常见，如流感、支气管炎、上呼吸道感染、肺炎、流脑、乙脑、病毒性脑炎、麻疹、水痘、猩红热、风疹、手足口病等。因此，运用温病学说为指导，辨治儿科常见病，有其重要意义。

二、小儿温病多发的中医生理病理学基础

清·雷少逸《时病论·自序》中说："一岁之中，杂病少而时病多。"其所谓时病，亦即四时之温病。温病种类之繁杂，常见而多发，迅急而危笃，对人的健康危害较大。

温病多发，不仅见于成人，而且小儿因其生理病理特点所致，更易为多种温邪所染易。正如叶天士在其《幼科要略》中所说："襁褓小儿，体属纯阳，所患热病最多。"由于小儿"体属纯阳，六气着人气血，皆化为热也，饮食不化，蕴蒸于里，亦从热化矣"，此乃其一。其二，则因小儿正处在生长发育阶段，脏腑还较娇嫩，形气尚未充盛，肺、脾、肾三脏生理性的不足，使小儿在防御外邪的能力上表现为相对成人更为脆弱，而心、肝二脏生理性的有余，又使其患病易从火化。这些都是小儿患病以热病为多的生理病理基础。

三、温病诊法特点在儿科临床中的体现

与其他疾病的诊断方法一样，温病的诊法亦不外乎望、闻、问、切四诊。但由于温病病因病机和证候表现有一定特点，因此，它的诊断方法和内容，亦有其独特之处。特别是察舌、验齿和辨斑疹、白痦等，更有其重要的诊断价值。

温病察舌，旨在区别病邪之属性，分析病位之浅深，判断津液之存亡，推测病情之转归和预后，从而为立法处方提供必要的依据。

温病病邪深入，耗血动血之时，就必须仔细辨验门齿及齿龈部的情况，如齿燥、齿垢、齿血、结瓣等变化，方能把握病情，确定治疗是以安胃

为主，还是救肾为要。这些望诊内容和方法，对儿科临床颇有指导价值。

小儿外感时行温病，急性出疹性疾患多见，如麻疹、风疹、猩红热、水痘、手足口病、幼儿急疹等，杂病中的过敏性紫癜、血小板减少性紫癜等亦较常见。所以温病辨斑疹、白㾦等诊法，对儿科临床亦有极为重要的指导意义。

四、温病几种常用治法在儿科临床中的应用

1. 清热解毒法　清热解毒是温病学中的重要治法之一。清热解毒的经世名方，诸如银翘散、化斑汤、清营汤、清瘟败毒饮等，至今都广泛应用于温病临床。如小儿肺炎喘嗽，若属于风热闭肺或痰热闭肺者，均需在辛凉宣肺、清热涤痰、开肺平喘的基础上，配用清热解毒之品如板蓝根、大青叶、鱼腥草、银花、连翘等，以增强清肺泄热之力。

又如流行性腮腺炎的治疗，即以清热解毒、软坚散结为基本治疗原则，东垣普济消毒饮是常用方剂之一。银花、连翘、板蓝根、蒲公英、山慈菇等专解温毒之品，为临床常用。

再如"乙脑"的治疗，清热解毒也是关键。邪犯卫气，以银翘散为主；邪在气分，用重剂白虎汤为主；邪在营卫或气血两燔，以清瘟败毒饮为主；邪在血分，用犀角地黄汤或大剂玄参、麦冬、丹皮、紫草及神犀丹等，这些方剂都有显著的清热解毒作用。

2. 通里攻下法　温病学家在《伤寒论》下法的基础上有很多发挥。刘完素治温热，一开始便用表里双解，以防邪热稽留肠胃。吴又可治疗瘟疫，提出"客邪贵乎早逐"，并认为下法"本为逐邪而设，非专为结粪而设"，所以他一再强调并告诫医者"勿拘于下不厌迟之说"，而应根据证情及时攻下，不可姑息养奸。吴鞠通更是针对温病腑实的病理特点和各种不同证型，创制了增液承气、宣白承气、牛黄承气、导赤承气等新方，从而扩大了下法的应用范围。

治疗"乙脑"，对于胃腑实热者，即使程度不重，也要根据"温病下不厌早"的观点，权用承气法通里泻热，常能早期解热，清除中毒症状，并有减轻脑水肿、降低颅内压和预防呼吸衰竭的作用。

在肺炎的治疗中，若遇腑热壅滞，清肃失令，肺闭喘满时，往往可加大黄等以通导阳明，使邪热下泄，肺气肃降，病势方能得以顿挫。

中毒型菌痢，多因毒邪侵犯胃肠，熏蒸三焦，以致疫毒蕴结肠道，阻遏

气机,肠失传导,腑气不畅,浊气上蒙,闭窍动风,故其治疗,如能在常用方剂黄连解毒汤合白头翁汤加减化裁时,加入大黄等通腑攻下之品,则能促使细菌及其毒素及早排出体外,而使疗效大大提高。

3. 开窍息风法 抽搐、昏迷等症状,在小儿温病中较为常见。按中医辨证,大多属于热邪深入营血,内陷心肝。对于此等危急重症,若能果断地投以清心开窍、镇痉息风之药,对于扭转危局,防止病情恶化,至关重要。

在"乙脑"以及"病毒性脑炎"等病的治疗中,一旦发现烦躁、嗜睡,或神志朦胧时,即使尚未出现神昏谵语、惊厥,也预示着有邪陷心营之势,此时如能及时加用清心开窍之剂,早期将安宫牛黄丸或紫雪丹等调入辛凉透表或清热解毒方药中同服,常能防患于未然,控制病情发展,从而提高治疗效果。

温病出现抽搐、痉厥,《伤寒论》早有记载。后世温病学家在这方面多有发挥,在病理机制上,提出了热极生风和阴虚动风两大类型;在治法上,主张实风治以清热凉肝以息风,如羚角钩藤汤之类,虚风治以滋阴柔肝以息风,如三甲复脉汤或大小定风珠为代表方剂。这些方剂在小儿温病痉厥症中同样切合实用。

4. 滋阴养液法 滋阴养液,即养阴法,也是治疗温病的重要法则。前贤治温病强调"存得一分阴液,便有一分生机"。吴鞠通《温病条辨》亦称"始终以救阴精为主"。养阴法在儿科临床也充分显示出了重要的作用。小儿之体,阳有余而阴不足,阳易亢而阴易乏,特别是一些出疹性疾患后期,多表现为身热渐退,但阴液渐伤,常常出现咽干口渴,皮肤干燥或脱屑等,故其治疗则需采用养阴生津之沙参麦冬汤等方剂加减以保津护阴。

五、以温病卫气营血理论指导小儿急性传染病的辨证论治

卫气营血理论是温病学说的核心内容。温病学大家叶天士通过长期的临床实践,总结提出"卫之后,方言气,营之后,方言血;在卫汗之可也,到气才可清气,入营犹可透热转气……入血就恐耗血动血,直须凉血散血"的著名论点,揭示了温病的传变规律和各个阶段的治疗原则,创立了卫气营血这一辨证论治的理论体系。实践证明,急性传染病的病情演变和发展,大多与卫气营血的传变规律相符合。因此,运用卫气营血理论指导急性传染病(包括小儿急性传染病在内)的辨证和治疗,是有重要意义的。

如猩红热一病，卫气营血的传变规律就很突出。本病初起，病在肺卫，切不可过用寒凉郁遏，使邪气冰伏，务要以辛凉疏解，达邪外出，此即叶氏所谓"在卫汗之可也"。卫气不解，邪入气分，始可清气，即使病在营分，亦不可一味凉营，尚须"透热转气"，用清瘟败毒饮之类。一旦邪入血分，则须急投生地、丹皮、阿胶、赤芍等药，以凉血散血，方如犀角地黄汤等。

又如近年来多发的小儿手足口病，亦属于中医的温病或时疫范畴，中医称"疫疹"。其发病初期多为风热在表，中期表现为里热证候，气分热盛或气营两燔。若热入营血，则见身热夜甚，四肢惊颤，神志昏糊，时有谵语，疱疹色紫，瘀点较多，周围红晕增大，甚则时有抽搐、惊厥等。病至后期恢复阶段，与其他温病时疫表现一样，可因阴液耗伤，正气虚损，而见疱疹渐消，身热渐退，口唇干燥，食纳欠佳，精神疲乏等症。因本病病因病机主要是外因风、火、湿、热，温疠邪毒，交相蕴蒸，内因心脾积热，肺胃郁火，熏灼上攻，故其治疗大法即应观其脉证，随证治之。风热在表时，宜疏风清热以散表邪；火热温毒甚者，宜清热泻火以解毒；因其兼湿，故宜佐以渗利。若属重症，气营两燔或热入营血，便宜清气凉营或解毒凉血；若属邪陷心肝而见窍闭神昏、惊厥抽搐者，又当清心开窍、息风解痉为治。后期气阴受损，则需滋阴救液或益气扶虚以善后调护。综观本病的辨治过程，亦不离乎卫气营血辨证规律和特点。

经方、时方用辨

一、经方、时方定义

所谓经方，是指汉唐以前的方剂。蔡陆仙先生《中国医药汇海》一书指出："经方者，即古圣发明有法则，有定例，可为治疗之规矩准绳，可作后人通常应用，而不能越其范围，足堪师取之方也。"

我们今天所说的经方，主要是指《伤寒论》《金匮要略》中所载的方剂，而且还把医圣张仲景看作是经方最杰出的传人。

所谓时方，乃相对汉代仲景经方而言，亦即汉唐以后迄至清代医家创制的方剂。如：唐代医家孙思邈的《备急千金要方》；金元四家刘完素、张子和、李东垣、朱丹溪所创制方剂；宋代钱乙《小儿药证直诀》中五脏补泻方；清代温病学家叶天士、吴鞠通等创制的治疗温热病的名方；王清任《医林改错》中的名方，以及陈修园《时方歌括》《时方妙用》所载的方剂等皆是。

二、经方、时方的特点

经方最大的特点是：组方结构严谨，药物配伍精当，主治指征明确，针对性强，药专力宏，而且加减有度，并重视用量、用法等，因此，用于临床，疗效卓著。

《中国医药汇海》对其特点有一段精辟的剖析："其义例严谨，组织有一定之程序，其药味功能，一遵《神农本草经》，其君臣佐使也不苟，其奇偶缓急也不杂，其炮制煎服、其分量轻重、其加减出入，无不剖析毫厘，较量粗细。有是病必有是方，用是方必守其法，多一症即多一药，易一病即易一方。甚至药味相同，分量若变，而立方之理已殊，以及分量不差，煎服异法，制方之功效即回不相侔。若是者，皆为经方之权衡，应变之标准焉。"

时方的最大特点是：时方源于经方，是在经方基础上发展起来的，有的时方本身就是由经方变化而来。它们之间是继承和发展的关系。而且，时方配伍灵活，适应证广。有的时方在药味配伍上非常简洁，如金铃子散、左金丸、失笑散等仅两味药；丹参饮仅3味药；痛泻要方仅4味药……

也有的时方则药味繁杂，药量较轻，照顾面广，故能更大范围地适应纷繁复杂的证情。如李东垣的不少方子就有"韩信用兵，多多益善"之说。又如五积散融发表、温里、顺气、化痰、活血、消积等15味药于一方，故适用于治疗寒、食、气、血、痰五积之患。其实该方即是经方桂枝麻黄各半汤去杏仁、姜、枣，合平胃、二陈、四物等，再加白芷、枳实、桔梗而成。

再如《千金方》中的小续命汤，也是一张通治六经风中的大复方。其组成即是在仲景的麻黄汤与桂枝汤两方的基础上合方加味，变化而成。其中加入人参益气健脾，助正祛邪，并可生津护液，既可救风胜液伤，又可防风药生燥；加入芎、芍行血、活血，是取"治风先治血，血行风自灭"之义；加黄芩降火，以防风动火升；加防风可驱周身之风；加附子，可扶阳固本；加防己则有升转循环之功，能通大经小络。用陈修园的话说，该方"立法周到""药品虽多，而丝丝入扣"，故其方既可作为治疗正气内虚、风邪外袭，呈现表实证的真中风的主方，也可用于治疗感受风寒湿邪，周身骨节酸痛之症。

三、经方、时方应用辨析

中医的流派，从处方用药的风格来分，历来有"经方派""时方派"两大派。

从我个人的临床体会来看，中医可以有流派，但不应当分门派，不应有门户之见。

经方与时方，包括民间的单方、验方、秘方等，都是我国劳动人民以及医药学家长期同疾病作斗争，不断探索，不断总结出来的经验和智慧的结晶。它们各有特点，可以互为补充，相互接轨。

已故北京中医药大学教授、《伤寒论》研究大家刘渡舟老中医，生前就提出过经方、时方"古今接轨论"。刘老认为："中西医能结合，实验室的动物模型也能与人的疾病相结合，为什么同气连枝、一脉相承的古方与今方就不能接轨呢？"

刘老还特别强调，如果像日本古方派那样，"非《内经》，黜《难经》，让人从'方证相对'之门而入"，而"废除了病因、病机、病理等理论上的一些深致的学问，就把经方的活力、机括和神韵，统统抹掉，反而限制了经方的发展。"

所以，刘老一生推重经方，然又知守善变，不落窠臼，不薄时方，且能兼通诸家，并撷其长。

我的硕士研究生导师王伯岳老先生在我研究生毕业时，曾赠我一首诗，勉励我在为医之道上要做到"上溯灵素下汉唐，更喜仲景与仲阳，金元四家承妙谛，勤求博采实青囊"。我的师承导师原甘肃中医学院老院长于己百先生也是著名的伤寒学家，他在临证处方时，就常常采用"经方头、时方尾"，可谓别具一格。我的大学恩师，《内经》学研究领域的开拓者和奠基人之一周信有教授，一生精研《内经》，发微索隐，曾被誉为"西北《内经》学泰斗"。他在临床中就善于将经方、时方、单验方等有效方药结合在一起，组成自拟新方。他认为，"疑难杂症病机交互错综，治疗应复方多法，综合运用，整体调节"。如他的处方中常常是寒温并用、升降同调、气血双补等，用药善于利用药物之间"异类相使"的特点，将温散、疏化、宣导等法集于一方而兼顾之,效验卓著。

三位恩师对我的指导和影响,使我也认识到:要想提高中医临床疗效,就必须从实际出发,把握好明理、识病、辨证、立法、处方、用药等几个环节,既要对经方进行深入学习和研究,又应对时方的学习和运用有扎实的功夫,二者不可偏执。

四、经方、时方合用举隅

临床诊病要抓主证,根据主证确立主方,然后再根据每个患者的具体病情,随证加减变化。

在处方时,可首选经方,但古今时宜有差别,疾病也必然有变化,所以,以古方治今病,应当师其意、循其法,而不泥其方;遣其方,用其药,而不拘其量,要具体情况具体对待,可以经方与经方合用,也可以经方与时方合用。而且还可汲取中西医药学研究的新认识、新观点、新成果,以及民间的土、单、验方确有效验者,择善采纳。绝不应把仲景学说视作教条而僵化。只有这样,才能达到圆机活法,通权达变,而又不失仲景本义,也才能真正体现仲景所谓"观其脉证,知犯何逆,随证治之"的大道遵旨。我在多年的临床实践中,不断学习、探索,并结合老师们的经验,总结出一个"经方为头时方尾,经时单验一炉融"的用方特点。

兹举临证案例三则,以资参考:

案1:曾治一例4岁男孩,因患大脑导水管不通,造成颅内压增高,颅内积水。据证分析,因足太阳膀胱经上络于脑而下属膀胱,故可按太阳蓄水证的机制论治,以五苓散为主方,并取通窍活血汤之义,加入牛膝、茺蔚子、车前子、桃仁、红花、白芷等,服药6剂而愈。

案2:曾治一女婴,1岁4个月。患儿于春节时随母回成都,返兰时即发热、咳嗽,西医诊为急性支气管肺炎,用抗生素治疗3天,热势不减,发热、有汗、体温39℃,咳嗽阵作,夜间尤甚,痰涕黄稠,纳呆不食,溲赤便可,舌苔黄腻而厚,指纹紫,达气关。综观诸证,诊为风邪外感,湿热内蕴,肺有郁热,清肃失令,故投麻杏石甘汤合银翘散、藿香散化裁,1剂热退,2剂咳止,食增苔化而愈。

案3:一患儿,男,8岁。阵发性上腹疼痛1周,曾经某医院诊断为胆道蛔虫症合并胆道感染，连用抗生素3天，收效不显，痛剧时，注射阿托品亦未能止。刻诊：体温持续在38℃以上，脘腹疼痛，时作时止，咽干口苦，呕恶不食，大便干燥，三日未解，小便色黄，舌苔黄燥，脉象弦数。视其双目白睛，云斑点点，下唇黏膜明泡累累。脉证合参，断为邪在少阳，胃家已实，当属少阳阳明合病。故投大柴胡汤，但因虫证明显，故方中加入乌梅、槟榔、川椒、苦楝根皮等杀虫驱蛔之品，表里同治，标本兼顾，服药3剂，其痛缓解，大便得通，身热尽退，食纳转佳，继以连梅安蛔汤加减调治而愈。

应当重视形神医学的研究

一、形神医学的提出

随着社会经济和科学技术的迅速发展，产业劳动者所处的社会生活环境和传统观念等不断发生很大变化，社会活动的节奏已不是一般人能轻易跟得上的，产业压力刺激对劳动者的精神心理乃至机体适应力都造成较大冲击，而使之长期处于紧张状态。同时，由于知识财富的增长，人们对物质享受的需求也进入了爆炸性的时代，物质的诱惑力对人们的心身健康同样产生很大的影响。这些因素往往导致人们发生心身疾病。

对于心身疾病的研究，早在1935年美国精神科医生邓巴（F. Dunbar）在总结了有关患者的性格与疾病发生的关系并进行广泛研究之后，发表了《情绪与身体变化》一书。加拿大著名生理学家汉斯·塞里（Hans Selye）于1936年在医学领域提出了身心反应学说。特别是1939年，邓巴创刊发行了《心身医学》杂志，1944年又创建了"美国心身医学协会"之后，心身医学这一概念便以美国为中心在欧美地区普遍化。

其实，关于心身医学的理论和诊疗技术，早在几千年前就在中国传统医药学中有所反映，并且逐步形成了一整套完备的体系。只是中医学没有把它称之为"心身医学"，而是以"形""神"的概念来进行阐释。"形"与"神"的提法虽然出自中国古代哲学范畴，看似古老，但用这一概念阐释心身疾病的病理机制,乃至临床诊治则更具有辩证法思想和实际指导意义。

二、形神医学的概念

中医学所说的"形",即形体。"神",有广狭之分。广义之神,大则是指自然界物质变化的功能:如《素问·天元纪大论》中说:"阴阳不测谓之神。"又如荀子说:"万物各得其和以生,各得其养以成,不见其事,而见其功,夫是谓之神"(《荀子·天论》)。这即是说,天地的变化而生成万物,这种现象就是"神"的表现,有天地之形,然后有神的变化。小则是指人体生命的一切活动,亦即人体生命活动外在表现的总称,包括生理性或病理性外露的征象。中医学认为,人体本身就是一个阴阳对立的统一体,阴阳之气的运动变化,推动了生命的运动和变化,而生命活动的本身亦即是"神"的表现,神去则气化停止,生命也就完结。可见,神是人体生命活动的根本,只有"积精全神",才能"精神内守,病安从来"。狭义之神,是指人的精神意识思维活动。精神活动的高级形式是思维,故说"心者,君主之官,神明出焉"(《素问·灵兰秘典论》)。

形神学说是中医学基础理论内容之一,它是在唯物主义自然观的基础上形成的。中医学中的形神关系,实际上就是物质与精神的关系。形,是体,是本;神是生命的活动及功用。有形体才有生命,有生命才产生精神活动和具有生理功能。而人的形体又须依靠摄取自然界一定的物质才能生存。所以说:"血气者,人之神"(《素问·八正神明论》),"神者,水谷之精气也"(《灵枢·平人绝谷》)。神的物质基础是气血,气血又是构成形体的基本物质,而人体脏腑组织的功能活动,以及气血的营运,又必须受神的主宰。这种形与神二者之间相互依附而不可分割的关系,在《黄帝内经》中称之为"形与神俱"。"形与神俱","形神相即",是强调形与神之间的辩证统一。《内经》及其后世著作,都十分重视神在生命活动中的统帅地位,认为神在维护机体内外环境的统一协调方面起着极为重要的作用,神的安危也直接关系到形的存亡,所以说,"形者神之宅,神乃形之主","形者神之质,神者形之用"。无形则神无以附,无神则形不可活。由此可见,中医学中的形神统一观,在医学领域中是一个涉及人体生命本质认识的重大课题,应当认真深入地进行研究和探讨。

三、形神医学的生理学基础

生理,乃指人体各部组织器官的正常功能状态。在正常状态下,人的五脏六腑,四肢百骸,筋骨皮肉等组织器官结构、功能都健全完好,阴阳、气血、精气、津液等是构成人体和维持脏腑功能、生命活动的基本物质,无有偏盛偏衰。而维持人体这种正常结构和功能状态的关键是"形与神俱",协调统一。

中医学认为,精(气)是生命的本原物质。这种精气先身而生,具有遗传性。故曰:"夫精者,身之本也"(《素问·金匮真言论》)。"故生之来谓之精,两精相搏谓之神"(《灵枢·本神》)。这里的"精气"是指禀受于父母的精气,故称之为"先天之精"。父母之精气相合,形成胚胎发育的原始物质,没有精气就没有生命。"人始生,先成精,精成而脑髓生。骨为干,脉为营,筋为刚,肉为墙,皮肤坚而毛发长"(《灵枢·经脉》)。"血气已和,营卫已通,五脏已成,神气舍心。魂魄毕具,乃成为人"(《灵枢·天年》)。人生下来之后,先天之精又要靠后天之精的培养和补充,才能使生命活动生生不息。由此可见,精气是构成和维持人体生命活动的基本物质,是属于形的范畴。

心、肝、脾、肺、肾,合称为五脏,五脏共同的生理功能和特点是化生和贮藏精气,"藏精气而不泻";胆、胃、小肠、大肠、膀胱、三焦,合称为"六腑",六腑共同的生理功能和特点是受盛和传化水谷,"传化物而不藏"。五脏六腑的生理功能虽各有专司,但心脏的生理功能是起着主宰的作用。《灵枢·邪客》说:"心者,五脏六腑之大主也,精神之所舍也"。张介宾在《类经》中指出:"心为脏腑之主,而总统魂魄,并该意志,故忧动于心则肺应,思动于心则脾应,怒动于心则肝应,恐动于心则肾应,此五志唯心所使也。"

人的精神情志、思维意识活动虽与心有如此密切的关系,但从中医学来看,人对外界信息进行反馈引起的情志变化,是由五脏的生理功能所化生。《素问·天元纪大论》说:"人有五脏化五气,以生喜怒悲忧恐"。

反过来,人的精神情志、思维意识活动对机体的健康又可产生反作用。如《素问·阴阳应象大论》说:"怒伤肝""喜伤心""思伤脾""忧伤肺""恐伤肾"。这种人体的精神活动和生理活动之间的关系虽然不会像上述那样机械，但也反映了人体"形"与"神"之间的辩证统一性。所以说，中医学理论中的形神统一观，是养生防病、延年益寿，以及诊断治疗的重要理论根据。古人所谓"精气不散，神守不分"（《素问遗篇·刺法论》），"故能形与神俱，而尽终其天年"，"呼吸精气，独立守神，肌肉若一，故能寿敝天地，无有终时"（《素问·上古天真论》），即强调于此。

四、形神医学的病理学意义

形神统一，可以维持人体正常的生理功能，保持健康水平。反之，形神失调，势必会导致人体气机紊乱，脏腑功能失调，从而发生疾病。

中医学对疾病的发生，不仅是从自然界去找致病根源，以说明病理变化，而且对生命、疾病和健康的内在联系作出了唯物主义的说明。中医学认为，病邪侵犯人体，首先破坏阴阳的协调平衡，使阴阳失调而发病。《素问·调经论》说："夫邪之生也，或生于阴，或生于阳。其生于阳者，得之风雨寒暑；其生于阴者，得之饮食居处，阴阳喜怒"。其中情志喜怒的变化，即是人体内部的致病因素。中医学认为，人的七情变化，在正常状态下有抒发感情，发泄情绪，以使气血调和，脏腑和顺的作用，有利于调动机体自身力量，抵御外邪入侵，消除或减轻各种不良刺激对机体带来的伤害。但强烈或长期持久的情志刺激，超越了人体正常生理承受和调节的范围，就会引起人体气机逆乱，气血失调，脏腑功能失衡，从而诱发形神疾病。《素问·举痛论》说："百病生于气也，怒则气上，喜则气缓，悲则气消，恐则气下……惊则气乱……思则气结"，即阐明了心理情志的异常变化，影响生理健康，伤及脏腑机体而使人发病的道理。由此可见，情志过极，是导致形神失调，从而发生形神疾病的重要因素。

现代产业环境下，如环境污染，经济状况改变，政治变动，激烈竞争，生活工作环境变化等因素刺激，都会引起精神紧张，心理失衡。这种状态持久剧烈，其刺激超过了机体耐受力，则造成脏腑损伤，形神失和，发生疾病。如郁怒不解，使气机郁结，或暴怒狂发，使气血暴逆，可发生癫狂，郁证等；积思忧虑，伤及脾肺，会引起胸闷、心悸、失眠等。其他如胃痛、泄泻、呃逆、月经不调、性功能障碍、噎膈、癥瘤等很多疾病，也多与情志失调，导致形神统一受到破坏有关。

五、形神医学的治疗学价值

中医学认为，疾病是可以认识的，也是可以防治的，其中尤为重视预防为主，强调"不治已病治未病"。也就是说，在未病之前要重视形体和精神的调养。主张顺四时而适寒暑，和喜怒而安居处，节阴阳而调刚柔，从而提高和增强人体正气抗御外邪以及自我承受的能力。具体的调摄方法可从如下几方面着手：①调摄情志，护养心神；②调理起居，劳作有度；③加强锻炼，按摩导引；④合理饮食，重视食养。

既病之后，中医学也非常重视早期诊断和及时正确的治疗。特别是在形神疾病方面，中医学尤其强调着眼于整体治疗，要"先治其心，后治其身"或形神并治，以达到人体内部形神统一，人体与自然社会协调平衡，从而使机体健康得以恢复。

从古至今，随着认识的不断发展，中医学逐步创立、积累了许多调理形神的科学方法，特别是在调神方面，《内经》中就列有《素问·四气调神大论》专篇，强调人欲不病，即应顺应四时变化，调摄自己的情志变化和起居活动，以增强机体对自然变化的适应能力。关于形神调理的具体方法，概括古今，大致有如下几种：

情志相胜法：如《内经》中之"怒伤肝，悲胜怒；喜伤心，恐胜喜；思伤脾，怒胜思；忧伤肺，喜胜忧；恐伤肾，思胜恐"，即是用一种新起的情绪，去对抗缓冲前所致病的情绪的疗法。

论理疏导法：这是一种对患者采取启发诱导，宣传疾病知识，分析疾病的原因与机制，解除患者的思想顾虑，提高其战胜疾病的信心，使之主动积极配合医生进行治疗的方法。

移情易性法：即是采取让患者排遣情思，改易心志，分散患者对疾病的注意力，使患者的思想焦点从病所转移到他处的方法。

气功导引法：通过入静内守，从调心（意识锻炼）、调身（姿势锻炼）、调息（呼吸锻炼）三个环节，进行"意"和"气"的身心锻炼，达到养生祛病的目的。

整姿疗法：如果是以形体失调为主的疾病，治疗自应以调形为先。整姿疗法即为融经络、腧穴、按摩、推拿为一体，以现代医学生理解剖学为基础，以中医整体观为指导，并汲取武医之精粹，结合多年临床经验总结出来的既可诊断治疗，又可预防保健的新型诊疗手段。

其他如针灸、拔罐、刺血、刮痧、药疗、食疗、电疗、磁疗、光疗等诸多方法，也都是形神疾病所特有的治疗手段。

综上可见，形神医学的提出和创立，是现实社会发展过程对疾病防治的需要，也是中医学优势发挥之所在，所以我们应当重视并加强对形神医学的深入研究和探讨。

再论应当重视形神医学的研究

一、形神医学能够全面阐释整体健康的概念

为什么我们如此重视形神医学？这是因为形神医学的内涵，实质上是中医学的理论核心，用形神医学的概念去阐释人类健康的定义，其表述能够更加完整、全面。

早在两千多年前，《素问·上古天真论》中就指出："上古之人，其知道者，法于阴阳，和于术数，食饮有节，起居有常，不妄作劳，故能形与神俱，而尽终其天年。"这里所谈的"形与神俱""尽终天年"，就是说，人体要想达到健康长寿，就必须做到形体与精神经常保持协调统一。这与世界卫生组织近年来提出的"健康不仅是躯体上无疾病，还表现为心理上的健康和良好的社会适应性"，其观点是相吻合的。中医学在两千多年以前就能对健康的概念定位到"形与神俱"这样一个整体水平的高度，确实是难能可贵。

《素问·上古天真论》中还明确指出，人们只要能做到"虚邪贼风，避之有时，恬惔虚无，真气从之"，则"精神内守"，疾病不易发生；只要能做到"提挈天地，把握阴阳，呼吸精气，独立守神，肌肉若一"，就可以"寿蔽天地，无有终时"；只要能做到"淳德全道，和于阴阳，调于四时，去世离俗，积精全神"，就可以"益其寿命而强"；只要能做到"处天地之和，从八风之理，适嗜欲于世俗之间，无恚慎之心，行不欲离于世，举不欲观于俗，外不劳形于事，内无思想之患，以恬愉为务，以自得为功"，就可以"形体不敝，

精神不散,亦可以百数";只要能做到"法则天地,象似日月,辨列星辰,逆从阴阳,分别四时","亦可使益寿而有极时"。

以上这些描述,都进一步强调人们不能只注意生理的、形体上的无病,而应该更为重视心理的、精神的调摄,只有使自己的生理与心理都处于良好的功能状态,使自己的形体和精神都保持协调统一,才能达到身心整体的健康。

二、形神失和,常常相互作用、相互影响

中医学认为,人体的生理活动与心理活动是相互依存,不可分割的。换句话说,也就是形体与精神之间是协调统一的。"形者神之宅,神者形之主","形者神之质,神者形之用",无形则神无以附,无神则形不可活。在生理常态下,则"形与神俱""形神相即",在病理状态下,则形体发生疾病,也必然会引起心理活动发生异常变化,如头痛、头晕、胸腹胀满、肢体酸痛、二便不利等,都会引发心烦难寐,急躁易怒等精神情志上的病变;反之,过怒伤肝、过思伤脾等心理活动的异常变化,也必然会导致胸胁胀满,头晕失眠,纳呆便泻等生理方面发生异常。因此,在临床诊治疾病时,就需要详审细辨,善于抓住主要矛盾或矛盾的主要方面。例如,先因形体有病,影响到精神情志异常,即应先治形体之病,形体病变消除后,精神情志自然恢复,心理活动自趋正常;如果先因精神情志异常,心理活动改变,进而影响到人的形体表现出病态,则应先调理情志,待心理活动恢复正常,形体的病变就可以逐渐痊愈。这就是人们常说的"心病还需心药医"。这种"先治其心,后治其身"或者形神并治,以达到人体内部形神统一,从而使机体恢复健康的诊治原则,正是中医学的特色和优势所在。

三、中医学关于七情致病的认识

七情致病,实际上就是心理致病,它属于形神失和的范畴,是中医学认为的重要致病因素。

七情,就是喜、怒、忧、思、悲、恐、惊等七种情志变化。在中医学中,七情与内脏有密切的关系。

喜——喜则气缓,过喜可以伤心;

怒——怒则气上，过怒可以伤肝；

忧、思——忧、思则气结气聚，过度忧思则可以伤脾；

悲——悲则气消，过度悲伤则可以伤肺；

惊、恐——惊、恐则气下气乱，过度惊恐则可以伤及心、肾。

近代名医张锡纯曾治一妇人，年20余岁，资禀素弱。一日忽因院中失火，而致惊恐过甚，遂觉呼吸气短，心悸怔忡，尤以食后自觉气不上达，常作太息。其脉沉细微弱。此证显系胸中大气因惊恐而致下陷，故投以升陷汤（生黄芪、知母、柴胡、桔梗、升麻）加减，四剂而愈（《医学衷中参西录》）。

又如，曾治一妇，年50余岁，因与儿媳不和，暴生怒气，以致胸胁胀满疼痛，饮食少思，彻夜难寐，历时半月之久。诊其目赤、舌红、脉弦而数，辨证当属过怒伤肝，肝胃失和，气郁化火，上扰心神，以致神魂难以守舍，故投以柴胡清肝饮合朱砂安神丸、酸枣仁汤化裁治之，六剂证除。

这些案例都说明，情绪波动过激，甚至过久，势必影响内脏生理功能，从而出现一系列脏腑形体之疾病。治疗时，除论理疏导之外，还可辨证用药，身心并治，形神并调。

四、抑郁症的中医辨治

抑郁症是危害全人类身心健康的常见病，其终生患病率为6.1%～9.5%，约13%～20%的人一生曾有一次抑郁体验。抑郁症又是一种可危及生命的疾病，严重的抑郁症患者中有15%因轻生自杀而结束生命。因而，抑郁症的发生，不仅能造成巨大的经济损失，同时还给患者本人及其家庭带来巨大的痛苦。

抑郁症是一组综合征，它包括多种症状和体征，涉及躯体和心理两个方面，前者包括睡眠障碍、食欲改变、疲劳感明显，精神运动性迟缓或激越；后者包括丧失自尊或有自罪感，注意力不能集中或犹豫不决，有自杀意念或轻生想法等。这些症状之间相互关联，根本上反映了形神之间的失调。

必须指出的是，抑郁症不仅见于精神科临床，还常与内外科疾病或其他疾病并存。据统计，内科住院的患者中有22%～33%可诊断出患有抑郁症。一些慢性疾病如心脏病、癌症、慢性肺病、脑卒中患者发生抑郁症的比例明显增高。基于此，国内外的专家一致呼吁，要重视对这一疾病的研究和防治。

抑郁症属于中医的情志病，与中医所说的郁证有若干共通之处，故可按中医的郁症去辨证论治。兹简述如下：

1. 肝气郁结型　此类患者面容清癯，精神抑郁，表情愁苦，情绪低落，意志消沉，悲观厌世，沉默寡言，少与人语，消极孤独，喜静恶声，心绪不宁，时或心烦易怒。胸部胀满，胁肋、少腹胀痛，脘闷嗳气，食少纳差，大便失调；女性可见月经不调，舌苔薄白或薄腻，脉弦。治法宜疏肝理气，解郁和中。方药可选柴胡疏肝散（柴胡、枳壳、赤芍、陈皮、川芎、香附、炙甘草）加减。

2. 气郁化火型　此类患者面色微红，性情急躁，易怒，见人强装笑脸，背人则悲观厌世，终日长吁短叹，懊恼难解，胸胁胀满疼痛，口苦咽干，心烦躁忧，坐卧不宁，夜寐不安或噩梦频现，或头痛眩晕，耳鸣耳聋，或嘈杂吞酸，大便秘结，小便黄赤。舌红苔黄，脉象弦数。治法宜疏肝解郁，泄火安神。方药可选柴胡清肝饮（柴胡、青皮、枳壳、栀子、木通、钩藤、苏梗、黄芩、知母、甘草）加减。

3. 肝郁脾虚型　此类患者面色苍黄，情志不畅，胸闷烦躁或失眠多梦。两肋胀痛，头晕目眩，神倦肢怠，食欲不振，大便稀溏；女性可见月经不调，乳房胀痛。舌红苔白，脉象弦细。治法宜疏肝养血，健脾和胃。方药可选逍遥散（柴胡、白芍、当归、白术、茯苓、生姜、薄荷、炙甘草）加减。

4. 心阴亏虚型　此类患者面色潮红，头晕目眩，失眠多梦，心悸健忘，反应迟钝，孤僻离群，情绪低落，悲喜不定，懊恼欲死，辗转不宁；或见五心烦热，心烦意乱，手心出汗。口燥咽干，舌红少苔，脉象细数。治法宜滋阴养血，补心安神。方药可选天王补心丹（党参、玄参、丹参、天冬、麦冬、生地、酸枣仁、柏子仁、远志、当归、茯苓、桔梗、朱砂）加减。

5. 心脾两虚型　此类患者面色萎黄，多思善虑，神思恍惚，多喜独处，喜悲欲哭，心悸怔忡，头昏头晕，失眠健忘，饮食减少，倦怠无力，腹胀腹痛；女性可见月经量少，色淡，或淋漓不尽。舌质淡嫩，脉象细弱。治法宜健脾益气，补心安神。方药可选归脾汤（黄芪、党参、白术、酸枣仁、当归、茯神、远志、龙眼肉、木香、炙甘草、生姜、大枣）加减。

6. 肝肾阴虚型　此类患者面色潮红，两目红赤，头晕耳鸣，失眠多梦，目涩畏光，视物昏花，急躁易怒，喜怒无常，头昏且胀，胸胁作痛，肢体麻木，或手足蠕动，舌红少苔，脉弦细数。治法宜滋养阴精，补益肝肾。方药可选杞菊地黄汤（枸杞子、菊花、生地、丹皮、山萸肉、山药、茯苓、泽泻）加减。

7. 阴虚脏躁型　此类患者以妇人为多，无故悲伤，不能自控，甚或哭笑无常，呵欠频作，坐卧不安，精神恍惚，虚烦不寐，潮热盗汗，月事紊乱。舌红少津，脉象细数。治法宜滋肾养心调肝，益智安神。方药可选百合甘麦大枣汤（百合、炙甘草、麦冬、知母、生地、生龙齿、生牡蛎、炒枣仁、茯神、五味子、浮小麦、合欢皮、珍珠母、大枣）加减。

8. 痰气郁结型　此类患者精神抑郁，情绪低落，表情呆板，悲伤恐惧，少言寡语，胸胁胀痛或胸部塞闷，咽中梗阻，咯之不出，咽之不下，或见头晕目眩，神志不清。舌苔白腻，脉沉弦滑。治法宜行气开郁，化痰散结。方药可选半夏厚朴汤（半夏、生姜、厚朴、茯苓、苏叶）合越鞠丸（苍术、香附、山栀、川芎、神曲）加减。

9. 气血郁滞型　此类患者面色晦暗不泽，精神紧张，抑郁不伸，长吁短叹，急躁易怒，烦闷欲死，时时号啕大哭，坐卧不安，头痛如刺，头晕目眩，健忘失眠，合目多梦，胸胁疼痛，身发寒热，舌质紫暗，或有瘀点，脉弦细涩。治法宜理气解郁，活血化瘀。方药可选血府逐瘀汤（当归、川芎、赤芍、桃仁、红花、生地、牛膝、柴胡、枳壳、桔梗、甘草）加减。

总之，抑郁症属于形神疾病范畴，多因情志不遂，气机郁滞所致，治疗方法除用药物以外，还应配合精神治疗，心理疏导，以解除致病原因，对于促进痊愈具有重要意义。

医 道 中 和

中和的理念源自于儒家思想。《中庸》说："喜怒哀乐之未发，谓之中；发而皆中节，谓之和。中也者，天下之大本也；和也者，天下之达道也。致中和，天地立焉，万物育焉。"所谓"中和"，就是不偏不倚，无过不及。这是世界的本然秩序。"执两用中""以和为贵"是中国人独有的处理人事关系的大度与智慧,也是中华民族传统美德之一。尚中贵和的思想渗透到中医学中,也成为中医学的基本指导思想。

《黄帝内经》认为,在自然界,天地之气中和,则风调雨顺,四时递迁,万物化生;在人,脏腑经络气血中和,则健康长寿,尽终天年。凡是太过不及,即是失中和,不协调之反常。在自然界则为灾害,在人体则表现为疾病。采用各种手段和方法,进行调理治疗,使之归于中和,恢复健康,便是医者治病的理念,临证的思维,制方遣药的法度,摄生防病的原则。

一、人身健康,唯贵中和

《素问·生气通天论》说:"阴平阳秘,精神乃治。"所谓"平""秘",即是中和。《灵枢·天年》用"和"来论述人之成,人之常:"血气已和,营卫已通,五脏已成,神气舍心。魂魄必具,乃成为人……五脏坚固,血脉和调,肌肉解利,皮肤致密,营卫之行,不失其常,呼吸微徐,气以度行,六腑化谷,津液布扬,各如其常,故能长久。"《灵枢·本脏》更是以情志之和、卫气营血之和、寒温之和,来表述常人之健康状态:"人之血气精神者,所以奉生而周于性命者也。经脉者,所以行气血而营阴阳、濡筋骨,利关节者也。卫气者,所以温分肉,充皮肤,肥腠理,可开阖者也。志意者,所以御精神,收魂魄,适寒温,和喜怒者也。是故血和则经脉流行,营覆阴阳,筋骨劲强,关节清利矣。卫气和则分肉解利,皮肤调柔,腠理致密矣。志意和则精神专直,魂魄不散,悔怒不起,五脏不受邪矣。寒温和则六腑化谷,风痹不作,经脉通利,肢节得安矣。此人之常平也。"《灵枢·脉度》还从五脏功能方面进行论述:"肺气通于鼻,肺和则鼻能知臭香矣;心气通于舌,心和则舌能知五味矣;肝气通于目,肝和则目能辨五色矣;脾气通于口,脾和则口能知五谷矣;肾气通于耳,肾和则耳能闻五音矣。五脏不和则七窍不通,六腑不和则留为痈。"由此可见,人体健康,应是以中和为基础的。

二、摄生防病,变易求和

中医学对健康与疾病的认识,是以阴阳二气的相反相成来说明和演绎的。如《周易·系辞》曰:"一阴一阳之谓道"。后世又补充曰:"偏阴偏阳之谓疾"(元·李鹏飞《三元延寿参赞书》)。《素问·生气通天论》曰:"阴平阳秘,精神乃治,阴阳离决,精气乃绝。"更是将"和"提到相当的高度,认为"凡阴阳之要,阳密乃固。两者不和,若春无秋,若冬无夏。因而和之,是谓圣度。"

中医学认为,"百病生于气","气之在人,和则为正气,不和则为邪气"(张介宾注《素问·举痛论》)。"春秋冬夏,四时阴阳,生病起于过用"(《素问·经脉别论》)。六气失和则成六淫为邪,饮食、劳倦、情志过激都能为害而成病因。人身血肉之躯,靠气以煦之,血以濡之,气为血帅,血为气母。一个健康的人,必须保持气血的动态平衡,否则"血气不和,百病乃变化而生"(《素问·调经论》)。从气的升降出入来看,"升降出入,无器不有"(《素问·六微旨大论》),人身亦然。人如没有升降出入的气机运动,便没有生长壮老已的生命过程。所以,《素问·六微旨大论》说:"出入废则神机化灭,升降息则气立孤危。"而要保持人体生命的正常运转,关键在于保持生理的和谐,保持人体五脏安和,形神相即,升降出入,内外调和。正如《素问·生气通天论》所说:"是以圣人陈阴阳,筋脉和同,骨髓坚固,气血皆从,如是则内外调和,邪不能害,耳目聪明,气立如故。"对于疾病的治疗,同样需要从复杂的病情中,把握其病变所在,分辨其标本缓急,针对种种失和,以补偏救弊为治,从而达到中和为目的。正如《素问·至真要大论》所说:"谨察阴阳所在而调之,以平为期,""疏其血气,令其调达,而致和平"。

上述这些运用中和思想,调节阴阳,疏利血气以摄生防病的原则正是中华传统养生文化的特色所在,也是中华医道治病疗疾的优势所在。

三、制方遣药,中正平和

任何疾病的发生,都是邪气与正气相互作用的结果,而一病发病的迟速,病位的深浅,病程的长短,病情的轻重,以及疾病的转归,则要取决于邪气与正气双方的胜负进退。因此,治疗疾病,就需要根据全身邪正所处的状态而确定相应的治疗原则。一般而言,以邪气盛为主的实证,宜祛邪为先,以正气虚为主的虚证,宜扶正为主;正虚邪实并见者,又宜扶正祛邪并用。祛邪与扶正,二者相反相成,互制互补。祛邪有助于扶正,邪去则正安;扶正有助于祛邪,正复则邪退。临证时二者孰先孰后,何主何从,当于邪正进退中求之,运用得当,方为至治。但是,祛邪扶正之用,皆不可太过，"过犹不及"，故必须注意"度"的把握，否则可能会带来不良后果。正如《素问·离合真邪论》中所说："诛罚无过，命曰大惑，反乱大经，真不可复"。亦如《素问·至真要大论》所说："久而增气，物化之常也；气增而久，夭之由也。"因此，临证施方遣药，既不可久攻久补，也不可纯攻纯补，应时时做到攻须虑其伤正，补须虑其恋邪。《素问·五常政大论》说："病有久新，方有大小，有毒无毒，固宜常制矣。大毒治病，十去其六；常毒治病，十去其七；小毒治病，十去其八；无毒治病，十去其九。谷肉果菜，食养尽之，无使过之，伤其正也。"《内经》这一祛邪扶正的法度，十分严谨，足可垂范后世。

联系到儿科临床，由于小儿生理病理上具有脏腑娇嫩，形气未充，发病容易，变化迅速的特点，因此，在临床用药时，更应审慎，既要掌握有利时机，及时采取有效措施，争取主动，力求及时控制病情的发展变化，又要注意用药应中正平和，轻灵活泼，不宜呆滞，不宜重浊，不可妄加攻伐，大苦、大寒、大辛、大热、峻攻、峻补以及金石重坠、毒烈之品，均当慎用。即便是因为病情需要，必须要用这类药物，也应中病即止，不可过剂，以免损伤小儿正气。

这方面，很多儿科前贤，都为我们作出了典范。儿科鼻祖钱乙就十分强调小儿脾胃病的治疗贵乎中和，适乎寒温。他说："脾虚不受寒温，服寒则生冷，服温则生热，当识此勿误也。"所以他在临证用药时，力避燥烈，力戒苦寒，不使汗、吐、下之太过，注意保护脾胃之气。并且在许多方药的服用方法上采用"米饮下"，以其中和之性，最助脾胃，又不碍邪，而有"先安未受邪之地"之义。

明代儿科医家万全也十分重视小儿脾胃的治疗取其中和，主张"调理但取其平，补泻无过其剂"，认为"今之调脾胃者，不知中和之道，偏之为害，喜补而恶攻，害于攻大，害于补者岂小哉？"强调"虽有可攻，犹不可犯其胃气"。他有歌诀曰："胃爱清凉脾爱温，难将脾胃一般论，阴阳相济和为贵，偏寒偏热不可凭"。这里进一步指出：脾喜温而恶寒，胃喜清凉而恶热，用药偏于寒则伤脾，偏于热则伤胃，制方之法宜五味相济，四气俱备，方为得其中和。

清代儿科医学家陈复正在调理脾胃方面，亦主张消补并行，或补多消少，或先补后消。强调慎用苦寒攻伐，提出"小儿体质素怯者，虽有积，必不宜下,当以补为消,六君子汤加莪术、木香,共为细末,姜汁打神曲糊丸,每一二钱,米汤下,久服自消"。他认为:"大凡小儿伤食,皆由胃气怯弱所致","孰知平胃者,胃中有高阜,则使平之,一平即止,不可过剂,过剂则平地反成坎矣。"他还十分推崇张洁古将仲景枳术汤易为枳术丸,即调整枳、术的比例,加大白术的用量,并制成丸剂,使其化食消积之力更为缓和,故誉之"诚为伤食运化之良方",陈氏以枳术丸用治小儿脾胃病,还有加藿香、砂仁治小儿不思饮食,加广皮、法半夏,治小儿体肥有积痰等不同变方。

清代温病学家吴鞠通,也精于儿科,他曾提出:"古称难治者,莫如小儿……其用药也,稍呆则滞,稍重则伤,稍不对证,则莫知其乡……"反对对于小儿用药过于呆补壅滞,或过于克伐伤正。这些观点也是针对小儿脾常不足,易受损伤,脏气清灵,随拨随应的生理病理特点提出来的。

纵观历代医家的经验与认识,我认为,制方遣药中正平和的原则,在临证实际中,可从如下几方面体现之。

(一)七情和合

历代名医常多善用"对药""角药",以调整药物原有的功效主治,从而发挥新的、更好的治疗效果。当然,这些"对药""角药"绝对不是随意凑合,而是有一定规律的巧妙配伍。这种配伍关系,古人称之为"七情和合"。如《神农本草经》曰:"药有单行者,有相须者,有相使者,有相畏者,有相恶者,有相反者,有相杀者。凡此七情,和合视之,当用相须相使者良,勿用相恶相反者。若有毒宜制,可用相畏相杀者,不尔,勿合用也。"《本草纲目》也说:"药有七情,独行者,单方不用辅也;相须者,同类不可离也,如人参、甘草、黄柏、知母之类;相使者,我之佐使也;相恶者,夺我之能也;相畏者,受彼之制也;相反者,两不相合也;相杀者,制彼之毒也。"

对于药物的"七情",历代医家十分注重相须、相使的配伍,并且创造出许多具体的配伍运用,甚至还编出专门的著作《得配本草》等。

1. 相须相助   功用相类似的药物配合同用,能产生协同作用,可增强原有单味药物的功效。如石膏、知母相伍,清热泻火之力更好,大黄、芒硝合用,泻下通便功效更强;羌活、独活同施,可散周身上下风湿。

2. 相畏相制   一种药物的毒性反应能被另一种药物减弱或消除,且能保留或加强其疗效。如化痰、止呕的半夏,配以生姜,既能消除半夏之毒性，又能加强其化痰、止呕功效。故若临证需用生半夏、生南星者，配用生姜以解其毒，则更属必要。

3. 相使相辅　用一种药物作为主药，则可配合其他药物相为辅佐，以提高疗效。如脾虚水肿，用生黄芪益气利水为主药，常配以淡渗利湿，健脾利水的茯苓，可增强消肿之作用。又如治臌胀，用生黄芪、白术与车前子、益母草相伍，取"见肝之病，知肝传脾，当先实脾"和"血结则化水"，行血可以利水之义，疗效会更好。

（二）寒热并行

如吴茱萸配黄连，干姜配黄芩，是临床常用的寒热并行对药，其中药性温热的吴茱萸、干姜分别与药性苦寒的黄连、黄芩相伍，一热一寒，辛开苦降，用于肝郁化火，胃失和降，逆气上冲的嗳气吞酸、口苦、咽干、腹泻胀痛，以及寒热互结、升降失司的"心下痞"症，其效甚佳。而吴茱萸、黄连相配，本身就是一首著名的古方——左金丸。

近代名医徐小圃的"清上温下汤"，用于小儿暑热证属于上盛下虚，上热下寒者，方中附子、黄连寒热并用，即为邪热淫于上，元阳虚于下而设。徐先生认为，若小儿素体阳虚，或久病阳虚，或贪食生冷、损伤中阳，或过用寒凉药物伤阳，但又复感热邪时，则需清上温下并用。

恩师王伯岳老先生，治疗小儿感冒，也善于寒温并用。他认为，小儿一般多里热，一经感冒，容易寒从热化，或热为寒闭，形成寒热夹杂之证。单独用辛凉，往往汗出不透；单独用辛温，又往往汗出而热不解。在这种情况下，采用辛温辛凉并用，自然风寒、风热两解。

如他治疗风寒感冒的习用方剂——荆防葱豉汤，是以辛温为主的一个方剂，方中荆、防、羌、苏、葱、芷，都是辛温的药物，有解表、发汗、祛风散寒的作用，但比麻黄、桂枝较为平和，对小儿发汗不宜过猛比较适宜。薄荷辛凉，能祛风，散热；豆豉辛甘、微苦，能解表，除烦；淡竹叶辛淡，能清热，除烦，兼行肌表；黄芩是苦寒药，有清肺的作用。如此辛温辛凉并用，佐以苦寒，而辛温重于辛凉，对于风寒感冒，或寒热夹杂而寒多于热的外感，都可选用。

而他在治疗风热感冒的习用方银翘散加减中佐以荆芥、防风，亦属辛温辛凉并用，而以辛凉解表为主。

（三）开阖相成（亦称散收并用）

仲景桂枝汤，是解肌发表、调和营卫的代表方剂，方中桂枝、生姜，辛温散邪通阳调卫，主开，白芍性凉酸收敛阴和营，主阖，甘草、大枣，和中健脾护胃，起到调和诸药的作用。这种开药以散邪，阖药以敛阴的组合，本身就是一种交感既济，相反相成的范例。当机体营卫失和，卫阳不能外固，因而恶风、头痛；营阴不能内守，因而自汗时出，服用此方，即能使营卫和谐既济，卫阳能固，营阴内守，则恶风、头痛、汗出、脉浮缓诸症自除。

又如定喘汤治哮喘，以麻黄伍白果，麻黄宣肺散邪以平喘，白果敛肺祛痰而定喘，二药合用，亦一散一收，一开一阖，既可加强平喘之功，又可防麻黄耗散肺气。

（四）升降相配

如桑菊饮中桔梗辛散，开宣肺气，杏仁苦降，肃肺利肺，二药相合，一宣一降，以复肺脏宣降功能而止咳，是宣降肺气的常用组合。

又如温肾益精，润肠通便的济川煎中，除用肉苁蓉、当归等温润通便之品外，其中用枳壳下气宽肠以助通便，又妙用升麻以升清阳，其意即取有升才有降，清阳能升则浊阴自降之理。从辩证的思维来看，"欲降先升"，"寓降于升"，颇有相反相成之功。

再如治疗成人胃下垂，用补中益气汤，加重茯苓的用量，取茯苓淡渗利湿，主降，与参、芪、升、柴之主升提中气相伍，则又寓有"欲升先降""寓升于降"之意。

（五）动静相合

如右归丸中用熟地滋肾填精，但其有滋腻碍胃之弊，若得肉桂温通之助，则无呆滞凝结之虑。同样，肉桂温阳助火，有熟地滋阴镇守，既能防其偏热，又能引火归原，两药合用一动一静，则其效易于发挥。

又如钱乙的五味异功散方，系在四君子汤的基础上加陈皮一味，取四君子之静以补脾气，加陈皮之动以行滞气，合之，则补而不滞，温而不燥，更加姜枣同煎，则能温运中宫，平调脾胃，流动不滞，和中助气，以治小儿虚冷吐泻不思饮食等证甚佳。实际上，脾本身就是一个体用动静结合的脏器，正如朱丹溪所说："脾具坤静之体，而有乾健之运"。

（六）表里双解

仲景制方，力主中和，处处注重和中护胃。如其所制方剂中，多配用甘草、姜、枣，不能不说他是"尚中""和中"思想的代表，他的小柴胡汤和解少阳，四逆散调和肝脾，半夏泻心汤、生姜泻心汤、甘草泻心汤调和肠胃，都是和剂之名方。即使是治疗太阳表证的麻、桂、大小青龙、麻杏石甘等方，以及治疗太阳少阴两感的麻黄细辛附子汤，虽不列入和解剂中，但亦不失为和解表里之圭臬。

恩师王老，在治疗小儿感冒时，不仅主张辛温辛凉并用，而且认为小儿肺脏娇嫩，脾常不足，神气怯弱，心肝有余，感邪之后，易于导致肺失宣肃，气机不利，津液不布，痰浊内生，而发痰喘，亦易兼见脾运失司，饮食停滞，阻碍中焦而见纳呆、腹胀，或呕或泻等症，或因热扰心肝而见睡卧不实，惊惕不宁等。所以在治疗外感病证时，常根据不同兼证采取表里同治之法，或加健脾化痰，或加消食导滞，或加清心平肝，宁心安神，总以表里兼顾，以求表里双解。

（七）刚柔相济

疾病过程中，有亢扬的，有抑制的；人身体质，有壮实的，有虚弱的；病程有短暂的，有持久的。因此，在治疗上就要根据不同的情况，使用刚柔相济之品，以使机体各部和合交感，阴阳气血，复归平衡。以治疗痛痹的乌头汤为例：方中乌头辛烈而刚燥，白蜜甘平而柔润，二药相伍，刚柔相济，润燥相制，以温里寒化内湿；麻黄辛温宣散，芍药酸寒收敛，二药相伍，散收相济，动静结合，以散外寒祛表湿；黄芪甘温补中，甘草甘温和中，二药相伍，一制乌头之毒，一缓麻黄之散，并能深入病所，鼓舞正气，以排出留邪。此外，方中麻黄配甘草，辛甘化阳，芍药配甘草，酸甘化阴，亦有阴阳相协，刚柔相济之妙。综合这首方剂，有升有降，能开能阖，亦寒亦热，亦静亦动，能使阴阳交，上下交，寒热交，表里交，故能使体内寒湿之邪通过微微汗出而解，且邪去正亦不伤。如是则机体中和协调，气血流畅，经络通利，骨正筋柔，而痹痛自除。因此，本方不失为治痛痹之良方。

又如《冯氏锦囊秘录》的全真一气汤，药用人参、麦冬、五味子、熟地、白术、淡附片、怀牛膝七味。此为冯氏得意之方，功在一派滋阴养液之品中，得参、附之气化，俾上能散津于肺、心，下能输津于肝、肾。且附子得牛膝引火下行，不为食气之壮火，而成生气之少火，大有云腾致雨之妙，故救阴最速。方中参、麦、五味子，三药相合，即生脉散，转走心肺两脏，益气养阴，熟地入肝肾，补肾能纳气，白术利腰脐，健脾以燥湿。诸药相伍，共奏气阴双补、培元纳气之效。用治元气日困，津液耗竭，虚火妄升，气不藏源，上迫作喘，以及小儿病后，妄汗妄下，精神沉困，或短气似喘非喘，或虚极似惊非惊诸证，同样具有阴阳相协，刚柔相济，贵在中和而彰显出制方遣药的合群妙用。

以上仅是举例而已，其他尚有痰瘀并治、补通并用、气血兼顾，等等，皆含中和之意。总括而言，为医之道，须知：阴阳偏颇乃成疾，纠偏救弊尊医理。合群妙用中和道，无过不及是良医。

医 法 言 通

余习医临证越四十年，于医理医术略有所得，然觉感悟最深者，当属"通"字一则。这里所言，并非一方一药，而是讲一种思维方法，一种临证思路。思维对路，临证时，立法、遣方、用药自然会胸中有数，且令效若桴鼓。

综观天地宇宙之运行，不通则灾害遂至；人类社会之发展，不通则难以稳定；人体生理之维持，不通则百病由生。自古贤哲皆曰"天人相应"，事异而理同。因悟及此理，而将"通"法施治于临证，每能应手取效，故不揣浅陋，愿就正于同道。

一、"通"义浅释

《说文解字》："通，达也。从辵，甬声。"

通为形声字，辵为形符，甬为声符。义为到达，通到。《现代汉语词典》释为：①没有堵塞，可以穿过；②用工具戳，使不堵塞……故通有通畅、流通、打通，使之没有阻碍之义。

二、"通"理述要

1. **"通"是宇宙运行之自然规律**　中国古代哲学,民族传统文化,皆最讲气化运动。先哲曾言:"通天下一气耳。"天下之气,无处不在,无时不有,至大无外,至小无内,包罗万象,囊括宇宙。但是气并非静止不动,而是无时无刻不在流通运动着。古《易》即曰:"流行者气",就是说气主流通,不可一处滞塞,不可一时静止。至于其运动变化,不越升、降、出、入、聚、散、开、合。故曰:"天地之道,阴阳而已;阴阳之理,升降而已。"《素问·六微旨大论》曰:"气之升降,天地之更用也……升已而降,降者谓天;降已而升,升者谓地。天气下降,气流于地;地气上升,气腾于天。故高下相召,升降相因,而变作矣。"此言升降,并非单指升降二字,实含出入、聚散、开合皆在其内,说明宇宙万物之气化运动总以高下相召而感通,升降相因而互迁。阴阳相感,上下交通,由是而四时更替,昼夜分明,盛衰有序,万物化生。反之,"出入废则神机化灭,升降息则气立孤危"。故清·周学海《读医随笔》中说:"升降出入者,天地之体用,万物之橐籥,百病之纲领,生死之枢机也"。验诸实际,无不皆然。

江河水道,不通则洪水泛滥;空间气流,不通则大气污染(如近来的雾霾天气);地壳内部,阴阳失衡,不相交通,"阳伏而不能出,阴迫而不能蒸,于是有地震"。这是《国语·周语》中所记载伯阳父对周幽王二年(公元前780年)陕西发生的大地震的分析,认为地震是地壳内部阴阳两种物质势力运动不协调的结果所导致的。

2. **"通"是社会和谐的重要保障**　人类之进化,社会之进步,曾经亿万年之变通。人之由愚昧而至文明,由落后而至先进,无不包含变通,内蕴动机。《素问·六微旨大论》:"成败倚伏生乎动,动而不已,则变作矣。""不生不化,静之期也。"离开了变通,人类便难以进步,社会即无以发展。以当今社会而论,货币要流通,物资要交换,人才要流动,科学在发展,社会在改革;人与人,国与国,无不在变通中求平衡,无不在交流中促发展。一个人,只有能够在变通中随时适应社会需求,才能很好地生活、学习和工作;一个国家,也只有在变通中与时俱进,做到政令畅通,上下和谐,才能维持社会的安定团结,保障经济的顺利发展,达到国泰民安、国富民强。

否则，便会因诸多不通而直接或间接影响社会的安定、和谐与经济的稳定、发展。

3. "通"是维持机体健康的基本条件　天地乃大宇宙，人体则是一小天地、小宇宙。"天地之理且然，人身清浊亦如是也"。天地、宇宙须通，人体自无例外。从中医的角度来看，人体本身就是一个通透的世界，体内布满生物管道，从脏腑、经络、官窍，乃至于皮毛、玄府，每一处都必须保持畅通无阻，而且不仅自身体内每一处要彼此通畅，就是与外界环境，包括四时阴阳、气候变化、地理环境等来说，也必须彼此通应、"往来不穷"，否则，一处不通，便会一处生病。正如《吕氏春秋·尽数》所说："流水不腐，户枢不蝼，动也。形气亦然，形不动则精不流，精不流则气郁，郁处头则为肿为风，处耳则为挶为聋，处目则为䁾为盲，处鼻则为鼽为窒，处腹则为胀为府，处足则为痿为蹶"。民国时期武术名家孙福全也曾讲过，如果"四肢百骸，血脉不能流通，经络不能舒畅，阴火上升，心为拙气所滞，滞于何处，何处为病，轻者肉中发跳，重者攻之疼痛，甚之可以结成疮毒诸害"。

证诸临床，气血经络不通则肢节疼痛，屈伸不利；五脏六腑不通则功能紊乱，生理失调；五官九窍不通则官窍窒塞，出入废用……诸如各种痛证、痹证、癥瘕积聚，心梗、脑梗、肠道梗阻、胆管梗阻，妇科痛经、闭经、输卵管不通，五官科鼻炎、耳鸣、喉痹，等等，无不因不通而致。所以说，人身脏腑之气，无不需通，《内经》谓："通则不痛"，"痛则不通"，理固然也。但推而广之，通则不胀，胀则不通；通则不逆，逆则不通……人身之病无不因气机失调，局部或周身不通所致。故综上可说，通乃万事之理，不通乃万病之源。

三、"通"法阐微

所谓通法，即是疏通气血，畅利血脉，通调脏腑，通利官窍。人体一旦出现不通之处，即可用这些方法"通"开郁闭，病自可愈。《内经》十分重视通法的运用，如《素问·至真要大论》曰："疏其血气，令其调达，而致和平。"主张"结者散之，留者攻之……逸者行之……摩之浴之，薄之劫之，开之发之，适事为故。"《灵枢·九针十二原》也讲："通其经脉，调其血气，营其逆顺出入之会。"至于通法的具体运用，临证时又当灵活选择，"随其攸利，谨道如法"（《素问·至真要大论》）。或调气以和血，或调血以和气，若下陷者使之上升,上逆者使之平降,或中结者使之旁达,内虚者使之外固……总以虚者助之,实者祛之,寒者温之,热者清之,燥者润之,湿者利之、化之……即使是汗、吐、下、和、温、清、消、补八法,皆含"通"意在内,皆可以"通"法赅释,故又可说,通法为八法之总要,为万法之宗。如:

1. 汗法通表里　玄府闭塞,汗之即通。经云:"其在皮者,汗而发之。""其有邪者,渍形以为汗。"汗法治病的例子很多,也很常用,在此不赘。

2. 吐法通郁积　上脘有积,吐之即愈。经云:"其高者,因而越之。"例如,一患儿,2岁,于晚间自食煮大豆半碗,至脘部胀痛不得卧,辗转不安,哭闹难平,遂以探吐法,吐出积食后,即可安睡。

3. 下法通内实　腑实不通,下之可瘥。经云:"其下者,引而竭之。"例如,临证以承气汤类治疗肠梗阻,即是很好的例子。

4. 和法通枢机　表里不和,枢机不利,和法可调。和法的治疗范围很广,诸如和解表里、调和营卫、调和胃肠、调和肝脾,以及和解少阳、开达膜原、分消走泄等皆是。兹以和解少阳为例:少阳为人体气机升降出入的枢纽,所以有"少阳为枢"之说。其中,足少阳胆经从横向主半表半里,为气机表里出入之枢。它的气化功能是疏泄胆汁,参与水谷的消化,同时,胆的疏泄功能还可以促进脾胃的消化吸收,即"木能疏土","土得木而达"。手少阳三焦经从纵向贯通上、中、下三焦,为气机上下升降之枢,是人体阳气和水液运行的道路。三焦气化正常,可使阳气和水液敷布周身,直达腠理,以充养人体。如《难经·三十一难》曰:"三焦者,水谷之道路,气之所终始也。"《中藏经》亦说:"三焦者,人之三元之气也……总领五脏六腑,营卫经络,内外左右上下之气也。三焦通,则内外、左右、上下皆通也,其于周身灌体,和内调外,荣左养右,导上宣下,莫大于此者也。"手、足两少阳经虽有分工,又密切相关,气机表里出入调达,则上下升降通畅;气机上下升降通畅,则表里出入调达,二者相辅相成,相互为用。否则,气机出入障碍,则升降必然阻滞,升降阻滞,则出入也必然障碍。临证治疗,必须采用和解之法,使气机升降出入调畅,则枢机得利,其病可愈。

5. 温法通寒凝　寒凝脉阻,温通可施。常言:"血得温则行,得寒则凝。"

6. 清法通热郁　热邪壅遏,清法为宜。常言:"热者清之。"

7. 消法通积滞　积滞在中,消而导之。经云:"中满者,泻之于内。"

8. 补法通虚闭　因虚致实，补虚可除。常言："虚者补之""塞因塞用"。

如小儿热利水泻后反见便下秘结，是津伤不运之故，若用七味白术散健脾运津，则便通腑利。又如老年人、产后妇女的便秘亦多属虚秘。

案例：某女，29岁，妊娠5个月，便秘2月余。每日顿服脾约麻仁丸及外用开塞露方能排便，大便先干后溏，伴心烦寐差，腹胀纳呆，舌质红，脉弦滑。

辨证：妊娠气血聚以养胎，肠道失于濡润，中气推动无力，肝脾失于调和，气机升降不畅，则致糟粕难于排出，而便秘难解。

治以大补气血、调和脾胃、升清降浊为法。

方用健脾益气之补中益气汤加养血润燥、调和肝脾之品。

药用：党参30g，生地黄15g，黄芪15g，炒白芍10g，当归身10g，麦冬12g，谷麦芽各10g，薄荷5g（后下），陈皮5g，炙甘草5g，柴胡6g，升麻4g。药服5剂，则便通恙平。

此外，又如阴阳气血失调，脏腑功能紊乱，而致体内病理产物如痰、瘀、毒邪凝聚阻滞，引起诸病，在治疗时都需把握：**治痰必先顺气，气顺则痰降，气利则痰消；化瘀必配行气，气行则血行，气畅则瘀化；解毒亦须理气活血，气顺血活，诸毒易解。**

这其中也无不包含一个"通"字。由此可见，八法之中，皆涵"通"义。至于通之之法，则各有不同。正如高士宗曰："调气以和血，调血以和气，通也；下逆者使之上行，中结者使之旁达，亦通也；虚者助之使通，寒者温之使通，无非通之之法也。"

总之，诸多疾病，皆因各种致病因素导致阴阳失调，气血不和，脏腑经络功能紊乱，以至于使人体生物管道不通而引起，故其治疗即需采取各种方法燮理阴阳，疏通气血，调整脏腑经络功能，使周身上下内外协调通畅，一通百通，自然诸症可愈。

四、"通"法举隅

诸法皆含"通"义，通法为万法之宗。兹举临床常用之通法，以阐其要。

（一）疏通气血法（亦称疏通经络法）

《灵枢·经脉》曰："经脉者，所以能决死生，处百病，调虚实，不可不通。"经络乃运行全身气血,沟通表里上下,联络脏腑器官,濡养周身组织的通路。经络以通为常,不通则病。气血以流通为贵,留滞不通则病。

古人云:"不通则痛","通则不痛"。临证时,当"察其所痛,左右上下,知其寒温,何经所在"(《灵枢·官能》),而采取相应的调气和血、通经活络等方法,或针,或药,或导引按跷,随证施治,自可取效。

疏通气血法,能够通经活络,行气止痛。主要用于治疗风寒湿痹,如风湿性关节炎、类风湿关节炎、肩周炎、强直性脊柱炎、坐骨神经痛等,因"血得寒则凝,得温则行","气为血帅,血为气母","气行则血行,气滞则血瘀",故临证遣方用药选择温经通脉、行气活血之品。独活寄生汤、蠲痹汤、乌头汤、桂枝芍药知母汤等方,皆属常用。

辨证:风寒湿痹,腰背、肩周、肢节疼痛。

治则:行气活血,通络止痛。

方药:独活寄生汤、蠲痹汤、乌头汤、桂枝芍药知母汤等。

兹介绍一首以《易经》八卦命名的方剂:山泽通气汤(陈皮、姜半夏、茯苓、乌药、枳壳、僵蚕、羌活、雄蚕蛾、威灵仙、海桐皮、生薏米、桑寄生、穿山甲(现临床已停用,可用替代品)、忍冬藤、桂枝)。

主治:腰膝沉重疼痛,肩背拘急不舒。

本方功能化痰通络,重在疏通足太阳经、督脉,使人体元气能循经上达,背部经络得通,则背疾自愈。

方义取《易经》"艮其背,不获其身";《周易阐真》"艮者,止也,取象为山","一止而内外贯之,故为艮","兑为泽,兑者,悦也","悦于道,即能行其道"。

山泽通气,即"其道有行有止,行之止之,皆止于其所也"。人体真气能行其所,则背部诸阳经得通,背疾获愈,故名之。

吾曾以本方合肾痹汤化裁,治愈一例12岁女孩的强直性脊柱炎。

(二)通降六腑法

六腑以通为顺,以降为和。通腑法,是中医常用治法之一,尤其对于某些热证、实证,用之得当,每有奇效。但通常所说的通腑,主要是通泻阳明腑实,亦即通里攻下,以畅肠腑之法,主要用于腹满拒按、大便秘结之证。然而人身之腑,不只限于阳明大肠,实应包括胆、胃、大肠、小肠、膀胱、三焦六者在内,统称六腑。六腑的生理特性是以"传化"为主,以通降为顺。正如《素问·五脏别论》所说："六腑者，传化物而不藏，故实而不能满也。"从临床实际辩证地看，六腑也是泻中有藏，但总以通降为主，不通不降则病，故其治疗亦以通降为要。兹分说之：

1. 通泻阳明法

主证：腹满胀痛，不喜揉按，大便燥结，或有高热，苔黄糙厚，脉沉实有力，属热结阳明，腑实不通者。

治则：通便泄热，荡涤胃肠，攻逐积秽，釜底抽薪。

方药：承气汤类。

如曾治一男性患者，因急性肠梗阻入院手术，术后5天，大便未行，亦无排气，腹部胀满疼痛，饮食少进，肠鸣音消失。西医诊为术后肠麻痹，建议先用中药调治。辨证为阳明燥结，腑气不畅。治以承气汤加味，药用：枳实10g，厚朴10g，生大黄4g（后下），炒莱菔子30g，青陈皮各6g，玄明粉10g（分冲）。1剂，分2次温服。当晚服头煎药后40分钟，自觉腹部攻痛加剧，便意窘迫，如厕即便出黑色团状物数块，腹部胀痛随即缓解。翌日晨，服下二煎药后1小时，又便稀粪多量，诸证即愈。

另治一12岁男孩，患甲流高热不退，因其3日未大便，舌红苔黄厚，故以达原饮、升降散、承气汤、白虎汤数方化裁，一剂而愈。

2. 通降胃腑法

主证：胃脘胀满、疼痛，嗳气不舒，恶心呕吐等属胃失和降、气机失畅者。

治则：消食导滞，理气和胃，降逆止呕。

方药：平胃散、保和丸、温胆汤、橘皮竹茹汤、旋覆代赭汤、半夏泻心汤之类。

如曾治一男婴，出生2个月。因无母乳，靠人工喂养。初次喂奶，因奶嘴取孔过大，乳流过急，造成乳汁呛入气管，致使患儿咳呛不止，后发展为吸入性肺炎，住院治疗。自此以后，每喂乳时，咳呛必作，甚至气逆喘憋，面青目赤，啼哭躁扰，涕泪俱出，痛苦万状。患儿出生两月来已因此住院6次。每次治疗皆用青霉素类，虽可暂将肺炎控制，但对习惯性咳呛乳汁，终无良策。不得已，只好靠输液或下胃管给食。在万般无奈之下，邀余诊治。其时患儿面黄肌瘦，发育极差，两个月来，体重几乎未增。余思其病由喂养不当所致，乳汁入口，刺激会厌，启闭失控，先致肺气上逆，随即胃气亦升，故作咳呛呕逆,频作不止。据此,勉予芳香化浊,和胃降逆之法,以通降胃腑,稍佐化痰利咽之品,以清肃肺气,调节会厌,使胃气降,肺气平,其症或可有治。药用:藿香6g,苏叶6g,苏梗6g,黄连3g,射干3g,神曲6g,法半夏6g,浙贝母6g,桔梗6g,甘草1g。水煎服。3剂而咳呛减轻,6剂后能正常喂乳。一月后随访,乳食正常,体重增加,面色亦转红润。呛乳未再发生。

3. 通达胆腑法

主证:右胁下胀满疼痛,或牵及右肩背痛,食欲减退,口苦,呕吐黄绿苦水,或现黄疸等属湿热壅滞,胆失疏泄者。

治则:通达胆腑,疏利胆道,清热解毒,利湿退黄。

方药:大柴胡汤、清胆利湿汤、茵陈蒿汤、胆道排石汤之类。

如曾治一8岁男孩,患胆道蛔虫症合并胆道感染,腹痛时作,呕吐不食,即大柴胡汤加乌梅、川椒、槟榔、川楝子治之而愈。另治一婴儿,患胆道闭锁致黄疸不退,以茵陈五苓散合小柴胡汤、活络效灵丹合方化裁,服20剂而愈。

4. 通导火腑法

主证:心烦不宁,口舌生疮,小便赤涩,灼热疼痛,属心火亢盛,移热小肠者。

治则:清泻心火,通利火腑。

方药:导赤散、五苓散、八正散之类。

如曾治一女孩,4岁,口唇干燥,上下唇与口周,以及口腔内黏膜均有散在疱疹,口周疱疹破溃流黄水。患儿纳差,便干,溺黄而浊。辨证为心脾积热、火毒上冲,治用通导火腑以泄火毒。方用导赤散、泻黄散二方化裁,方药组成:藿香6g,炒山栀6g,防风6g,生石膏10g,滑石粉10g,淡竹叶10g,熟大黄6g,甘草3g。水煎服,3剂而愈。

5. 通利州都法

主证:少腹急结,小便不通,甚或点滴不出;或小便不利,周身浮肿;或大便水泻不止,小便短少等属湿热瘀结,气化失司者。

治则:开癃启闭,通利州都,通阳化气,分清别浊。

方药:八正散、桃核承气汤、五苓散、胃苓汤、分水丹、真武汤、通淋排石汤之类。

如 1976 年曾治一右侧输尿管结石患者（当年尚无碎石之法），以天津市南开医院"利湿排石汤"加减，通利州都，通淋化石，40 余剂，结石排出而愈。

另外，水泻不止也可以用通利州都法，其实很多腹泻病都是由于脾虚湿盛，水液错走大肠，大便水分多，小便短少。针对这种情况，要通过利小便来实大便，经常用分水丹（茯苓、白术、车前子）、胃苓汤。这可理解为通因通用。临床上，有些病还可以用塞因塞用的办法，如前面讲到补气可以通虚秘，即除了治疗大便以外，小便不通也可以考虑这个方法。我大学毕业在河南实习，遇到老年妇女小便不通，西医用导尿管导尿，过上几个小时又尿不出来，膀胱憋满。那时候带我们实习的老师是妇科的王子瑜老中医，开了补中益气汤。我们作为学生不理解，尿不出来你还开补中益气汤，那不就会使小便更憋得厉害。王老师说半个小时以后，以探喉取吐的方法让她恶心，结果上面还未吐出来，下面就尿出来了。因为老年气虚无力，补完气以后，膀胱的压力还是那么大，采取这样的办法胃气逆反，气机上行，上面没有吐出什么东西，但下面膀胱括约肌因压力减弱而松弛，小便自然就排出来了。这就是名医的思维方法，不是说单纯的光记一个方子和一味药物，今天讲的是一种思路和思维方法，在临床上一定要根据实际情况，不要光背死方法。所以说中医是活的，要根据患者具体情况，有的方子可以开，有的你把方子照搬上去也不见得有效，要根据具体的问题灵活变通。

6. 通调孤腑法

主证：腹胀喘满，面浮肢肿，二便不调等属三焦不通，气机受阻者。

治则：通调三焦，温运利湿，芳香宣化，疏理行气。

方药：中满分消汤、五加减正气散、三仁汤、苏子降气汤之类。

如曾治一男性患者，久病痰喘气逆，渐至胸腹胀满，胁肋支撑，动辄喘急痰鸣，呼吸艰难，诊其脉弦而滑，舌苔白腻。据《素问·咳论》："久咳不已，则三焦受之，三焦咳状，咳而腹满，不欲食饮。"断为：痰浊壅盛，三焦气阻，升降不利。治拟疏理三焦，通调孤腑，降气化痰，除胀散满。方用：苏子降气汤合平胃散加减。苏子 6g，橘红 10g，法半夏 10g，当归 10g，前胡 10g，肉桂 3g，甜葶苈 6g，甘草 3g，生姜 3g，苍术 10g，川厚朴 10g。服药 6 剂后咳喘胀满俱减。前方去肉桂、前胡，加党参 15g、茯苓 15g，续服 10 余剂而愈。

临床中本法常用于老年肺气肿、肺心病等。

(三)通调五脏法

五脏六腑各有其功能特点,两者的区别,《素问·五脏别论》概括为:"五脏者,藏精气而不泻也","六腑者,传化物而不藏也"。表面看来,六腑以通为顺,而五脏可以闭关自守,不与外界交通。其实,藏与泻须活看,藏与泻是辩证的、动态的。五脏既需要藏,精气不宜外泄,但也不能完全静藏不动,也需要保持输运流通。如心藏神,主血脉,必须以心气的充沛和脉道的通畅为基本条件。脉道通利,血液才能在脉中循环不已。否则,心脉不通,不仅会导致胸痹心痛,而且还引起心悸、气短,周身乏力等,甚则直接危及生命。又如肺主气,司呼吸,主宣发肃降,通调水道。肺气必须宣降有序,气道通利,皮毛腠理才能开阖自如,上焦才能正常"宣五谷味,熏肤、充身、泽毛"(《灵枢·决气》),起到输布精微,温养卫气,防御外邪,增强免疫的作用。

余脏皆然,如肝藏血,主疏泄,喜条达而恶抑郁。肝气疏泄条达,则气机通畅,才能推动血液循环。血运于诸经,才能濡养周身筋膜。脾气散精,为后天之本,气血生化之源,且居中央而灌溉四旁。朱丹溪云:"脾具坤静之德,而有乾健之运"。脾胃只有正常发挥通达上下、升清降浊之功能,保持通运不滞,才能输转水谷精微,生化气血营卫,"洒陈六腑而气至,和调五脏而血生",使水精四布,五经并行,周身得养而维持健康。肾主水液而藏精,肾司二便,主气化。肾气旺盛,肾阳通达,蒸腾气化功能正常,才能化气通津,分泌清浊,保持水道通利,二便调畅,也才能生精益髓,壮骨健脑,从而保持精力充沛,思维敏捷。

由上可见,五脏亦需藏中有泻,当然,此泄不是外泄,而是疏利通达。只有"五脏元真通畅,人即安和",否则,五脏之中任何一脏有所不通,都会导致诸病丛生。所以,《内经》中就有"五脏痹"的论述。如:

1. 肺痹

主证:《内经》曰:"烦满喘而呕","有积气在胸中","发咳上气"。此类病证相当于西医的支气管炎、肺炎、肺气肿、哮喘等。

治则:通宣肺气法。宣肺,肃肺,清肺,利肺,温肺化饮,止咳平喘,开通肺闭。

方药:华盖散、定喘汤、麻杏石甘汤、小青龙汤等。

例如《证治汇补》曰："哮即痰喘之久而常发者,因内有壅塞之气,外有非时之感,膈有胶固之痰,三者相合,闭拒气道,搏击有声,发为哮病。"治"或温散肺寒,或疏利膈热,或发汗祛邪,或探吐痰涎"。药不可过凉,恐风邪难解;药不可过热,恐痰火易升。总以理气疏风,利痰开肺,勿忘根本,方为善治。护理上还应注意避风寒,节厚味,远离过敏原。

哮喘在儿科比较常见,有过敏性的,也有属于感染性的。一般笔者喜欢用"定喘汤"加减治疗小儿哮喘或喘息性支气管炎。定喘汤出自明·张时彻编著的《摄生众妙方》,临证时可与射干麻黄汤合方化裁,药用:射干、麻黄、杏仁、白果、黄芩、苏子、生姜、细辛、桑白皮、紫菀、冬花、五味子、半夏、大枣等,或可加地龙解痉,石韦利水平喘。

"不通"是肺系疾病的基本病理变化,《医方类聚·咳嗽门》指出:"肺为娇脏,外主一身之皮毛,内为五脏之华盖,形寒饮冷,最易得寒;燥气郁蒸,最易生热。惟其易为冷热,所以内外交侵,动则邪气窒塞矣。"证诸临床,六淫之邪伤人,莫不关肺,疫疠之邪袭人,亦首先见有肺卫表证或表里之证并见。"肺气一伤,百病蜂起,风则喘,寒则嗽,湿则痰,火则咳。以清虚之腑,纤芥不容,难护易伤故也"(《理虚元鉴》)。

至于其治法,总以开通肺气为主。《医原》曰:"治外感燥湿之邪无他,使邪有出路而已。出路者何在? 肺、胃、肠、膀胱是也。盖邪从外来,必从外去。毛窍是肺之合,口鼻是肺胃之窍,大肠、膀胱为在里之表,又为肺、胃之门户,故邪从汗解而为外解,邪从二便解亦为外解。"《医原》还说:"邪阻则毛窍经络不开,即胃、肠、膀胱亦因之不开,法当轻开所阻肺气之邪,佐以疏利胃肠气机,兼通膀胱气化。"并指出:"燥邪,辛润以开之;湿邪,辛淡以开之;燥兼寒者,辛温润以开之;燥兼热者,辛凉轻剂以开之;湿兼寒者,辛温淡以开之;湿兼热者,辛凉淡以开之;燥化热者,辛凉重剂以开之;湿化热者,辛苦通降以开之;燥为湿郁者,辛润之中参苦辛淡以化湿;湿为燥郁者,辛淡之中参辛润以解燥;燥扰神明者,辛凉轻虚以开之;湿昏神智者,苦辛清淡以开之。总之,肺经气分邪一开通,则汗自解矣。"此"开通"二字,其义须认真理解:"开"字须横看,是由肺外达皮毛,亦即"开鬼门",畅玄府,与升散向上者不同;"通"字须竖看,是由肺下达胃肠,通润、通利,皆谓之通,非专指攻下之谓。

叶天士治"肺痹,卧则喘急,痛引两胁",用苇茎汤之轻宣肃降,加薏苡仁、杏仁、白蔻仁,苦辛淡渗以开痹,疗效显著,值得借鉴。

中医治病重视给邪气以出路的思想,是极其科学的。这种使邪有出路的思想在参与治疗H7N9禽流感病例中也显示出了较好的疗效。如一北京患儿服用奥司他韦15小时后,高烧40℃持续不退,呼吸急促,肺部出现病变,当中医介入后使用银翘散加麻黄汤治疗,3小时后开始出汗,4小时后体温下降,汗出热退,病情稳定,并且后来再未出现反复。又如安徽省一患者早期10来天接受激素、抗生素治疗,且有过量体液输入,肠道菌群失调,大便不通,后经中医介入,服用三仁汤,疏达气机、调理脾胃,使病情得以控制,平稳进入康复期。

2. 心痹

主证:《内经》曰:"脉不通,烦则心下鼓,暴上气而喘"。严重者,可导致"真心痛,手足青至节,心痛甚,旦发夕死,夕发旦死"。这类病证相当于西医的风湿性心脏病、心肌炎或者冠心病、心绞痛等。

治则:通畅心脉法。通心脉,温心阳,益心气,化痰瘀。

方药:苓桂术甘汤、真武汤、瓜蒌薤白桂枝汤、活络效灵丹、乌头汤等方加减。

如曾治一例心梗患者,为某杂志社总编。因心前区不适到医院诊治,被诊断为心肌梗死,建议装支架。后来找我咨询,我当时综合其整体情况认为"可以暂先不装",征得患者同意后,遂拟方以瓜蒌薤白桂枝汤合冠心二号方、活络效灵丹、炙甘草汤等方化裁,服药6服后自觉舒适,遂自服近30服。随访半年,未见复发。

还有一例农民患者,因患心梗,需装支架,但因经济状况不好,一下拿不出6万多元钱,于是托人找我为他开些中药,先缓解一下病情,结果同样以这种方法治之,坚持服药3个月,诸证缓解,并能照常下地干活。

3. 肝痹

主证:《内经》曰:"夜卧则惊,多饮数小便,上为引如怀","胁痛出食",或有腹部胀满,肢胁支撑等证。这类病证相当于西医的肝炎、肝硬化、胆囊炎、胆石症等。

治则:通调肝木法。疏肝气,理肝血,畅气机。

方药:逍遥散、一贯煎、金铃芍甘汤、柴胡疏肝散等方加减。

《辨证奇闻》肝痹汤:人参、当归、川芎、代赭石、羌活、肉桂、茯苓、炒枣仁、丹砂。此方对胸胁痛,呕吐,惊恐不安等症均有较好疗效。

如治一女性患者,52岁,患肝硬化腹水4年。服柴胡疏肝散合五苓散、平胃散合方化裁,病情缓解,至今稳定。

此外,胆汁反流性食管炎、胃炎,也可以从肝痹论治,以四逆散合旋覆代赭汤加减化裁之,以调肝和胃,理气止痛。

4. 脾痹

主证:《内经》曰:"四肢解惰,发咳呕汁,上为大塞"。这类病证相当于西医的急慢性胃炎、小儿积滞等。

治则:通运中州法。温脾助运,消痞除满。

方药:香砂六君子汤、三仁汤,亦可选用苓桂术甘汤合厚朴温中汤加减(桂枝、茯苓、白术、党参、厚朴、陈皮、草蔻、木香、干姜、杏仁、炙甘草),以温中化湿,消痞除满,调畅气机。此正所谓"脾健不在补,贵在运"。

如治小儿积滞,常见纳呆、腹胀、便结、呕恶、舌苔厚腻等,可用达原饮合保和丸化裁治之。"达原饮"本为治时疫初起和疟疾的一首要方,临证用治小儿食积效果很好,若因积食化热,体温增高者,可加生石膏,即含白虎之意。

此外,治疗夏月内伤湿冷,霍乱吐泻,或内有湿滞,胸闷脘胀,而外兼风寒外感,恶寒发热,全身困倦者或有咳嗽呃逆者,还可选用藿香正气散、六合汤类方剂加减。二方皆是在六君子汤基础上加减而成。藿香正气散系六君去人参,加藿香、厚朴、苏子、白芷、腹皮、桔梗、姜枣组成,全方具健脾除湿,利气散满,化浊消滞,降逆止呕,兼发散风寒,解除高热,止咳化痰,调和营卫之功。确如古人所说:"表气通而里气和,食滞化而湿痰清。"六合汤系以六君健脾补气、祛湿,加厚朴、杏仁、砂仁,舒脾行气,祛湿,木瓜、扁豆渗湿清热,散暑和脾,藿香理脾,祛湿开胃,合姜枣表散风寒。且二方都是治疗暑夏外伤表邪,内兼湿浊的常用方剂。

5. 肾痹

主证:《内经》曰:"善胀,尻以代踵,脊以代头","遗溺","腰痛,大便难,肩背颈项痛"。这类病证相当于西医的腰肌劳损(劳损、外伤或风寒湿痹)或强直性脊柱炎、小儿脑瘫等。

治则:通督补肾法。补肾督,营筋骨,通痹止痛。

方药:《辨证奇闻》肾痹汤(白术、山萸肉、茯苓、薏苡仁、杜仲、肉桂、炮附子、防己、石斛、地骨皮)。此方可加入血肉有情之品如猪脊髓、牛脊髓、鹿筋、鹿角霜,以及补肝肾、强筋骨之川断、狗脊、骨碎补等,则疗效更好。还可加当归、丹参、赤白芍、黄芪、怀牛膝、鸡血藤等益气活血通络之品以加强其通痹作用。

如湖南名中医刘炳凡曾治一例:患者,女,16 岁,患脊柱摔伤已 2 年,治无进展,初诊,颈项强硬,头不能竖起,坐倚墙壁,步履艰难,前俯后仰,失去平衡。此属"督脉为病,脊强而厥",损伤奇经,非常法可治。因思姚止庵云:"凡人之气,上至头,下至足,运行不息,则折旋任意,俯仰自如。今邪着于肾,气闭不行……岂知肾为生气之源,肾气痹,遂令如是乎。"其治则是健脾以资化源,补肾督而营筋骨。予异功散合当归补血汤、白芍、丹参。结合血肉有情之品治之。如猪脊髓、鹿筋、鹿角霜、狗脊、杜仲、骨碎补、砂仁、鸡内金等。服上方加减 50 剂,上下楼能行走自如,前后俯仰的姿态已正。改用食疗:北黄芪 20g,苡米 30g,猪脊髓 1 条,猪蹄筋骨并蹄爪一对(去皮肉),大红枣 20 枚,炖极烂分服。每隔 5 日服一次,结合功能锻炼,不到半年已恢复正常。原医院用局部疗法致肌肉萎缩,此用整体疗法,注重肾气之痹,月经按时而至,体重增加。

此外,笔者认为尿毒症(水毒)亦可归属肾痹范畴。尿毒症,中医又称关格。《证治汇补》云:"既关且格,必小便不通,旦夕之间,陡增呕恶,此因浊邪壅塞三焦,正气不得升降。所以关应下而小便闭,格应上而生吐呕,阴阳闭绝,一日即死,最为危候。"

中医学认为,"肾者,胃之关也,关门不利,故聚水而从其类也"(《素问·水热穴论》)。若肾阳虚衰,蒸腾气化无权,输布和排泄水液的功能失职,则不仅能使水湿潴留,泛溢于肌肤而为水肿,还可因湿浊之邪,壅遏三焦,以致清浊相干,升降失常,出现下为小便不通,上为呕恶时作。故治疗当以通泄肾浊法以温通肾阳,降逆泄浊。方选温脾汤、真武汤、五苓散等合吴茱萸汤、黄连温胆汤加减。

关于通法之运用,不仅用于"不通"所致诸病证,而且还常用于"因其通而通之也"(《石室秘录》),即所谓"通因通用",因势利导之法。如痢下赤白，如血如脓，里急后重，窘迫疼痛，可用援绝神方（当归、白芍、枳壳、槟榔、木香、黄连、莱菔子、车前子、甘草）调气和血，消食利气，通达上下，祛荡败瘀。

（四）通利官窍法

五官九窍乃人体与外界交通之门户、通道，如鼻为肺窍、耳为肾窍、目为肝窍、口为脾窍、舌为心窍，前后二阴亦由肾所司辖，咽喉亦为肺胃之门户。周身官窍须时时保持通畅，否则，"五脏气争，九窍不通"（《素问·阴阳应象大论》），故五官九窍以通为用。具体治法，限于篇幅，在此不赘。

综上，一言以概之：通为万事之理，不通乃万病之源，通法是万法之宗。

调理脾胃，乃医中王道
（兼谈王伯岳、江育仁二位恩师调理脾胃的经验）

《内经》云："治病必求于本"。本者，即指根本。俗话说，澄其源则流自清，灌其根则枝自茂。"故善为医者，必责根本。而本有先天后天之辨。先天之本在肾……后天之本在脾。"但是人"一有此身，必资谷气。谷入于胃，洒陈于六腑而气至，和调于五脏而血生，而人资之以为生者也"（《医宗必读》）。所谓"安谷则昌，绝谷则亡，犹兵家之饷道也。饷道一绝，万众立散；胃气一败，百药难施"（《医宗必读》）。这就是说，任何一个人，既生之后，都要靠后天脾胃摄取水谷精微以调养，才能维持生存与健康。只有脾胃健旺，抗病力才强，若脾胃虚弱，则必抗病力下降而病邪易侵。正如《灵枢·师传》所说："脾者，主为卫，使之迎粮，视唇舌好恶，以知吉凶。"

常言道，"病从口入"。人之有生，必资饮食。饮食入口，全赖脾胃消磨、运化。而人之饮食偏颇在所难免，故饮食不节，脾胃受损而致疾病丛生者甚为多见。诚如李东垣《脾胃论》中所说："脾胃之气既伤，而元气亦不能充，而诸病之所由生也。"故对医者来讲，调理脾胃，就成为至高无上的法门。

因此，明代医家龚信在《古今医鉴·病机赋》中强调说："外感风寒，宜分经而解散；内伤饮食，可调胃以消熔。胃阳主气司纳受，阳常有余；脾阴主血司运化，阴常不足。胃乃六腑之本，脾为五脏之源。胃气弱则百病生，脾阴足而万邪息。调理脾胃，为医中之王道，节戒饮食，乃却病之良方。"明代医家万全说得更为清楚，他在《育婴家秘·调理脾胃》中说："胃者，五脏六腑之源也，万物借土而生。故古人以调理脾胃为医中王道，厥有旨哉。胃主纳谷，脾主消谷，皆谷气之本也，谷多则伤胃，谷少则伤脾，全谷则昌，绝谷则亡。故人身之中，谷为宝焉。然脾喜温而恶寒，胃喜清而恶热，所以调理脾胃者，节其饮食，适其寒温，为中和之道也。苟能饮食有节，寒温适宜，则脾胃强实，外邪不能侵，内邪无由起，何病之有哉？"

现将王伯岳、江育仁两位恩师调理脾胃的经验介绍如下，以资与同道共享：

一、王伯岳调理脾胃经验

吾先师王伯岳秉承家传，精专儿科，尤重视小儿脾胃的调理。先师调理脾胃的经验丰富，见解独到，别具特色。

先师强调，调理脾胃须从脾胃的生理病理特点入手。一方面，脾胃是一对具有升降、燥湿、纳化既矛盾又协调的脏腑，对脾来说，利（化）湿即和脾，升阳则健运；对胃来说，清热即清胃，养阴即养胃。另一方面，小儿脾常不足，这种脾常不足不完全是虚证，而是在生理上表现为脾胃功能尚未健全，而机体对水谷精微的需求尤为迫切的状态，在病理上则表现为既有实证，也有虚证，而且更多是虚实夹杂。因此，小儿脾胃的调理需要特别注意祛邪（泻实）和扶正（补虚）的关系，做到攻不伤正，补不碍滞，真正起到理脾助运、和胃进食的目的。

先师调理脾胃的具体方法，归纳起来，可体现于以下几个方面：

1. 关于祛邪护脾　小儿脾常不足，脾不运则肺亦虚，故易为外邪所侵。反过来，外邪侵袭又常影响脾胃功能。对此，治疗即以祛邪为主，和脾为辅，而且在祛邪的同时，要特别注意护脾，即祛邪以安正。例如外感风寒暑湿，影响及脾胃，则形成表里兼病，此时，邪重者当以祛邪为主，但一定要顾护脾胃，藿香正气散就是常用方剂之一。该方能够在疏散外邪的同时，兼以芳香化湿、行气助运，维护脾胃的正常功能，促进疾病尽早康复。若外邪化热入里，导致胃热亢盛，而应在清泄阳明气分邪热的同时，注意护卫胃之气阴。常用方剂白虎汤中的粳米、甘草，葛根芩连汤中的甘草、葛根，均是维护、滋养胃气胃阴的药物，不可忽视。再如钱乙常用的二圣丸（黄连、黄柏）、三黄丸（黄芩、黄连、大黄）的用法，均以米汤饮下，也是为了护养胃气。先师对这些用法甚为赞赏，反复强调，护胃即是护脾，并在临证应用中有所发挥。他还常常指出，清热祛邪之品不可过用，或中病即止，或衰其大半，而及时护胃护脾。稻芽、麦芽，炒用消食，生用养胃，故常生用之。

2. 关于利水和脾　水气痰饮，均由脾胃所生，反过来又困阻脾胃。治之之法，可化痰湿、利小便、运脾胃。二陈汤是化痰湿的代表方，五苓散是利小便的常用方，这些方剂中除祛除痰湿水饮之邪的药物外，常佐以行气健脾助运的药物，所谓气行则水行，脾运则痰除。先师在临证时，十分强调行气健脾助运的用药，这是他调理脾胃的又一特点。

3. 关于消导运脾　饮食所伤，积滞内停，阻碍脾胃运化，脾胃运化失常又使积滞加重。先师在治疗这类病证时，强调消导与运脾相结合，提出在使用消导药时，要特别注意护扶脾胃。如积滞重者，用木香槟榔丸或枳实导滞丸，消食、导滞、通下相结合，但须特别注意中病即止，然后以调养脾胃、健脾助运收功，切忌壅补碍脾；积滞轻者用保和丸，消食导滞，亦不可久用消导之品，以免损伤脾胃；虚实相兼者，即积滞伤脾，或脾虚夹积，可用枳术丸或曲麦枳术丸，健脾与消导并用。积滞多兼化热，有形之积热者，可清下并施，大黄生用、炒用，当视病情而定。

4. 关于健运补脾　补脾之法用于脾虚之证，而补脾之法，贵在于健运而不在于壅补。先师常用方剂有七味白术散、五味异功散等。这类方剂除用参、术补脾益气外，更有行气、理气之陈皮、木香、藿香之类，能够悦运脾胃。这也是小儿脾胃特点所决定的。若脾气下陷，可用补中益气汤；若脾胃虚弱，气血不足者，可用归脾汤。但都应注意在运用壅补厚腻之剂时，适当配合醒脾悦胃，行气助运，轻灵活泼，流动之品。对于胃阴不足者，宜用甘润养阴，如参麦汤、生脉散等，亦应注意避免用药过于滋腻碍脾，影响运化。

综上所述，不难看出，小儿患病，易虚易实，治疗疾病，应注意攻不伤正、补不碍滞。这是先师善用补泻的要领所在。小儿幼稚，虽然易虚，但生长再生和修复之力强。虚证当补时，不宜过于壅补，只要机体功能调整好了，就会很快得到康复。这是与成人特别是老年人大不相同的。例如哮喘病，缓解期治疗大法，小儿与成人或老人就不一样。成人或老人，非得温肾填精，固摄敛纳，才能取效，也就是需以治肾为主，但小儿则应以健脾利湿化痰为主，祛除生痰之源，则能巩固疗效，预防或减少发作，这即是以治脾为主。若治小儿，如治成人一样，温肾固摄用之过久，反会导致温燥伤肺，甚至引起其他弊端。

对于实证，由于小儿稚阴稚阳，不可妄肆攻伐。《儿科醒》曾指出："所谓芽儿者，如草木之萌芽，其一点方生之气甚微，栽培护养，唯恐不及，而堪加之以剥削之挠，施之以斧斤之利乎？"

所以，先师临证用药，十分注意"宜""忌"。如寒凉药适用于热证，过于寒凉则可败胃，若是苦寒，过之则苦可化燥，均可损伤正气。如滋补药适用于虚证，但滋腻厚味，易损脾胃，造成脾胃壅滞，以致纳呆食减，甚至会滋腻恋邪，导致病情缠绵难解。先师临证处方，时刻注意到这些宜忌，考虑到药物的搭配，充分体现出攻补得宜、顾护正气的原则。这确是我们应该认真效法的。

二、江育仁调理脾胃经验

江育仁老师融古义，会新知，指出小儿"脾常不足"是其产生脾胃病的病理基础。

中医认为，脾主运化，胃主受纳、消化和吸收。小儿时期，由于其整个消化系统发育尚未臻完善，而机体的生长发育又比较迅速，对水谷精微的需求量相对较大，因此，乳幼儿时期如由于喂养不当，或饮食过量或不足，都能损伤脾胃之气，从而产生消化系统紊乱的各种证候和疾病。这是小儿"脾常不足"的临床反应。

江老认为，小儿"脾常不足"的病理变化很多，最突出的是"疳证"与"厌食症"。这些病症都是慢性营养障碍的表现。究其原因，主要是由于这些患儿在婴幼儿时期缺乏母乳或断乳后食物量不足和质不适宜而引起。

其次是病后失调，或在病程中因呕吐、腹泻伤及脾胃又未能及时治疗。在这些患儿中，很大一部分是发生在缺乏卫生常识，而又经济状况较好，尤其是独生子女家庭中。他们的家长盲目地给孩子增添过高过多的所谓营养食品，加重了脾运的负担，导致脾胃之气受损，从而逐渐导致小儿厌食、挑食、拒食，甚至酿为"疳证"。疳证亦有先天禀赋不足，后天失于调养者。尽管这些致病因素各有不同，但导致"脾失运化"的病理机制则是一致的。

江老还认为，虽然"诸疳皆脾胃为病"，但脾胃仅是整体的一部分，它与全身脏腑和器官相互联系、相互影响，所谓"脾胃一病，五乱并作"，因此，在脾胃长期失调的情况下，可以引起其他脏器的病变和一系列的代谢变化。如脾病及肝，肝开窍于目，大量维生素 A 藏于肝，当维生素 A 的吸收发生障碍，再加上摄入量的不足，便可使肝内维生素 A 的贮存量降低，从而导致肝阴不足而产生"雀盲""干眼症""角膜软化"等眼疳证；又如脾病及肾，肾主骨，当营养不足，吸收障碍时，脂溶性维生素 D 的吸收受到影响，钙和磷的比例失常，则会影响骨骼的发育，出现"鸡胸"、肋骨外翻等骨骼畸形；其他如由于脾伤不复，加之营养物质缺乏和不易吸收，在脾胃功能不健的情况下，中焦不能受气取汁变化而赤，便会导致体内血浆蛋白含量降低，血液胶体渗透压低下，产生气血两虚，脾虚水泛的"疳肿胀"（亦即营养不良性水肿），等等。

"脾常不足"的病理变化还可见于呕吐、腹泻、腹痛、腹胀等各种消化系统疾病。从门诊、病房的病例统计来看，属于消化系统的"脾胃病"仅次于呼吸系统疾病，是儿科临床的常见病、多发病。因此，"调理脾胃"一法，在儿科临床占有相当重要的地位。

江老还强调，"调理脾胃"必须把"病"和"证"结合起来。

江老认为，脾胃病可以包括整个消化系统的疾病和症状，也可以出现其他系统和脏器所引起的脾胃症状。因此，在"调理脾胃"辨证的同时必须结合辨病，即把中西医的诊断有机地结合起来。

例如腹痛，特别是突然出现的腹痛，是儿科脾胃病中最常见的症状。根据临床所见，90% 以上是功能性的，但对为数不多的器质性腹痛，临证时也决不能忽视。

功能性腹痛的患儿，其腹痛部位多在脐周，临证可见面色苍白、恶心、食欲不振,有的还伴有头痛、低热、便秘等症状,西医的物理诊断多为阴性。这种情况多见于肠痉挛、结肠过敏性消化不良、蛔虫病,以及一些腹部受寒凉或原因不明的腹痛。针对这类腹痛,中医辨证可按寒者温脾散寒、热者清肠泄热、实者消积理气、虚者益气安中治疗,一般都能收到很好的效果。但如果只重"证"不重"病",忽视了必要的物理和实验室检查,往往容易对某些器质性的疾病发生漏诊或误诊,从而增加了病儿的痛苦,甚至造成不良的后果。因此,江老一再强调,腹痛的鉴别诊断,即辨病,在临床中有极其重要的意义。

江老说,中医所谓的"盘肠气痛",是以盘聚在脐腹部、突发性绞痛为特征的小儿腹痛证候病名,这种情况在西医急腹症中多见。但单以中医病名来认识,并不能反映腹痛的疾病性质。同时,由于年龄较小的患儿既不能正确反映腹痛的性质和部位,又在检查时不能合作。因此,临证时在遇到患儿突然发生反常的哭闹、面色苍白、出冷汗,以及表现有特殊的固定体位时,就应该慎重判断。比如说,阵发性腹痛,同时右下腹存在固定的局限性压痛及紧张者,多考虑阑尾炎;疼痛在右上腹剑突处偏右者,多考虑胆道蛔虫;左上腹压痛时考虑胰腺炎。如腹部绞痛,同时伴有腹胀、呕吐、大便不通和肠鸣音亢进者多为肠梗阻一类病变。如腹痛持续,同时存在全腹压痛、肌紧张、腹胀、肠鸣音消失者,多为腹膜炎。如有气腹征者,应考虑胃肠穿孔。这些都是小儿腹痛中比较多见的疾病,所以说"辨病"决不能忽视。

此外,腹痛、腹泻、呕吐同时并存的脾胃病,原因也是很多的。江老说,他曾遇到一例患儿,腹痛、腹泻伴有呕吐、发烧,大便呈赤豆汤样的血水便,气味恶臭,腹部膨胀,舌苔黄腻,舌质红,中医辨证为"湿热蕴于肠胃",采用清肠热、化脾湿、和胃气等法治疗。应该说在辨证施治上基本是正确的。但在患儿入院的第二天,病情非但不见好转,而且出现频繁呕吐,剧烈腹痛,面色苍白,四肢厥冷,脉细数无力,血压测不到,病情危急,经紧急会诊,明确诊断为"急性坏死性小肠炎合并中毒性休克",所幸尚没有肠穿孔和腹膜炎存在,经过中西医结合抢救治疗后,逐渐转危为安。

江老在"调理脾胃"时,还特别重视处理好以下三个关系。

1. 运脾和补脾的关系　江老认为,"脾常不足"是泛指消化、吸收功能的不足;"脾主运化"是脾的生理功能,故脾有以运为健的说法。婴幼儿时期,其生理特点是"生机蓬勃""发育迅速""脏气清灵""随拨随应",脾运正常则水谷精微四布,五经并行,此时如果不适当的补脾,反而会碍脾,即影响脾的运化。当然,江老也并不是完全反对在某些疾病过程中必要的补脾,只是强调健脾者,旨在运脾,使脾能行、转、旋、动,乾运不息,则水谷能化,精微能布,脾运自健。

例如"疳证"是儿科脾胃病中较为常见的一种疾病,临床表现以面色萎黄、形体消瘦、大便不调、食欲不振,或多吃多拉、脾气躁急等为其特征。对其治疗,过去多拘泥于"无积不成疳"和"疳积之为病皆虚"的认识,在用药上非补即泻,往往造成了"虚其虚""实其实"的病情变化。而江老认为,脾运则健,脾健则积去,因而采取以运为主的治法,方用苍术、六曲共磨成粉剂,对某些多吃多拉、脾气躁急、胃有伏火,临床称为"胃强脾弱"的患儿,再加胡黄连粉,每次 1.0～1.5g,每日 3 次。凡不见舌苔光剥者均可用之。究其方义,江老认为,苍术气味芳香,但非刚燥,可以宣阳泄浊,正合脾为柔脏之性,且含有多种维生素等营养物质,六曲是经发酵加工的制成品,含有乳酸杆菌、淀粉酶和其他酶类,二药均具有运脾和胃之功,故能有效。

再如婴幼儿腹泻,亦是儿科脾胃病中的常见病。临床症见大便次数增多,粪质稀黄,呈蛋花汤水样便或夹残渣,常伴食欲不振或呕吐。如不及时治疗,往往可很快引起脱水、酸中毒。对此,江老同样采取运脾为主的方法,药用苍术、山楂炭等分为末,止泻作用非常满意。如果大便有残渣者加鸡内金粉;便稀次频脾虚较甚者加山药粉,腹胀明显者加陈皮粉;腹泻时间较长,伤及脾阳者,再加炮姜炭,效果亦佳。具体用法,亦是每次1.0～1.5g,每日 3 次。剂量不大,服用也方便。

江老把这种以运脾为主,使脾运则健,脾健则积去、脾健则泻止的经验与认识上升到理论高度,提出"脾健不在补贵在运"的观点,并认为这是儿科临床中应用调理脾胃法的一个特点。

2. 升清与降浊的关系　　中医学理论认为"脾主升清,胃主降浊",反常则"清气不升,浊气不降",而致清浊相混,吐泻之病遂作。虽然针对这种病情,采取"分清泄浊"的治法是总的原则,但临证时,还应当具体问题具体分析。临床中,如小儿中毒性消化不良,一般多能够通过正确的液体疗法,纠正水和电解质紊乱。而当患儿出现目眶凹陷,舌苔根中黄腻,舌质干红,腹膨胀,则是湿热秽邪蒙阻清阳所致,此时浊邪为其主要矛盾,治法应采用降浊为主,以达到通阳、升清的目的。对此,江老常用小剂量的干姜、黄连为主药,辛通苦降,使浊降则清自升,脾胃自和,不治吐泻而呕恶泄泻亦能自止。这种"升清必先降浊"的认识,也是江老调理脾胃法中非常重要的一个观点。

3. 养胃阴与护脾阳的关系　　江老认为,有些迁延性细菌性痢疾,因长期下痢或反复发作,造成患儿重度营养不良和全身衰弱,症见面色灰暗,目光无神,口唇樱红,舌体光红无苔,腹胀肢冷;有些因长期使用抗生素而发生霉菌性口腔炎。对待这种复杂的病情,救胃阴是当务之急,但也要注意保护脾阳,通常采用的治法是,以乌梅、白芍、甘草酸甘化阴,地榆、槐花清肠间湿热,稍加炮姜以护中阳。乌梅除生津止泻外,且有止痢作用,药性平稳,更加炮姜护阳,在清肠治痢中则不伤其正,待胃阴恢复后可再进一步调扶脾阳,这对久痢脾胃两伤者是最需注意的。

总之,江老在儿科临床中,无论是治疗脾胃病,还是其他杂病,都非常重视调理脾胃,强调要处理好辨证与辨病的关系,提出"脾健不在补贵在运",并且在具体治疗时还应把握"升清必先降浊""救阴不忘护阳"的辩证关系。

综上可见,二位恩师调理脾胃的经验,实可为我们儿科临证治病之圭臬。对此,我于临床亦确实体会到:医中王道重脾胃,脾升胃降化源培。中州重镇若无恙,四方安平体自魁。

医 说 痰 瘀

　　"怪病多痰"，"久病入络"，临床中不少疑难杂病多与痰、瘀有关。痰、瘀二者在很多情况下又是相互影响或相互兼夹的。可以因痰致瘀，亦可以因瘀致痰。这种痰瘀相关的理论，源远流长。它肇始于《黄帝内经》，形成发展于汉、晋、隋、唐、宋、元、明、清，乃至于当今。历代医家对此多有发挥，不断充实，逐渐形成了一种痰瘀同源、同病、同治的"痰瘀相关"学说。如《灵枢·百病始生》中说："凝血蕴裹而不散，津液涩渗，著而不去，而积皆成矣"，还说"肠胃之络伤，则血溢于肠外，肠外有寒，汁沫与血相搏结，则并合凝聚不得散而积成矣。"这说明了津液与瘀血相互影响而成积的病理过程。又如东汉张仲景《伤寒杂病论》首先提出了"痰饮""瘀血"的病名，涉及多种痰瘀同病的病种，特别是其"血不利则为水"的水血同病观点，以及诸如桂枝茯苓丸、当归芍药散等熔利水活血于一炉的许多瘀水同治的方剂，至今都指导着我们的临床实践。隋·巢元方《诸病源候论》倡"因痰致瘀"，元·朱丹溪谓"痰挟瘀血，遂成窠囊"，清·叶天士《临证指南医案》有"凝痰聚瘀"之论，唐容川《血证论》更明确强调"血结亦病水，水结亦病血"，而施治多以痰瘀兼顾……

　　痰瘀相关学说的形成和发展以及不断地充实完善，对于临床各科疑难重症、沉疴痼疾的辨证治疗一直发挥着重要作用。

痰瘀相关学说在小儿肺系疾病中的运用

中医理论认为,痰和瘀是两种不同的病理产物,同时又是两种不同的致病因素。痰和瘀一旦形成,滞留体内,不但可以单独为患,引起多种疾病,而更多的情况是二者常常相互影响,相兼为患。痰瘀相兼的病证,临床表现相当广泛,而且复杂、严重,甚至离奇古怪。诸多疑难重症,缠绵久病,沉疴痼疾,常常与"痰瘀互结"有关。故可说"百病皆由痰瘀作祟"。叶天士《临证指南医案》就曾将众多疑难、幽深、久耽之疾如痹证、积聚、癥瘕、噎膈、痛证等,称之为络病,其中以"痰凝血瘀"者居多,论治亦多从化痰祛瘀通络入手。从临床实践来看,对于一些疑难重症,从痰瘀论治,确能大大提高临床疗效。

在此我们仅就小儿常见的肺系疾病,从痰瘀相关、痰瘀同治方面进行一些分析和探讨。

小儿为什么容易罹患肺系疾病?肺系疾病又为什么与"痰瘀互结"相关?这要从其生理病理特点方面去认识。小儿的生理特点虽然有"生机蓬勃,发育迅速"的一面,但同时也有"脏腑娇嫩,形气未充"的一面。尤其是从脏腑功能来理解,其"五脏之中肝有余,脾常不足肾常虚,心热为火同肝论,娇肺遭伤不易愈"(《育婴家秘》)。而痰饮和瘀血都是体内津液不归正化的病理产物,其形成、转化与脏腑功能失调密切相关。

肺本娇脏,小儿之肺则更娇嫩。一旦为外邪所侵,或因其他原因内干于肺,都可直接或间接地导致肺的宣发肃降功能失职。这样,不仅影响水道之正常通调,引发痰饮、水湿的停聚,同时也易致肺气受阻,不能辅助心脏推动和调节血液正常运行,从而导致血液瘀滞。痰饮、瘀血滞留作祟,反过来又必然会阻肺、射肺,加重肺的宣降失常,咳逆、喘嗽之病证便随之而生,甚至反复发作,渐渐加重。因此,对于小儿咳、喘的治疗,除用一般宣肺、降肺、利气、化痰之剂外,适当配以活血化瘀之品,痰瘀同治,疗效方著。

兹举小儿常见的肺系疾病如小儿支气管炎、肺炎、哮喘等为例，介绍一下临证体会，与同道共勉。

一、小儿支气管炎

小儿支气管炎属于中医"咳嗽""喘证"等范畴。一般认为其发病是因小儿脏腑娇嫩，尤其是肺脏更甚，加之小儿寒暖不知自调，所以极易为风寒或风热所侵。风寒或风热之邪由表入里，阻遏肺气，肺失宣肃，津液不布，聚而为痰，痰气交阻，气道不利，上逆则为咳喘。其中，由于气候变化不一，小儿体质有异，故有痰从寒化者，即成寒痰咳嗽；痰从热化者，即成热痰咳嗽；脾虚湿盛者，则为痰湿咳嗽；若日久不愈，又可致肺脾两虚，或肺肾不足。临床治疗总以散寒宣肺或清热肃肺，化痰止咳为主，兼有喘息者，佐以降气平喘；兼有正气不足时，还应考虑扶正固本方能与病机合拍。

但须注意的是，中医认为，"痰随气升降"，气又为血之帅，痰气交阻，势必影响血行不畅。血行障碍，反过来又更进一步影响肺脏主气、司呼吸，以及通调水道、主持治节等功能活动的正常进行。因此，治疗此类疾病时，除按常规治法立方遣药外，如能配伍活血化瘀之品，痰瘀同治，则既能使痰浊得化，肺气得利，又能使血运得畅，津液得布，而机体康复之速度，自较单一化痰或单一祛瘀疗效为佳。我在临床上习用的五拗化瘀汤，就是在传统方的基础上，加用一些活血化瘀和止咳化痰之品化裁而成的。

五拗化瘀汤：

[组成] 炙麻黄、杏仁、桔梗、荆芥、瓜蒌皮、百部、前胡、桃仁、红花、桑白皮、黄芩、当归、甘草。

[加减] 如属风寒者，去黄芩，加苏叶、半夏；属风热者，加生石膏、银花；热痰偏盛者，加浙贝母、鱼腥草；痰湿偏盛者，去瓜蒌皮、黄芩，加茯苓、陈皮、半夏；兼有脾肺气虚者，去荆芥、黄芩，加党参或太子参、黄芪、五味子；兼有肺肾阴虚者，去荆芥、黄芩，加麦冬、玄参、五味子；大便干结，腑气不通者，加葶苈子、苏子、枳壳、大黄等。

[服法] 水煎2次，药汁混匀，分3～4次服，每日1剂。

[功效] 活血化痰，止咳平喘。

[主治] 适用于小儿急性气管炎。

按语：小儿急性支气管炎，以邪实为主，故急则治其标，重在降气平喘，止咳化痰。传统治法以麻杏石甘汤加减为首选，但若疗效不佳时，即可结合患儿具体病情和病机特点，以上方增损化裁，常常能收到满意的效果。著名中医关幼波指出："在痰涎阻塞肺络的情况下，若单用行气祛痰之品，势必难以推动，活血药可使血活气动，再配以宣肺的药物，可达到气血畅行，肺络宣达，外邪随之而去，痰浊随之而泄，邪去正复，咳喘自愈。"关老斯言，诚乃经验之谈。

二、小儿肺炎

小儿肺炎，中医称为"肺风痰喘"或"肺炎喘嗽"，属于"风温""冬温"等病证范畴。常因外邪犯肺，致使肺气闭郁，日久生热，肺热熏蒸，痰阻肺络，气道壅塞，不得宣通而成。临床治疗每以宣肺定喘，清热化痰为大法。病久正虚邪恋，若属阴虚肺热，则需养阴清肺；若是肺脾气虚，则应益气健脾；若发生变证，如心阳虚衰，应温补心阳，救逆固脱；如内陷厥阴，应平肝息风，清心开窍。

但是，肺为清虚之脏，"多气少血"，最喜宣通而恶壅塞；肺又朝百脉而辅助心脏调节血行。小儿肺炎喘嗽一旦发生，邪热痰浊郁闭肺气，不仅壅阻气道，同时，亦因气滞而血行不畅，形成血瘀。用现代医学的语言表述，即因小儿肺炎发病时，肺内压力不同程度增高，致使肺部微循环功能障碍和纤维化形成，将不利于疾病的痊愈。故在临床辨治小儿肺炎时，即使未明显表现有血瘀征象时，仍应考虑加用一二味活血化瘀之品，此举将有助于改善肺部血液循环，减少病变部位的缺血程度，促进局部炎症尽快吸收，并能大大提高临床疗效。

治疗小儿肺炎，我在临床上习用五虎化瘀汤加减。

五虎化瘀汤

[组成] 炙麻黄、杏仁、生石膏、桑白皮、细辛、浙贝母、鱼腥草、水蛭、当归、前胡、百部、黄芩、生甘草。

[加减] 若高热者，加银花、青黛；喘甚者，加地龙、苏子、葶苈子；合并心衰加生脉散（人参、麦冬、五味子）；惊厥者加钩藤、僵蚕、地龙；肺炎恢复期出现气阴不足时，减麻黄，加生地、玄参、黄芪、麦冬、五味子；若肺

炎迁延,久治不愈者,可去麻黄、生石膏,加茯苓、陈皮、半夏、党参、冬瓜皮等。

[服法] 水煎2次,药汁混匀,分3~4次服,每日1剂。

[功效] 清肺泄热,祛痰化瘀,止咳平喘。

[主治] 适用于小儿肺炎喘嗽。

按语:五虎汤来源于《医宗金鉴·幼科心法要诀》,实为麻杏石甘汤加细茶。细茶一药,临床常可用桑白皮或细辛代之。桑白皮甘、寒,入肺经,泄肺平喘,且有利尿消肿作用,用治肺热咳喘痰多者甚宜。而细辛辛温,入肺经而有镇咳之效。且细辛与石膏相配伍,一热一寒,相反相成,可防石膏之过凉而伤及小儿稚阴稚阳之体。方中加用水蛭、当归,功能活血化瘀,对改善肺部血液循环,促进局部炎症吸收,具有较好疗效。临床若见喘甚,发绀明显者,还可加地龙、桃仁、红花或丹参、赤芍等,以增强活血化瘀的作用。

三、支气管哮喘

支气管哮喘是小儿时期最常见的呼吸道变态反应性疾病。据国内部分地区调查,本病发病率为0.5%~2%。

哮喘病早在《黄帝内经》中即有描述,至金元时期才以"哮喘"作为病名。中医认为,小儿禀赋柔弱,肺、脾、肾三脏常不足,容易发生痰湿内伏,若再为外感风寒,内伤饮食或异味刺激等原因引动宿痰,极易引起痰气交阻,搏击气道,以致喘齁呀呻,喉间作鸣而发作本病。

本病急性发作期,病位主要在肺,可分寒哮及热哮两类,或亦有属于外寒壅热哮者。哮喘反复发作,易致肺、脾、肾皆虚,而见肺脾气虚及脾肾阳虚等类型;缓解期则主要表现为正气不足,而伏痰内停。故其临床治疗,则遵急则治其标,缓则治其本的原则,于急性发作期,重在宣肺平喘,化痰止哮,或清热,或祛寒,视病情而定;于缓解期,则以扶正固本为主,或补益脾肺,或补益脾肾,目的在于提高机体免疫功能,以减少哮喘复发。但是须知,痰瘀气壅、搏击气道,肺气膹郁,升降不利是本病的基本病理,故在临床治疗时,仍需配合活血化瘀,通络解痉之品。

对于哮喘病的治疗,我在临床上习用下列方药;

1. 急性发作期——定喘化瘀汤

[组成] 炙麻黄、白果、杏仁、桃仁、桑白皮、苏子、黄芩、地龙、当归、款冬花、石韦、橘红、甘草、射干。

[加减] 若痰涎壅塞者，加莱菔子、葶苈子、瓜蒌、浙贝母；痰黄浓稠者，加炙百部、鱼腥草、生石膏；喘咳甚，痰声辘辘者，加天竺黄、细辛；发绀明显者，加红花、丹参；偏于寒重者，去黄芩，加细辛、干姜、五味子。

[服法] 水煎2次，药汁混匀，分3～4次服，每日1剂。

[功效] 宣肺通络，降气化痰，截哮定喘。

[主治] 适用小儿支气管哮喘急性发作期。

2. 临床缓解期——防哮固本汤

[组成] 黄芪、太子参、白术、黄精、丹参、当归、仙灵脾、五味子、山药、桔梗、莱菔子、甘草。

[加减] 若小儿先天不足，肾虚明显者，加女贞子、补骨脂、胡桃肉；便干难解者，加肉苁蓉、桃仁、杏仁；气阴两虚者，加南北沙参、天冬、麦冬；纳食欠佳者，加焦三仙、鸡内金；肺脾气虚明显者，加党参、茯苓；汗多易感者，加生白芍、煅龙牡、浮小麦。

[服法] 水煎2次，药汁混匀，分3～4次服，每日1剂。

[功效] 扶正固本，活血通络，益肺健脾，补肾纳气。

[主治] 小儿支气管哮喘临床缓解期。

按语：小儿哮喘发病急，喘症重，对婴幼儿危害极大，且顽固难愈。中医认为，其病以痰为主。痰之产生，责之肺、脾、肾三脏。肺不能布散津液，脾不能运输精微，肾不能蒸化水液，易致津液留滞，不归正化，凝聚成痰，内阻于肺，形成伏痰。临床观察发现，哮喘日久，不仅伏痰为患，阻塞气道，痰气搏结，冲击有声，而且久病入络成瘀，痰瘀互阻于肺，往往可出现面部、口唇、指甲等部位青紫瘀滞征象。故治疗除宣肺降气、化痰定喘外，还必须配合化瘀通络、解痉畅气之品，方能取得较好疗效。以此可见，痰瘀气壅是哮喘的主要病理基础。"善治痰者，不治痰而治气"(《丹溪心法》)，治气可使痰消血活。所以，针对哮喘发病与肾气不足、气虚、血瘀、痰积，以及外邪引动等相关情况，其急性发作期的治疗重在活血化瘀，理气排痰，宣肺平喘为主；而临床缓解期的治疗则以活血化瘀，益肺健脾，补肾纳气为主。

痰瘀相关学说在儿童脑病中的临床应用

痰饮与瘀血都是人体津血不归正化的病理产物,其形成、转化与脏腑功能失调密切相关。从临床实际观察,除因肺失宣降,水道不利,导致痰浊凝聚,进而促使气运不畅,血行瘀滞,引发喘、咳、逆气等肺系疾病,或是由于肾不化气,开合失司,湿浊水毒潴留,血液运行受阻,瘀浊为患,引发水肿、尿少等肾系疾病外,儿童脑病,如癫痫、多动综合征、抽动秽语综合征、精神发育迟滞等,也与痰瘀互结、清窍受蒙有关。

儿童脑病,属现代医学精神神经系统疾病,与中医心、肝、脾、肾功能失调有密切关系。

中医认为,心藏神,主神明,为一切精神意识、思维活动之总司;心又主血脉,是推动血液循环的动力器官,同时还参与血液生化的过程。"食气入胃,脾经化汁,上奉心火,心火得之,变化而赤,是之谓血"(《血证论》),心将这些血液沿血脉输送到全身,同时,通过心的作用,血液循血脉又还流到心。所以《素问·举痛论》指出:"经脉流行不止,环周不休"。由于心有这样两方面的生理功能,因此,中医认为,心又是五脏六腑之大主,可统御全身脏腑组织,并使之相互协调、平衡以维持人体正常的生理活动。

《素问·六节藏象论》云:"心……为阳中之太阳",也就是说,心阳温煦作用强大,它不仅能推动血行,温暖全身,同时,还能化气行水,维持水液代谢平衡。一旦心气不足,或是心阳虚衰,都可能无力化气行水而致津液运行迟缓,留聚而生痰饮,进而影响到血行亦迟缓而瘀滞。从而引发多种心系疾病如冠心病、心绞痛等。这种情况在成人杂病中较为多见。就小儿而言,其体质特点为"阳常有余","心热为火同肝论",所以,临床上心火易亢者多,心火亢盛,心神不宁,加之火盛烁津,炼液为痰,痰滞血涩,瘀阻不行,痰瘀互结,阻于心窍而致惊风、癫痫者则较多见。

中医还认为肝藏血、主疏泄，喜条达而恶抑郁。肝的功能正常，则能斡旋一身之气血津液，清代医家周学海《读医随笔》说："握升降之枢……凡脏腑十二经之气化，皆必借肝胆之气化以鼓舞之，始能调畅而不病。"小儿肝常有余，有余则易升发太过而横犯脾土，脾土受制运化不及，最易生湿生痰；痰气交阻，又易致一身气血之营运不周而血瘀；痰瘀互结，更加重气机升降不调。加之小儿体质本有"脾常不足肾常虚"之特点，若因风、火、痰、瘀互结，气机升降不调，必致心、肝、脾、肾诸脏气不平，心主神明、肝主谋虑、脾主知周、肾主作强等功能不得正常发挥，阴阳逆乱，髓海失养，厥而乃生多动、多抽、癫痫等脑病诸证。

现仅就儿童脑病从痰瘀相关理论进行辨治的体会简介如下：

一、儿童多动综合征

儿童多动综合征，是指发生于儿童时期，表现为与其年龄明显不相称的注意力不能集中，活动过多，任性冲动和学习困难等为主要特征的一组综合征。其发病除了与其先天不足，后天失养导致脾胃虚弱、气血亏乏，精血不充，以致心神无以受奉，肝木不得涵养，体内阴阳失衡，阳动有余、阴静不足，神魂志意不周有关外，很多情况多因胎儿难产，产伤，或幼小时跌打损伤，使头身等处留有瘀血不消；或因所愿不遂，情怀不畅，气郁不舒，气血失和，凝痰生瘀，阻遏升降，气血不能上荣髓海，痰瘀攻于心脑而引起。所以，对于儿童多动综合征的治疗，除用补养心脾，安神定志，或填精补血，益智开窍等法外，常应配合泻火涤痰、活血化瘀之法。

我在临床习用桂枝加龙牡汤、孔圣枕中丹，配合通窍活血汤加减化裁。药用：桂枝、赤芍、生龙骨、生牡蛎、熟地、丹参、石菖蒲、远志肉、桃仁、红花、胆南星、炙龟板、炙甘草、大枣、浮小麦。

临证时，可根据具体病情随证加减：如偏于心脾两虚者，可去熟地、龟板、红花，加太子参、炒白术、茯神、当归等；偏于虚阳上忧者，可去桂枝，加枸杞、益智仁、鹿角粉、怀牛膝等；若属痰火蕴结者，可去桂枝、熟地，加黄连、竹茹、龙胆草、白菊花等；如夜寐不宁，多梦呓语者，还可加用珍珠母、夜交藤等。

二、多发性抽动症

本病常表现为单一或复合肌群出现的瞬息、固定、刻板的收缩，或在抽动的同时伴有发音肌群的抽动而发出有意义或无意义的噪声，故亦称"儿童抽动秽语综合征"。

本病在中医学中虽无相类病名，但从临床表现来看，可以归属于"慢惊风""瘛疭""筋惕肉瞤"等范畴。

中医认为，本病大多与先天不足、情志失调，或病后虚弱有关。先天不足，肾虚精亏，或病后失养，营血耗伤，不仅肝木无以涵养，心血亦得不到滋充。小儿生理特点为心肝阳热常有余，君相之火易炎上，心肝之脉经血不足，燥而不润，筋脉失濡，则伸动瘛疭；心肝失养，则心绪不宁，神魂不安，惊扰不定，秽语连连。肝开窍于目，肝血不足，肝阳无制，肝风入目，则眼目连眨；厥阴环口，少阴夹咽，脾之华在唇，胃之经交人中，脾胃虚弱生化无源，心肝血虚，无以上奉，故可见口唇牵动，喉发异声。更有小儿若累遭歧视，缺少爱抚，怨气难伸，情怀不畅，则气郁不舒，肝失条达，以致影响到脾，脾失健运，聚湿生痰，痰阻气机，则血运必滞，痰瘀相并，随气冲逆，则或上搏于咽，而突发异声，或走窜经络，则掣动频作。

由是观之，治疗多发性抽动症应以养血柔筋、平肝息风为主，佐以化痰顺气、活血通窍为法。

对于本病，我在临证时习用《时病论》清离定巽法配合导痰汤、逍遥散加减化裁。药用：生地、玄参、连翘、竹叶、冬桑叶、钩藤、白芍、当归、柴胡、甘菊花、木瓜、菖蒲、郁金、胆南星、天竺黄。

若抽搐明显者加僵蚕、地龙、全蝎；挤眉眨眼者加枸杞子、密蒙花、蝉蜕；喉发怪声，鼻塞不通者加山豆根、桔梗、射干、青果、苍耳子、辛夷；扭颈、耸肩明显者加葛根、川芎、羌活；肢体不自主抽动，加桂枝、桑枝、怀牛膝、鸡血藤、地龙等；夜寐不安，或有夜惊者加生龙骨、生牡蛎、炒枣仁、远志。

三、精神发育迟滞

本病又称精神发育不全，或精神幼稚症。它发生在发育成熟以前，是以智力低下和适应能力欠缺为主要特征的一组疾病，患儿可以同时伴有某种精神或躯体病变。本病之形成,有多种原因,其病理过程也各不相同。如父母精血不足,或为病邪所染,或因嗜欲有偏,婴儿早产等,致使胎禀不良,先天不足,肾虚精亏,髓海空虚,心力不健,智能低下,发育迟缓,甚至部分患儿可出现身形异常。又如后天调摄失当,营养不良,或病后失调,心脾两虚,遂致五迟、五软。故从病本而言,精神发育迟滞与心、脾、肾三脏关系至为密切。但究之临床,本病还可以由外感六淫邪气、外伤跌仆,以致脏腑功能失调,病理产物壅聚而引起。故痰、瘀、湿、火等均可为本病致病之邪。小儿脏腑稚嫩,心脑不容邪干,如是痰涎壅塞,迷闭孔窍;或气血瘀滞,心脑失养,以及误服有毒之品,高热惊厥屡发,痰火、水邪上攻心脑,皆可造成永久性损害,表现为痴愚不慧,智能低下,肢体不便,反应呆钝。

本病的治疗,除采用补肾健脑,生精填髓,养心健脾,益智增慧等法补虚为主外,还须配合益气活血,化痰开窍之法以虚实兼顾。

对于本病,我在临床上多采用《医林改错》可保立苏汤、补阳还五汤、黄芪赤风汤等方化裁以调治。药用:生黄芪、山萸肉、补骨脂、赤芍、全当归、枸杞子、紫丹参、川芎、石菖蒲、广郁金、红花、桃仁、鸡血藤、炙龟板、防风、鹿角粉、炙远志、炙甘草、水蛭。

本病病程较长,需要坚持治疗,一般3个月为1个疗程,有条件者可连服数疗程,亦可加入少许人参或红参,制成丸药或滋膏,长期调治。临床还需配合功能康复训练。

四、小儿癫痫

癫痫为常见的发作性神志异常的疾病,多表现为突然仆倒,昏不知人,口吐涎沫,两目直视,四肢抽搐,或伴尖叫等为主的一组病症。癫痫病的发生,除与母体怀孕期间遭受惊吓或由于产伤等因素有关外,大多由于七情失调、大惊大恐,劳累过度,颅脑外伤或患它病之后,导致心、肝、脾、肾等脏腑功能失调,痰瘀阻滞,气机逆乱,风阳内动,窜犯脑窍所致。风、火、痰、瘀是导致本病的重要病机。"风",主要是指肝郁化火而生风,或痰火上扰,引动肝风;"火"主要是指心肝之火,小儿的生理病理理特点即是"肝常有余","心热为火同肝论",亦有因饮食积滞,郁而化火者;"痰"之产生,有虚实两端:脾虚则健运失常,津液留滞而生痰,肾虚则水无所主,泛而为痰;肝气不舒，气滞水停，亦能聚湿生痰。"瘀血"则多缘颅脑外伤，或肝郁气滞，以使血凝瘀结所致。故本病多"由于风、火、痰、瘀导致心、肝、脾、肾脏气失调，引起一时性阴阳紊乱，气逆痰涌，火炎风动，蒙闭清窍而突然发作"（当代名医李寿山语），风、火、痰、瘀还往往互为因果，使癫痫病容易反复发作。

我在临床上，治疗小儿癫痫，常采用化痰活血、息风定痫之法，方选自拟平痫汤加减化裁。药用：丹参、郁金、菖蒲、远志、胆南星、地龙、赤芍、僵蚕、钩藤、明天麻、甘菊花、竹茹、天竺黄、代赭石、生龙牡。

若痰瘀化火，肝火炽盛者，可加配龙胆泻肝汤（或丸）；若因惊恐发病，表现为风痰盛者，可加服蜈蚣粉、全蝎粉冲服，或加磁石、生铁落；有颅脑外伤史者，宜配合抵当汤加减；若反复发作，表现为气虚血瘀者，可加黄芪、党参，亦可配合补阳还五汤加减化裁；若在癫痫休止期，多以心脾气虚，或肝肾阴虚为本，痰浊瘀血为标，治疗则需用归脾汤或杞菊地黄汤等方加当归、红花、川芎、白芷等化裁，以扶正祛邪，标本兼顾。

痰瘀相关理论在儿科上呼吸道炎症中的应用

"痰瘀相关"理论源远流长，肇始于《黄帝内经》，后经几千年历代医家的临床实践，不断深化发展，积累了丰富的临床经验和宝贵的理论见解，现已成为中医学理论中极为重要的内容。

"痰瘀相关"学说基于中医学"津血同源"理论而产生，津液与血，异名同类，均属于人体阴精范畴。而阴精为病，不外津血的亏耗或留滞，津血留滞即成痰成瘀。痰、瘀停留体内，既是一种病理产物，又是重要的致病因子，在某些特定条件下，二者常常有分有合，相互转化。痰瘀相关为患，其病证表现广泛、复杂，甚至严重、缠绵。临床中很多疑难重症，久病不愈之疾，多与痰瘀互结有关。《临证指南医案》中所载诸如痹证、积聚、癥瘕、噎膈、痛证等众多疑难久病，叶天士都认为"痰凝血瘀"是其主要病机，而从化痰祛瘀通络入手，痰瘀同治，取得了很好的临床疗效。

儿科临床，痰瘀相关为患的病证亦不少见，前已论及痰瘀相关理论在儿科肺系疾病和儿童脑病中的应用，今仅就运用痰瘀相关理论治疗小儿上呼吸道炎症中的几个病证，谈谈个人体会。

一、腺样体肥大

本病以鼻咽部腺样体增生，堵塞于鼻咽，甚至压迫咽鼓管处，造成鼻塞不通，夜寐张口呼吸，呼噜打鼾，若遇感冒，则症状更重为其临床特征。本病如迁延日久，不仅影响小儿睡眠，而且容易导致脑缺氧，影响小儿记忆力甚至智力发育。

本病相当于中医耳鼻喉科学中的"鼻塞""鼻窒""鼻齆塞"等范畴。如《圣济总录·卷一百八十》载："小儿鼻齆塞者，肺气不利也。肺主气，诸阳之气，上荣于面，其气不和，风冷乘虚，客于脑，与气停滞，搏于津液，鼻道壅遏，故为鼻齆塞。"

本病初起多属肺气虚寒，后因屡受风寒之邪外侵，邪气壅滞日久，伏留不散，以致气血运行不畅，津液涩滞凝聚，则为痰为瘀。痰瘀互结，阻遏气道，鼻息不利，则为齆塞之患。

其临床表现为：鼻窍堵塞不通，气息出入不畅，鼻流清涕或浊涕白黏，夜寐张口呼吸，鼾声呼噜不断，或有嗅觉障碍。舌质淡，苔薄白。

针对这种情况，一般习用丽泽通气汤加减以温肺益气，化瘀散结。处方：生黄芪、党参、葛根、炙麻黄、苍耳子、辛夷、细辛、浙贝母、生牡蛎、玄参、当归、皂角刺、川羌活、川芎、红花、炙甘草。

方中参、芪补益肺气；麻黄、细辛温肺散寒，宣通利窍；葛根升腾胃阳；羌活散风通络，行气活血；当归、川芎、红花活血化瘀；玄参、浙贝母、牡蛎三药即"消瘰丸"，能软坚散结，消痰化核；辛夷、苍耳子为鼻科专药。诸药合用，共奏温肺益气，化瘀散结，通利鼻窍之功。

若见鼻窍齆塞不利，涕多黄白而黏，或兼头痛头胀，夜寐不宁，鼾声明显，张口呼吸，咽干口渴，大便干结，小便短赤，舌红苔黄等，则属肺热壅滞，痰瘀郁结。治宜清宣肺热，化瘀散结。一般习用取渊汤加减。处方：柴胡、玄参、当归、浙贝母、山栀、川芎、辛夷、苍耳子、僵蚕、蝉蜕、桔梗、牛蒡子、皂角刺、白芷、莪术、夏枯草、赤芍、陈皮、甘草、生牡蛎。

方中柴胡、山栀、桔梗、牛蒡子清宣肺热，浙贝母、僵蚕、蝉蜕、皂角刺、夏枯草、陈皮、生牡蛎软坚化痰散结，当归、川芎、莪术、赤芍活血化瘀，辛夷、白芷、苍耳子宣通鼻窍。全方共奏清宣肺热，化痰活血，软坚散结，通利鼻窍之功。

二、扁桃体肥大

本病属于中医"死乳蛾""死蛾核""石蛾"范畴。如《咽喉经验秘传》说："此症核强且硬也，因胃中有实火，膈上有稠痰。"并指出"此症自人成形，胎郁胞垢，或怒气伤肝……统属郁、属火、属痰，小儿得者是，大人得者非。"可见本病与小儿的先天禀赋有一定关系。

本病的发生多因肺胃虚弱，屡受外邪侵袭，日积月累，气血瘀滞，痰凝津聚，结为蛾核，或因胃肠痰热，上熏喉关，或为肾阴不足，虚火上炎，亦可导致痰凝气滞，血气瘀结。

咽喉为肺胃之门户，肺胃不和则门户不利，痰瘀郁结则乳蛾增生肥大。如色泽不红，甚或略显苍白，表面尚光滑，并无明显疼痛者属于肺胃不和，气郁痰结，治宜行气化痰，消瘀散结。一般习用化坚二陈汤加减。处方：云茯苓、陈皮、法半夏、连翘、牛蒡子、桔梗、胆南星、僵蚕、生牡蛎、玄参、夏枯草、浙贝母、赤白芍、射干、山慈菇、皂角刺、制香附、当归、炙甘草、丹参。

方中二陈、胆南星、浙贝母化痰，连翘、枯草、牡蛎、皂角刺、山慈菇消肿散结，牛蒡子、桔梗、射干利咽，香附理气，当归、赤芍、丹参活血化瘀。全方共奏行气化痰，消瘀散结，软坚缩核之功。

本病若见口秽口渴，大便干结，咽红痰阻，蛾核凹凸不平，甚至网布血络，舌红，苔黄白、厚腻者，则多为胃肠瘀热，上熏咽喉所致，治宜通腑泻热，消瘀散结。一般习用清咽利膈汤加减。处方：银花、连翘、黄芩、山栀子、黄连、玄参、浙贝母、生牡蛎、当归、赤芍、桔梗、牛蒡子、云苓、陈皮、法半夏、山豆根、僵蚕、射干、甘草、制大黄。

方中银、翘清热解毒，芩、连、栀清胃降火，二陈、贝母化痰，僵蚕、牡蛎软坚散结，桔梗、牛蒡子、射干、山豆根解毒利咽，归、芍活血散瘀，大黄通腑泻热。全方共奏通腑泻热，解毒利咽，消瘀散结，软坚缩核之功。

阴虚火旺，虚火上炎所致的慢乳蛾，在儿科临床较为少见，在此不做赘述。

三、声带小结（附：声带息肉）

本病临床表现以发声困难或声音嘶哑为特征，属于中医学"声嘶"范畴。多因长久用嗓或发声不当引起，如说话过多，喊唱声音过大、过高，劳气伤津，致使咽喉、声带局部气血瘀滞，痰浊凝聚，形成结节，影响正常发声。

本病检查常见咽喉黏膜有轻度充血，发声困难，声音嘶哑，并伴有咽喉不适，时感喉部有痰黏着，咳之不出。喉镜检查可示有声带小结。中医学认为本病多属痰湿凝聚，气血瘀滞，宜化痰利湿，消瘀散结。一般习用薏仁散结汤加减。处方：生薏仁、防己、苍术、浙贝母、生牡蛎、橘红、玄参、海浮石、赤白芍、丹参、当归、荆芥穗、牛蒡子、桔梗、僵蚕、生甘草。

方中薏仁、防己渗湿利水，苍术健脾燥湿，浙贝母、橘红化痰行气，当归、赤芍、丹参活血化瘀，生牡蛎、僵蚕、海浮石消痰软坚散结，玄参润咽喉，桔梗、牛蒡子祛痰利咽，全方共奏消痰利湿，化瘀散结，润喉亮音之功。

本证亦可兼用《伤寒论》苦酒汤配合治之，其法为：半夏3g用苦酒（即食醋）50ml，浸泡半小时，再煎二三沸，取汁，趁热搅入鸡蛋清一个。用此药液滴喉，一日数次。此法为吾师于己百老先生常用。

附：声带息肉

本病主要症状亦为声音嘶哑，故亦属"声嘶"范畴。其病因病机亦为多语损气，或诵读过急，或高喊说唱等，致使肺经蕴热，伤及喉窍，气血郁滞，痰浊凝聚而成息肉。故其治亦可参考"声带小结"，以活血化瘀、消痰散结为法。

从痰瘀相关学说论治小儿病毒性心肌炎

小儿病毒性心肌炎，多发于学龄前及学龄期（3～10岁）儿童。其发病主要是因病毒感染（如柯萨奇、埃可、脊髓灰质炎等肠道病毒），侵犯心脏，引起心肌局限性或弥漫性的炎症性改变。

本病临床表现轻重不一，一般病例，发病前多有感染症状，如发热、咽痛、胸痛、肢体酸痛、恶心、腹泻等;稍后会出现心悸、心前区隐痛、胸闷憋气、头晕、乏力等症状。严重者,可有心律失常,心脏扩大,少数可发生心源性休克或心力衰竭,甚至猝死。而病轻者,可无明显自觉症状,只出现心电图的改变。心电图检查主要以 ST-T 改变和心律失常为特征。

归纳起来,本病临床特征以身疲乏力,面色苍白,心悸,气短,肢冷,多汗为主,其中以心律不齐(脉促、结、代),心悸怔忡最为常见(约见 50%以上,尤以早搏为多)。

病毒性心肌炎是西医病名,其西医诊断依据及治疗方法(主要是对症处理、支持疗法、抗心律失常、激素为主),我们不做讨论。在此,仅就用痰瘀相关学说为指导,对本病进行辨证论治的认识和体会分析如下:

一、源流概说

古代医籍文献中没有"病毒性心肌炎"这一病名,但有不少类似的症状和证候的描述。如早在《黄帝内经》中就有"脉痹不已,复感于邪,内舍于心⋯⋯心痹者,脉不通,烦则心下鼓,暴上气而喘,嗌干善噫,厥气上则恐。""太阳司天,寒淫所胜⋯⋯心澹澹大动。""决死生奈何⋯⋯参伍不调者病⋯⋯乍疏乍数者死。""心脉⋯⋯微急为心痛引背,食不下⋯⋯微大为心痹引背,善泪出。"从这些论述不难看出,古代医家早已认识到其病之发,有外感,有内伤,其症状表现除"心下鼓""心澹澹大动"之外,还因心位于胸中,若胸阳不振,心脉痹阻,脉络不通,不通则痛,故可见到心胸疼痛,牵引于背,脉象疏数不匀,参伍不调,亦即心律不齐等,这与西医所说的病毒性心肌炎的发病与临床表现颇有相合之处。

汉代张仲景在其《伤寒论》和《金匮要略》中也有不少"心动悸""胸痹""心痛""短气""脉促""脉结代"等病证的描述,并且记载了很多诸如"炙甘草汤""瓜蒌薤白半夏汤""茯苓杏仁甘草汤"等有效方剂,对于我们今天辨治病毒性心肌炎很有启迪和借鉴作用。

此后不少医家,对于"心悸""怔忡"都有不少阐发。如明代张景岳《景岳全书·杂证谟》中说:"怔忡之病,心胸筑筑振动,惶惶惕惕,无时不得宁者是也。然古无是名,其在《内经》则曰:胃之大络,名曰虚里,出于左乳之下,其动应衣,宗气泄也。在越人、仲景,则有动气在上下左右之辨,云诸动气皆不可汗下也。凡此者，即皆怔忡之类。"还说："此证为阴虚劳损之人乃有之。盖阴虚于下，则宗气无根而气不归源。所以，在上则浮撼于胸臆，在下则振动于脐旁。虚微者动亦微，虚甚者动亦甚。"张氏对因虚所致怔忡之病的临床表现以及发病机制阐述得十分得体。

再如，明代儿科医家鲁伯嗣认为："心藏神而恶热，小儿体性多热，若感风邪，则风热搏于脏腑，其气郁臆，内乘于心，令儿神志不宁，故发为惊。若惊甚不已，则悸动不宁，是为惊悸之病"（《婴童百问·慢惊第十六问》）。

明代王肯堂在其《证治准绳·幼科》中也指出："惊者，心卒动而恐怖也；悸者，心跳动而怔忡也，二者因心血虚少。"

鲁、王二氏所论，与小儿病毒性心肌炎的发病一因外感风热邪毒，一因内伤心血虚少，内外合邪，正邪相搏，心体受损，心用失职的实际情况颇相契合。

此外，如金代刘完素提出心悸由血虚、停痰所致，元代朱震亨提出心悸由血虚、痰动而为。清代李用粹《证治汇补》认为："人之所主者心，心之所养者血。心血一虚，神气失守，神去则舍空，舍空则郁而停痰。痰居心位，此惊悸之所以肇端也。"清代张璐《张氏医通》也认为："夫悸之证状不齐，总不外于心伤而火动，火郁而生涎也。若夫虚实之分，气血之辨，痰与饮，寒与热，外感六淫，内伤七情，在临证辨之。"清代温病学家叶天士治疗心悸的医案虽并不多，但其治疗方法却比较全面。他不偏重于金石重镇，而是主张"治法惟宜理偏"，综合其他症状进行辨证，从气血阴阳，或夹痰、夹饮、夹瘀，全面调理。吴鞠通虽然对心悸也未作过专门论述，但他在《温病条辨》载有："下焦温病，热深厥甚，脉细促，心中憺憺大动，甚则心中痛者，三甲复脉汤主之。"实际上可以看作是对急性感染性疾患引发的心肌炎性病变的病因病机、临床表现及其治疗方药的描述。

其他如清代医家王清任《医林改错》提出心悸、胸痛，有因瘀血所致者，用归脾安神等方不效，若用血府逐瘀汤治之，其效"百发百中"。清末名医唐容川《血证论》也指出："怔忡，俗名心跳。心为火脏，无血以养之，则火气冲动，是以心跳。安神丸清之，归脾汤加麦冬、五味子补之。凡思虑过度及失血家，去血过多者乃有此虚证，否则，多夹痰瘀，宜细辨之。"这就从痰瘀论治方面给我们治疗小儿病毒性心肌炎提供了新的思路。

二、病机述要

病毒性心肌炎是由外感温热邪毒或湿热邪毒引起的以心脏受损为主要病理表现的疾病，小儿容易罹患本病，主要与其生理病理特点有密切关系。中医认为，"邪之所凑，其气必虚"。小儿为稚阴稚阳之体，其"五脏之中肝有余，脾常不足肾常虚，心热为火同肝论，娇肺遭伤不易愈"。也就是说，小儿脏腑功能体现出一种"两有余三不足"状态。特别是由于小儿肺脾肾常不足的生理特点，决定了小儿较之成人，其肌肤娇嫩，腠理疏松，卫外功能薄弱，极易为外邪所侵，而且一旦发病，传变又非常迅速。

病毒性心肌炎属中医"温病"范畴。其发病初期，多为外感温热邪毒从鼻咽而入，先犯肺卫，出现发热、咽痛、肢楚、咳嗽等肺卫症状；或为外感湿热邪毒从口鼻而入，蕴郁于肠胃，影响脾胃纳运升降，表现为发热呕恶、腹痛、腹泻、停痰留饮等症状。

心肺相邻，同居上焦，肺朝百脉，辅心行血。若邪郁不解，滞留不去，必易内舍于心，一方面灼其营阴，耗其心气，形成气阴两虚；另一方面影响血行，滞而不畅，形成瘀血。最终导致心脏专一性的损害。从而出现胸闷、胸痛、气短乏力，心慌、心悸以及头晕目眩等症。

综观临床，本病病损虽然在心，但心为五脏六腑之大主，故在整个病程中，往往涉及肺、脾、肝、肾多个脏器。如肺主宣降，脾主运化，肝主疏泄，肾主蒸化，这些脏器都可因心体受损，心用失职而致功能失调。而这些脏腑功能的失调，不仅可能导致气机郁滞，水津不布，聚湿而凝痰成饮，而且因气为血之帅，血为气之母，气行则血行，气滞则血瘀，所以，很容易加重血流运行不畅，以致心脉进一步瘀阻。因此，则痰瘀互结，脉络不通，心失所养，心神不宁，心悸，怔忡，胸闷，胸痛诸证皆可加重。由此可见，痰饮与瘀血，是病毒性心肌炎病变过程中的病理产物，同时也是促使本病病机趋于复杂化，甚至使病情加重的不可忽视的重要因素。

本病病机，以正虚为本，热毒、痰、瘀为标。正虚邪实，虚实夹杂，演变多端，临证时须随证辨识，勿令有误，尤其要警惕心阳暴脱变证的发生。

三、辨治心法

病毒性心肌炎病理特征为心损正亏，邪毒羁留，以虚为本，以邪为标，临证时应首先辨明虚实：凡病程短暂，症见胸闷胸痛，气促痰多，或恶心泛呕，腹胀腹泻，舌红苔黄者，多属实证；病程长达数月，症见心悸气短，神疲乏力，面白多汗，舌淡或偏红，或舌光少苔者，多属虚证。一般而言，急性期以实证为主，迁延期、慢性期以虚证为主，后遗症期则以虚实夹杂为多见。其次辨别轻重：凡神志清楚，神态自如，面色红润，脉律整齐，脉实有力者，病情较轻；而面色苍白，气急喘促，口唇青紫，烦躁不宁，或四肢厥冷，脉微欲绝，或脉促结代，频繁出现者，病情多较危重。

有鉴于此，本病的治疗总以补心疗损，祛除邪毒为原则。但又需根据不同病期，不同临床表现等动态变化，具体情况、具体对待。如多数病毒性心肌炎患儿发病初期先有发热、咽痛、倦怠、肢楚等类似于"感冒"的病毒感染症状，继之才出现明显的心肌炎症状。此时病变特征相当于中医温病学中的温热邪毒，首先犯肺，逆传心包，故其治疗应抓住"温热邪毒，犯肺损心"这一主要矛盾，而以祛邪为急务，采用清热解毒为主，佐以养阴活血，疏表护心，以截断病势之发展。待至迁延期或慢性期，邪毒大势已去，心肌受损，气阴两伤之证情显露，脏腑功能失调，气血流动不畅，水津代谢不利，以致形成痰凝瘀阻，邪气羁留，正气受损，气阴不足的局面。针对这一阶段的病机特点，治疗应通补兼施，采用"体用兼顾养心神，敛散同施调气血"的原则，重在益气养阴，宁心安神，并配合化痰祛瘀，敛气散血，以补心体而通心用。

由于心主血脉，藏神而属火，"为阳中之太阳"，若心气不足或心阳不振，不能鼓舞气血，则血气迟滞，而致心脉瘀阻。"血积既久，亦能化为痰水"（《血证论》）。反之，痰浊内阻，亦能使气滞血瘀加重，二者常相互影响，互为因果。因此，化痰祛瘀，痰瘀同治，在病毒性心肌炎的整个病程始终，也是非常重要的一个治疗环节。

四、习用方介

病毒性心肌炎是西医病名，其病名的确诊需要有一系列西医学的检查。但如果其诊断一经确立，则提示该患儿具有必见的症状、体征和检查指标，如胸闷、胸痛、气短神疲，心慌心悸不能自主等症状；发病前有呼吸道病毒或肠道病毒感染史；特别是心电图明显改变；心脏扩大，心律不齐等体征或检查结果以资参考。换言之，即本病从发病原因，临床表现，病情变化、体征、检查，乃至于发展转归和预后都是有一定的规律可循。因而，在治疗上，除辨证论治外，尚可结合辨病以治。俗话讲："人有四百四病，药有八百八方"。也就是说，中医虽然重视辨证论治，但也并不否定专病有专方、专药治疗。根据本病"热""毒""虚""湿""痰""瘀"等病因病机之关键所在，笔者自拟治疗病毒性心肌炎基本方，名曰"通补愈心汤"，其药物组成如下：瓜蒌、薤白、法半夏、枳实、丹参、党参、苦参、生黄芪、当归、赤芍、陈皮、竹茹、金银花、生地、炙甘草。每日1剂，水煎2次，分3次温服。

本方组成，首选瓜蒌薤白半夏汤为主方，取其开胸理气，化痰除痹之效。瓜蒌薤白半夏汤为《金匮要略》方，由瓜蒌薤白白酒汤加半夏而成。原书指征谓："胸痹，不得卧，心痛彻背者，瓜蒌薤白半夏汤主之。"由于病毒性心肌炎病症表现为胸闷胸痛，心悸气短，究其致病之因，多为痰浊壅塞，气滞血瘀所致，与瓜蒌薤白半夏汤证病机相符。故取瓜蒌开胸中痰结，薤白辛温通胸中之阳，且能豁痰下气，加半夏逐饮降逆，枳实泻痰除痞，以增强开胸散结之力。白酒一味，系指米酒，色白味甘，酒度不高，虽说具有轻扬之性，可助药力，能行药势，但毕竟不宜于小儿，故去之不用。

小儿病毒性心肌炎由于病情较重，病程较长，久病入络可造成血瘀，本病多因外感风温阳邪所侵，加之小儿"阳常有余，阴常不足"，风阳邪热入侵更易化火化毒，血受热毒熏灼，亦易蒸煎成瘀；再则已如前述，心主一身之血，肺主一身之气，"气与血不可须臾相离"（《难经本义》）。亦正如《素问·经脉别论》所说："食气入胃，浊气归心，淫精于脉。脉气流经，经气归于肺，肺朝百脉，输精于皮毛。毛脉合精，行气于府。府精神明，留于四脏，气归于权衡。权衡以平，气口成寸，以决死生。"说明肺受百脉朝会，不仅其所主之气的输布宣散需要心血之载送，而且心血之循行，亦有赖于肺气的推动。所以，风温邪毒一旦侵袭于肺卫，不仅可致肺气受损，同时亦可影响至血，或气不行而血亦滞，或气不足而血运迟，这也是引起脉络瘀阻的原因之一。

上述诸多因素导致瘀血不去，新血不生，心血乏源，心脉不通，则每致患儿心悸怔忡、胸闷胸痛等症状加重，而且还可见到面色晦暗，唇甲青紫，舌质紫暗或有瘀斑瘀点，脉象涩结代等。可见，在本病的整个病程中，瘀血既是机体功能失调而出现的病理产物，同时又可能成为二级致病因子，对本病的发展转归产生重要的影响。基于这一病变机制,所以对本病的治疗,除开胸理气,豁痰除痹之外,还应随时根据血瘀的轻重,选用适当的活血化瘀之品,加入辨证论治的基础方中,以增强疗效。加减法:如一般情况可加重丹参、当归、赤芍、川芎等药的用量,如瘀血征象明显,还可选择加入蒲黄、五灵脂、桃仁、红花、降香、郁金等。

小儿病毒性心肌炎病情复杂多变,临证时一定要注意随症加减,在解决主要矛盾的同时要兼顾次要矛盾。如本病患儿除胸闷胸痛、短气乏力之外,心悸心慌亦是常见症状,有些患儿可见到心电图改变,心脏听诊可闻及心动过速,心音低钝或可有奔马律,甚至出现严重的心律不齐。针对这种情况,故在辨证论治基础方中加入苦参、丹参、党参、鹿衔草。丹参和党参可稳定心律,苦参与鹿衔草两药亦有抗心律失常作用。此外,《伤寒论》182条云:"伤寒,脉结代,心动悸,炙甘草汤主之。"故亦可合用炙甘草汤加减。但须指出的是,方中桂枝虽有通阳复脉作用,然在使用时需注意。如小儿咽红赤肿、舌红苔少时则不宜用。正如古人所云:"桂枝下咽,阳盛则毙。"即使舌淡胖,咽不红者,可用桂枝,用量一般也应掌握在6~10g以内。

其他加减化裁,如邪热扰心而见咽红肿痛,舌红脉数或结代,可加栀子、板蓝根、丹皮、玄参等,以增强清热解毒,凉血益阴之力。

湿热侵心而见呕恶,便泻,心悸难寐,舌红苔黄而腻者,可加葛根、黄芩、黄连、茯苓、菖蒲等,以增强清热利湿、宁心安神之功。

气阴两虚而见少气懒言,神疲倦怠,头晕目眩,夜寐不宁,舌红少苔,脉象细数,或促或代者,可加沙参、麦冬、五味子、黄芪、知母、炒枣仁、柏子仁、生龙牡、珍珠母等,以增强益气养阴、养心安神作用。

如若心阳虚弱,而见面色苍白,头晕多汗、四肢不温,舌质淡胖或淡紫,脉缓无力或结代者,则可用桂枝加参附龙牡汤、玉屏风散、生脉饮等合方化裁,以补益元气、温振心阳,敛汗固脱。

总之,小儿病毒性心肌炎属中医"温病""心悸怔忡""胸痹"等范畴,不论春夏秋冬四季均可发生。西医目前对本病尚无特效疗法,而从痰瘀相关学说立论,运用中医中药治疗本病,只要能把握好治疗时机,准确辨证立法、合理遣方用药,则对于提高机体免疫功能,控制病毒感染,改善心肌炎症都是有很好效果的。

医 法 活 用

　　明·陈实功在其《外科正宗·痈疽治法总论》中说："为医善用方，如将善用兵……其要在知人之强弱，识病之内外，究病之浅深，察时之顺逆。然后可汗、可攻，或吐、或下，或宜和解，或宜补益，又知某汤善汗，某散善攻，某丸善和，某丹善补，因其病而用其方，如矢发机，投之必中，中之必胜，胜之则病无不愈之理。此为医得方，用方之大法也。"而且强调"药难执方，全在活法"。其言甚是。

　　中医治病，贵在三因制宜，辨证论治。其特色尤为圆通。要知疾病是千变万化、错综复杂的，因此临证治疗时亦必须根据患者的病脉体征、临床表现，审因察机，四诊合参，灵活施治，决不可刻舟求剑，按图索骥。医圣张仲景在其《伤寒杂病论》中就强调应"观其脉证，知犯何逆，随证治之"，也是其经验之谈。《吴医汇讲·管见刍言》亦有云："病变无常，方难执一，然无定之中，自有一定之法，此即中无定体，随时而在之道也。盖离规矩不可以为方圆，执规矩亦不可以为方圆。"医者临证施治，处方遣药，要在灵机活泼。理有一定而法可变通，法有一定而方可活用。即使是用古方，亦需师其意而不必泥其方，用其方亦需依病情随时变通而药可增损。

以活血化瘀法为主治疗胃及十二指肠溃疡的体会

胃及十二指肠溃疡，是一种由于高级神经活动功能紊乱所引起的慢性全身性疾患。其发病机制往往是因反复的精神刺激，或长期精神过度紧张，造成自主神经功能失调；或因饮食不节，饥饱失常，以及过食刺激性食物等直接损伤胃肠黏膜，同时又作用于中枢神经系统，加深其调节功能障碍，引起胃液分泌失常，胃酸过多而侵蚀黏膜；胃及十二指肠蠕动亢进或减弱，以及胃肠壁血管痉挛性收缩，局部营养障碍，致使胃肠道抵抗力降低，从而发生溃疡病。

溃疡病多以胃脘疼痛为主证，时好时犯，多年不愈。轻者仅有脘腹膨胀、烧心反酸；重者可出现如灼、如刺、如割样剧痛。从本病具有的临床特点来看，当属于中医学"胃脘痛""肝胃气痛""心痛""吞酸""嘈杂"等范畴。以往对本病的认识，多责之脾胃虚寒，或肝气犯胃，每用黄芪建中汤以温健中焦，或柴胡疏肝散以理气止痛，或亦考虑本病常有胃酸过多而予乌贝散以制酸生肌。近来，笔者通过对一例冠心病心绞痛和一例血栓闭塞性脉管炎均合并有溃疡病之患者的治疗，从中得到有益启示：这两例患者，均以活血化瘀法为主，服药治疗一段时间后，除心绞痛和脉管炎症状得以缓解外，其溃疡病症状竟获消失。其中心绞痛患者在钡餐透视复查时，报告未见异常。在对这两例患者的治疗中获得意外效果的启发下，笔者以活血化瘀法为主，试拟了一个基本方剂，在辨病的基础上结合中医的辨证，又试治了数例胃及十二指肠溃疡病患者，都收到了较为满意的疗效。现将治疗方法及临床体会简述如下：

一、治疗方法

（一）基本方药

丹参、香附、当归、白芍、煅瓦楞、乌贼骨、甘草、神曲。

（二）随证加减法

1. 情志不遂，肝胃不和而现脘胁胀痛、嗳气吞酸等证，且每因情绪波动而诱发和加重者,可合柴胡疏肝散化裁之。

2．若胃脘灼痛、口干口苦、吞酸嘈杂、烦躁易怒、苔黄脉弦数,证属郁热灼胃者,当合用金铃子散、左金丸等。

3．若胃脘痞满、肠鸣腹泻者,可合甘草泻心汤加减。

4．若胃脘绵绵作痛,喜热喜按,肢凉便溏者,则系胃虚中寒,可合良附丸、黄芪建中汤或理中汤等方加减运用。

5．疼痛较剧,如锥如刺者,可加制乳没、炒灵脂等,以活血止痛。

6．兼有幽门不全梗阻,而现呕吐反胃、脘胀不适者,可合旋覆代赭汤,酌加利水、下气之品,以和胃降逆,通幽顺气。

二、典型病例

例1:杨某,男,37岁,电厂工人,1975年10月初诊。

患者胃脘灼痛3年,经地区医院确诊为胃溃疡已1年。患者于3年前即自觉胃脘部不适,时有胀痛,且每于疼痛前,先觉胃内有灼热感,数分钟后,即发作疼痛。食欲不振,口苦吞酸,大便稍干,脉弦,苔白。详询病史,知其于发病前曾因工作调动问题,思想郁闷,情绪不乐,遂渐致饮食少思,胃脘灼痛不舒。屡按胃炎治疗,有时缓解,有时加重。1年前在地区医院曾做上消化道钡餐透视,确诊为胃溃疡。近日来,诸证明显,症状表现同前,以"胃溃疡"收入住院。

中医诊断为肝胃气痛,治以疏肝和胃理气,活血化瘀止痛。处方:丹参15g,香附9g,柴胡9g,当归15g,白芍15g,郁金9g,陈皮6g,白术9g,云茯苓9g,黄连4.5g,吴茱萸3g,乌贼骨15g,煅瓦楞(打)21g,炙甘草9g,神曲9g。

3剂服后,疼痛稍缓,仍于晚饭后发作灼热疼痛。

原方出入,疼痛明显时加制乳没各6g;大便干时加大黄6g(后下);脘腹胀甚时加枳壳6g、厚朴6g;口干口苦明显时,加花粉15g、黄芩9g;恶心加半夏6g。连续服药50余剂,自觉症状消失。因当时钡剂缺乏,出院时未能做X线透视复查,但出院1年后,随访未再复发。

例2:李某,男,28岁,地质队队员。

患者面色萎黄,形体消瘦,饮食量少,时有反酸,脘部隐痛,每于饭前明显,食后稍缓,且常于夜间疼醒,舌淡苔白,脉象细弱。5年前曾在地区医院检查,诊断为"十二指肠球部溃疡"。经服氢氧化铝凝胶、维生素U等药,症状时轻时重。

辨证:思其病久入络,必有血瘀,但患者毕竟体质虚弱,久病正亏,因此治当扶正以祛邪,不可一味攻伐。处以黄芪建中汤加活血化瘀之品:黄芪30g,桂枝9g,白芍18g,当归12g,香附9g,丹参15g,党参15g,云茯苓9g,白术9g,煅瓦楞(打)15g,炙甘草9g,白蔻15g。

连服20余剂,诸证缓解,面色转见红润,因去外地出差,服药不便,遂以原方出入,易为散剂,嘱其长期服用,以期巩固疗效。

例3:陈某,男,44岁,农民。

患者曾于2年前在当地县医院做钡餐透视,诊断为"十二指肠球部溃疡,球部变形"。自觉胃脘疼痛不适数年,近来常觉脘部膨满,多食或多饮即易产生呕吐,脘部常有振水声。大便尚可,舌质暗红,舌苔白、稍腻,脉弦。

证属气滞血瘀,胃气失和。处方:丹参15g,当归9g,赤白芍各9g,香附9g,煅瓦楞(打)15g,旋覆花(包)9g,代赭石9g,党参9g,生姜9g,半夏9g,陈皮6g,竹茹9g,云苓9g,泽泻9g,猪苓9g,甘草6g。另服槟榔四消丸,早晚各半丸。

上方连服10余剂,症状缓解,不呕吐,脘腹膨满减轻,原方增损,带方回家服用。

例4:肖某,男,33岁,工人。

患者素有胃痛病史,每因情绪不好,辄易复发。近日来因家中琐事,情绪不乐,致使脘胁胀满,时作疼痛,饮食少思,口苦吞酸,在县医院透视,诊为"十二指肠球部溃疡"。因服西药效果不甚明显,故来求治于中医。

证属肝胃不和,治宜疏肝和胃。处方:柴胡9g,白芍15g,当归9g,白术9g,丹参15g,香附9g,煅瓦楞(打)15g,木香6g,炒灵脂9g,乌贼骨9g,炙甘草9g,神曲9g。

上方3剂,疼痛减轻,胀亦稍减,原方加减,连服30余剂,且配合溃疡散常服,缓收其功。

三、临床体会

1.溃疡病的发病部位多在胃小弯、幽门部和十二指肠球部。溃疡初期较表浅,呈圆形或椭圆形,从黏膜向深层组织侵蚀。因其周围组织有炎性渗出物、水肿、充血,致使局部张力增大,压迫末梢神经而引起上腹部疼痛。这些病理变化,同中医学所谓"气滞血瘀""不通则痛"的理论颇相一致。究其临床所见,无论脾胃虚寒,抑或肝胃不和,一经溃疡形成,总属"瘀滞""不通",或因气滞而血瘀,或因寒凝而血瘀,或因郁热而血瘀。其中"气滞""寒凝""郁热",实为溃疡病的致病因素,或诱发因素,而"血瘀"则是溃疡病的病理改变和病理状态。因此,治疗溃疡病,关键是在辨证论治的基础上抓住"化瘀"这个要枢。然"气为血之帅","气行则血行,气滞则血滞"。故欲化瘀,又必兼以理气行气之品,方能取效。

2. 活血化瘀药能扩张血管,促进血液循环,改善局部营养状态,因此有利于局部病灶的修复,即胃黏膜与纤维组织的再生,从而促使溃疡愈合。且局部血行流畅,炎性渗出物吸收,水肿、充血消失,亦即局部"瘀血"现象消除,从而自觉症状,特别是胃脘疼痛的主证即行解除。此即所谓"通则不痛"之故。

3. 基本方中,丹参活血,促进血液循环,归、芍养血柔肝,香附疏肝理气,兼能和胃,与归、芍、丹参相伍,气行血亦行,则肝用得疏,肝体得柔,而不致横犯胃土。更用煅瓦楞、乌贼骨以制酸、敛涩疮面,甘草甘缓和中,共奏疏肝和胃、理气活血、缓急止痛、敛疡愈溃之功,此正所谓"通则不痛"是也。至于神曲一味,意在消食和胃。因胃主受纳腐熟水谷,胃病则食纳减少,且食后不易消化,故用神曲增进胃腑受纳消化之力,消化功能恢复,胃气得健,则水谷之海充,气血化源足,五脏六腑皆可禀其养而身康病除。

和脾利水法在儿科临床中的应用

和脾利水法是采用甘淡和脾、渗湿利水的药物为主,促使体内水湿之邪由小便排出,从而达到治愈某种疾病为目的的一种方法。

脾胃在人体的重要性一向为历代医家所重视,它不仅是人体气机升降运动的枢纽，而且是人体水液输转运化的中州。人体水液代谢的全过程虽然要由肺、脾，肾、三焦、膀胱、大小肠等脏腑器官共同发挥作用来完成，其中任何一个脏腑的功能失调，都可能造成水湿内停而发生病变，但脾主运化水湿的作用则是尤其重要的一环，在临床治疗水湿之邪为患的一类疾病，无论从肺或从肾着手，都应当配合理脾和脾之法，才能收效满意。

和脾利水之法，在临床中的应用范围是很广泛的，本文仅就以该法为主治疗几种儿科常见病的体会，分述于下。

一、小儿水泻

小儿水泻，或称湿泻。其证所见，大便次频量多，水谷不分，泻下如水而无脓血，臭味不大。化验检查多见脂肪滴，细菌培养无致病菌。小便短少，舌淡红，苔白腻。

《素问·阴阳应象大论》载"湿胜则濡泄"，《难经》也有"湿多成五泄"之论。张景岳提出，"泄泻之本，无不由于脾胃。盖胃为水谷之海，而脾主运化。使脾健胃和，则水谷腐熟而化气化血，以行营卫。若饮食失节，起居不时，以致脾胃受伤，则水反为湿，谷反为滞，精华之气不能输化，乃致合污下降，而泻利作矣。"曾世荣在《活幼心书》中也指出，"水泻谓之洞泄，乃阴阳不顺，水谷不分。泻黄水而小便少，番次密而无度。是夏秋之际，昼则解衣取凉，夜则失盖感冷，冷热相激，清浊混乱；或因母自热中来，乳有热气，遽以哺之，令儿脾胃不和，水谷杂交而下。"

由此可见，水泻的成因，一由湿胜，一由脾伤。湿胜多责之长夏之际，调摄不慎，脾为暑湿之邪所困，饮食不能正常运化，故夏秋季节患此病者为多。脾伤多责之小儿脾常不足，加之乳食不节，喂养不当，暴饮暴食或过食生冷不洁之物，以致脾胃受损，运化不及，故此病多患于小儿，湿胜脾伤，不仅能使脾主运化水湿的功能失常，而且往往影响到膀胱气化不行，小肠清浊不别，从而使水湿停蓄于体内，饮食物和水液并走大肠，从后阴迫出。因此，水泻的临床表现为泻下水谷不分，小便反为短少。

关于水泻的治法，古人有不少宝贵经验。如张仲景《金匮要略》云："下利气者，当利其小便。"李东垣《脾胃论》云："诸泄利，小便不利，先分利之。"并指出："治湿不利小便，非其治也。皆当利其小便，必用淡味渗泄之剂以利之,是其法也。"古人还有"治湿不知理脾,非其治也"之说。综合各家之说不难看出,和脾利水是治疗泄泻非常重要的方法。利水者,即所以分阑门,通膀胱,急开支河,引水旁流,以分消肠道水势;和脾者,即所以健中州,运脾土,使水谷输转正常,清浊泌别得宜,则大便得实而泻止。然利水之法,其性主降,治泻纯用利水之剂,是降之又降,势必会"复伤其阴而重竭其阳",使"阳气愈消而精神愈短"(《脾胃论》),因此,在应用和脾利水法的同时,还应遵照《内经》"下者举之"之旨,辅以升举清阳,开提肺气之品,使脾胃阳气得以升腾,肺气得以宣通。自然纳化复常,水道通调,清浊分别,而无"清气在下,则生飧泄"之病作。所以,朱丹溪《幼科全书》中指出:"凡泄泻皆属湿……治法以分利升提为主。"李士材《医宗必读》治泄九法中也提出淡渗、升提二法。

至于和脾利水法治水泻,常用的方剂,可选用雷氏增损胃苓法、通利州都法,以及《串雅内编》的"分水丹"等方化裁(云茯苓、泽泻、苍术、厚朴、广陈皮、车前子、猪苓、滑石、通草、苦桔梗、藿香)。

案例:任某,男,2岁,昨日开始,吐泻交作,曾服保和丸,症仍不减。现食入即吐,饮水亦吐,大便为水样便,每日10余次,腹部微痛,小便短少,纳食不香,舌苔白。证属饮食不节,损伤脾胃,水湿不运,升降失调。治以和脾利水,和中降逆,药取甘淡芳化为宜。处方:云茯苓10g,白术6g,车前子10g(包),炒陈皮6g,厚朴6g,炒三仙10g,紫苏梗6g,藿香6g,炙甘草6g。

上方服一剂后诸症减半,服两剂后吐泻均止。

按:本方取茯苓甘淡渗泄,和脾利水为君,白术健脾燥湿,车前子渗利分消为臣,佐以厚朴、陈皮除湿散满,理气和胃,藿香、苏梗芳香化湿,和中止呕,稍加三仙以健胃消食,使脾运健,水湿除,胃气和,吐泻即愈。本例因兼呕吐,乃胃失和降之故,故未再加用桔梗等升提之品,恐其助上逆之势,呕反难止。

临床上如遇此证而兼湿热者,可配合葛根芩连汤化裁;脾虚泻久者可合七味白术散,或加山药、扁豆、莲肉等健脾止泻之品;久泻不止、脾肾两虚者,可加肉蔻、补骨脂、诃子肉等。

二、小儿肾炎水肿

小儿肌肤娇嫩,腠理不密,最容易感受外邪。外邪侵袭,表气不宣,又易使湿热内蕴。湿热邪毒一方面可以充斥于外,引起咽喉肿痛(如扁桃体炎、咽喉炎)、皮肤疮疡(如化脓性皮肤感染)等症,另一方面也会壅遏三焦,使"气液不能宣通,则停滞而生水湿"。水湿内蓄,不得排泄而溢于肌肤,则会导致水肿。小儿肾炎水肿即因于此。

张景岳说:"凡水肿等证,乃肺脾肾三脏相干之病,盖水为至阴,故其本在肾;水化于气,故其标在肺;水惟畏土,故其制在脾。今肺虚则气不化精而化水,脾虚则土不制水而反克;肾虚则水无所主而妄行。"故治水肿,应着重对肺、脾、肾三脏进行调理。从临床实践观察,调理肺、脾、肾三脏之中,尤以理脾为关键,而理脾又以利水为先务。用甘淡养脾,渗泄利尿之品,促使体内水湿外排,以达到消肿的目的,即是理脾的重要方法之一。因此,曾世荣在《活幼心书》提出治水肿"法当随四时用药,解表、通利小便……投滋润救脾、导水汤剂渗泄之,乃为良法"。

和脾利水法治疗小儿肾炎(包括急慢性肾炎、肾病综合征)水肿的常用方剂,可选用五苓散、五皮饮、茯苓导水汤、实脾饮等方化裁,药用云茯苓、泽泻、猪苓、桑白皮、陈皮、大腹皮、白术、防己、生黄芪、生姜皮、车前子、桂枝等。

案例:赵某,男,4岁。患儿为肾病综合征,近以腹胀、腹泻最为突出,面目浮肿,舌淡嫩,脉弦滑,证系肾气未复,脾阳又伤。先拟分利扶脾为法,处方:云茯苓9g,桂枝9g,猪苓9g,炒白术9g,陈皮9g,泽泻9g,大腹皮9g,姜皮9g,厚朴6g,冬瓜皮9g,莱菔子9g,焦三仙各9g。

服药1周后浮肿消退,腹胀、腹泻亦除,唯多两目陷下,为实邪暂祛,虚象显露,仍以和脾利水为法,处方:云茯苓9g,泽泻9g,白术9g,嫩桂枝6g,猪苓9g,陈皮9g,生黄芪9g,苡仁9g,连翘9g,车前子(包)9g,神曲9g,甘草6g。

上方再进1周,诸证悉减,尿检:蛋白痕迹,继以和脾利水法调理而愈。

三、小儿痰嗽

"肺为贮痰之器,脾为生痰之源"。脾湿不运,最易聚而成痰成饮。痰饮之邪上渍于肺,肺气阻逆而生喘嗽痰多,喉中辘辘。这类病证常见于小儿素体脾胃虚弱,运化不健,久患支气管炎,或肺炎后期仍痰湿不除者。

痰饮既为脾失健运，湿聚而生，故治疗自宜利水和脾为先。利水则湿邪有外出之路，湿去则脾困自除而中土得和。脾和胃清，焉有生痰成饮之虑，若更佐以消痰止嗽之品，则痰嗽嗣龉可平无疑。

应用和脾利水法治疗小儿痰嗽的常用方剂，可选二陈汤、葶苈大枣泻肺汤、三子养亲汤，以及千金苇茎汤等方化裁，药用云茯苓、法半夏、陈皮、苏子、莱菔子、葶苈子、苡仁、桑白皮、冬瓜仁、桔梗、甘草等。

案例：伦某，男，1.5 岁。患儿感冒咳喘后，近 3 个月来，一直喉中辘辘，嗣龉痰鸣，微咳不重；纳食欠佳，大便偏溏，舌苔白。查：两肺满布痰鸣音。胸透未见炎性病变。证系素体脾虚，聚湿生痰，上渍于肺，故治以和脾利水，消痰化饮为法。处方：桑白皮 9g，桃杏仁各 6g，生苡仁 15g，冬瓜仁 9g，葶苈子 6g，炒苏子 6g，云茯苓 9g，炒陈皮 6g，法半夏 6g，生甘草 3g。

上方随证加减，连服 10 余剂，诸证皆除。

四、小儿多汗证

汗液是人体水液的一部分。《素问·阴阳别论》说："阳加于阴谓之汗。"阳盛则热，热迫阴液外泄，可令汗出，其汗出必蒸蒸大热，汗出而热不退。"汗为心之液"，心气不足，或心阴亏损，亦常汗出，其汗出必兼心悸气短，或虚烦不宁。肺主气，外合皮毛，肺气不足，卫表不固，亦多有汗出，其汗出每伴有气短乏力，动则汗出喘促。此外尚有"阳虚自汗""阴虚盗汗"之说。这些类型的汗证，在儿科临床有之，但不常见。临床常见的小儿多汗证，每身无他病，常易汗出，尤以头汗为多。《伤寒论》说："但头汗出，身无汗，齐颈而还，小便不利，渴引水浆者，此为瘀热在里。"朱丹溪《脉因证治》亦说："湿能自汗"。盖小儿常因饮食积滞，损伤脾胃，运化失司，湿浊内停，蕴结久而化热，湿热相搏，熏蒸于上，故呈头汗漉漉。水湿既蒸为汗，从肤腠毛窍而泄，则必然下渗膀胱而为溺者少，故证见小便短少。此理可从常人汗少则溺多、汗多则溺少的现象中悟出。因此，治疗小儿这种多汗证，应当审证求因，采用和脾利水之法，佐以消积除蒸之品，一方面通利州都，运脾利湿，一方面消导食积，清热除蒸，使水湿从下而泄，内热得以解除，则必无蒸腾作汗之疾。

应用和脾利水法治疗小儿多汗证的常用方剂，可选用五苓散、保和丸、蒿芩清胆汤、泻白散等化裁，药用云茯苓、泽泻、猪苓、陈皮、莱菔子、炒三仙、连翘、知母、黄芩、嫩青蒿、地骨皮、甘草等。

案例：丹某，男，1.5 岁。患儿面色苍白，纳呆食少，常自汗出，尤以头汗为多，每睡后即将枕巾渍湿。近日大便次频，偏稀，舌苔白。证系脾虚不运，食积化热，蒸迫作汗。治以和脾利水，消食除蒸。处方：云茯苓10g，泽泻 6g，猪苓 10g，地骨皮 10g，陈皮 6g，黄芩 10g，炒三仙 15g，木瓜 6g，乌梅 10g，炒白芍 10g，甘草 3g。

服药 3 剂后，汗出减少，食欲见增，戏耍活泼。继进上方增损，调理而愈。

调肝理脾法在儿科临床中的应用

调肝理脾一法，是中医儿科常用治法之一。小儿常见的消化系统和神经系统方面的不少病证，均可用此法调治而获愈，笔者结合临床实践和个人点滴经验，对此法在儿科临床中的应用讨论如下，以冀就正于同道。

一、调肝理脾法的理论根据

人体是一个统一的有机整体，各脏腑组织之间，在生理功能上相互制约，相互依存，相互协调，相互为用，在病理上又常常相互影响，相互传递着各种信息。五脏中，肝脾两脏的协调配合，与人体健康的关系非常密切。肝属木，脾属土，"土得木而达"（《素问·宝命全形论》），木得土而润。肝的疏泄功能直接影响着脾胃的升降。肝若疏泄正常，则脾能正常升清，胃亦能正常降浊。肝的疏泄功能还直接影响着胆汁的分泌和排泄，而胆汁的正常分泌和排泄，又有助于脾胃对饮食物的消化和吸收。反过来看，脾胃正常的升降、纳化，保证了气机的调畅，血源的充足，又为肝主疏泄和藏血的功能奠定了基础。所以，肝的疏泄、藏血功能正常，脾胃的升降，纳化功能协调，乃是人体气机调畅，气血和顺，经络通利，脏腑、器官得以维持正常生理活动的重要环节。否则，肝气不和，脾胃失调，都可引起肝脾两脏不能协调配合，而出现眩晕，乏力，脘胁胀满、疼痛，呕逆、嗳气，或者纳食不化，二便不调等种种病理现象。

小儿生机蓬勃,发育迅速,其气血、营卫之来源,肌肉、肢体之发育,脏腑、经络之功能等,都需要有足够的营养以供应。因而,小儿对水谷精微等营养物质的需要量相对较多,在其生长发育进程中,对阴血的消耗也相对较大。但是,由于小儿脾胃功能尚未健旺,运化和吸收能力有一定限度,因此,相对地表现为阴血薄弱,阳用太过。明代医家万全把小儿这种生理、病理特点归纳为"脾常不足,肝常有余"。由于"脾常不足",所以小儿常因喂养不当,调护失宜,而致脾胃受伤,出现消化紊乱、伤食、吐泻等病证。由于"肝常有余",所以小儿如果因寒暖不适,外感发病,最易化热化火,甚至引起高热、惊厥、神昏、抽搐等病证。

综上所述,由于小儿肝、脾有这种生理、病理的特殊性,所以决定了在临床实际中,小儿因脾虚肝旺而引起的病证比较多见,调肝理脾的治疗方法也就比较常用。

二、小儿肝脾不调病证的主要诊断依据

1. 气色变化　肝色青,脾色黄。肝失冲和,气血不调,脾失健运,化源不充,以致气血无以上荣。故肝脾不调的小儿面部气色多苍黄不泽,特别是目内白睛晦滞不清,目下睑胞及口周发青发暗。

2. 特异症状　肝主升动,脾营肌肉。肝脾不调小儿每因肝阴不足,肝阳偏胜,脾运不健,肌肉失养,而表现为性急多动,食少形瘦,腹胀时痛,二便不调。若属肝胃火盛者,亦可表现为食量虽多,但饮食不能充养肌肤,且性情焦躁易怒,执拗难管。

三、调肝理脾法常用药物

1. 调肝常用药

(1)养肝柔肝:白芍、当归、乌梅、柏子仁、酸枣仁、龟板。

(2)疏肝理气:香附、柴胡、郁金、青皮、台乌药、川楝子。

(3)平肝潜阳:生龙骨、生牡蛎、钩藤、白菊花、代赭石。

2. 理脾常用药

(1)健脾益气:党参、茯苓、白术、山药。

(2)燥湿运脾:苍术、厚朴、草果、藿香。

（3）和脾渗湿：扁豆、薏苡仁、莲子肉。

（4）理脾和中：砂仁、木香、陈皮。

（5）醒脾开胃：焦三仙、莱菔子、鸡内金。

四、调肝理脾法在儿科常见病治疗中的应用

1. 小儿厌食症　小儿厌食，古称"不思食""恶食"。现代医学称作"神经性厌食症"。本病发生原因很复杂，但常见原因为喂养不当，饥饱无度，或零食、杂食损及胃肠。亦有因受惊受辱，情绪抑郁，或强食逼食，逆其所愿。这些原因都可导致小儿以食为苦，或视食而惧。究其病机，则多责之肝脾不和，气机不调，胃肠功能紊乱，故治疗应以调肝理脾，健胃消食，疏气防积入手。笔者根据多年的实践经验，自拟具有醒脾柔肝、健胃增食功效的"小儿增食汤"用治本症，收效满意。

小儿增食汤组成：云茯苓 10g，苍白术各 6g，枳壳 6g，生白芍 10g，乌梅肉 10g，木瓜 6g，焦槟榔 6g，焦三仙各 10g，清半夏 6g，陈皮 6g，炙甘草 3g。水煎，分三次温服，每日一剂。

如兼大便稀溏者加怀山药 15g、白扁豆 10g；兼大便干燥者加炒莱菔子 10g、火麻仁 10g；脘腹胀满，食后恶心欲呕者加砂仁 6g、藿香 6g、厚朴 6g；食不消化者加鸡内金 10g；体质虚弱者加太子参 10g、生黄芪 10g。

2. 小儿腹泻　小儿腹泻的临床证型很多，寒、热、虚、实均可致泻，若因暴受惊吓，造成气机逆乱，肝脾不调，亦常引起腹泻便青，睡眠易惊。此等腹泻，谓之惊泻，其治若单以健脾，收效甚微，必须柔肝健脾，肝脾两调，方能奏效。笔者自拟"疏木运土汤"，临床随证加减，用之有效。

疏木运土汤组成：苍白术各 10g，白芍 10g，防风 6g，云茯苓 10g，陈皮 6g，葛根 10g，车前子 10g（包煎），炙甘草 3g，水煎，分三次温服，每日一剂。

兼伤食者加焦三仙各 6g；兼风寒者加藿香 6g、苏叶 6g；兼湿热者加黄芩 6g、黄连 3g、滑石 10g；惊惕不安者加钩藤 6g（后下）；脾虚者加党参 10g、怀山药 15g、莲子肉 10g、薏苡仁 15g；久泻肾虚者可合四神丸；偏虚寒者加炮姜 3g、制附片 3g。

3. 小儿气厥症　小儿气厥，又名"屏气发作"，俗称"气死病"，临床多见于 3～7 岁小儿。若发生于 1～3 岁小儿，又称作"婴幼儿呼吸暂停综合

征"。本症是儿童时期一种呼吸方面的神经官能症,常因恼怒、啼哭、突然动气而引起气声不续,面唇青紫,一时性神昏肢厥,不省人事。轻者半分钟左右,重者 2～3 分钟可苏醒。醒后一般有神疲,嗜睡,或长吁短叹之候。本症极易复发。究其病因病机,多由平素饮食不节,偏食、挑食,脾胃虚弱,加之父母娇宠溺爱,任性执拗,故一遇激怒、惊惧,或情意不遂之时,便使肝气郁结,升降之机闭阻,以致神明受扰,清窍被蒙而发生一时性昏厥。因此,对其治疗亦应抓住脾虚肝郁这一本质,采取理脾和中、调肝平冲、疏气开郁的方法,选用逍遥散,酌加郁金、菖蒲、枳实、神曲、砂仁等主之。

4. 小儿多动症　指学龄前或学龄期儿童在生长发育过程中,由于心脾血虚,肝肾不足,肝阳升动太过而引起的行为、动作出现异常现象的综合征。其表现为:在常态下出现不同程度的多动不安,精神不专,兴趣无恒,言语冒失,智力与同龄正常儿童相比虽无明显差异,但常好动,注意力不集中而明显影响学习成绩。

中医认为,心主血而藏神,心得血养而神专所用;脾生气血而主静,脾运健、气血充则思绪稳定;肝藏血而主谋虑,肝血充足则虑远谋深,遇事沉稳镇静;肾藏精而通于脑,肾精充足则脑海充盈,智力聪慧。假若小儿禀赋虚弱,心脾血虚,肝肾阴亏,最易导致阳无阴敛,升动不宁,而出现一系列阴静不足,阳动有余的证候。因此,在治疗这种小儿多动症时,必须以益脾柔肝,交通心肾为法,以镇静制动,安神定志,方可使其行为、动作、神志活动渐趋正常。本病选方可以用参芪地黄汤、桂枝加龙牡汤和甘麦大枣汤合方化裁,酌加酸枣仁、远志、菖蒲、钩藤、龟板胶、鹿角胶等主之。

5. 小儿疝气(腹股沟斜疝)　本病多因先天禀赋不足,胎期发育不全,少腹膈膜松弛不收,更因啼哭动气,用力过度,以致肝气郁滞,中气下陷,迫使腹内肠段下入阴囊,从而形成疝证。故本病与肝、脾两脏均有关系,其治疗亦必须调肝顺气,补脾升陷兼顾,方用补中益气汤合天台乌药散、茴香橘核丸化裁主之。

本病尚可配合外治之法:用艾绒适量,将五分硬币包裹成圆饼状,外以纱布作袋,缝定。用时,令患儿仰卧,将疝头推之入腹,然后将艾币饼置于疝孔处覆压之,并用布制之疝气带兜托固定。每晚松缚调整一次,避免擦伤局部皮肤。一般 7～10 天为一个疗程。

6. 小儿高热惊厥　有些小儿一遇外感,即易发热抽风,西医神经系统检查,并无异常,镇静、补钙等法不能根治,中医单纯平肝息风,止痉安神,疗效亦不巩固。这种小儿常表现为精神不振,面色不华,毛发不泽,形体瘦弱,发育欠佳,平素烦躁易怒,食少便溏,夜寐欠安,山根色青等。此症辨析多系先天不足,后天失养,气血亏少,肝旺脾虚。肝为刚脏,主藏营血。营血者,水谷之精气也,来源于脾胃。今脾虚不能运化水谷精微,化生气血营卫,肝失营血以养,则阳无阴敛,极易动而生风。故治此症,固宜平肝息风,但更应健脾益气。

治疗此症,因外感发热,抽搐发作时可用雷氏清离定巽法加减:

金银花 10g,连翘 10g,竹叶 6g,生地 12g,玄参 10g,甘菊花 10g,桑叶 10g,钩藤(后下)10g,木瓜 6g,白僵蚕 6g,川贝母 6g,胆南星 6g,甘草 3g,水煎温服,每日一剂。

发作过后,平素宜调和肝脾以固本善后,方用者仲仁经验方:

人参 30g,紫河车 1 具,白术 30g,茯苓 30g,银耳 20g,天麻 20g,羚羊角 3g,全蝎 15g。

上药共研细末,每服 2g,每日 2 次,以钩藤少许煎水送下。

7. 小儿癫痫　临床证候特征为:突然仆倒,昏不知人,口吐涎沫,两目直视,四肢抽搐,或作猪羊样叫声。发过即苏醒,醒后如常人。本病之生,虽有惊、风、痰、热、食、瘀等不同类型,但究其根本,则以脾虚肝旺,风痰上扰为主。小儿“脾常不足,肝常有余”。脾不足则痰浊内伏,肝有余则不仅可横犯脾土,而且易致风阳上扰,因而痫证由作。所以,治疗小儿癫痫,常可采用和肝健脾、涤痰开窍、息风止痫之法。笔者自拟“熄痫灵”汤方,随证加减,效果比较理想。

熄痫灵汤方:龙胆草 10g,白菊花 10g,陈皮 6g,半夏 10g,胆南星 10g,云茯苓 10g,代赭石 20g,郁金 10g,白矾 3g,石菖蒲 10g,神曲 10g,天麻(先煎)10g,钩藤(后下)6g,赤白芍各 10g,炙甘草 6g,全蝎(研冲)6g。水煎分三次温服,每日一剂。

本方亦可以 3 倍剂量,共为细末,每服 3～6g,日服 3 次,温开水送服,或用蜂蜜调服。

加减法:痰甚者,加入天竺黄以豁痰利窍;肝阳上亢者,加珍珠母、生龙骨、生牡蛎以平肝潜阳；内风抽搐频发者，加僵蚕、地龙、蜈蚣以息风止痉；心神不安、少寐多梦者，加琥珀、远志、酸枣仁以安神宁心；气滞血瘀者，酌加桃仁、红花、丹参、当归、川芎等以活血化瘀。

清浊升降理论及其临床应用

　　"天地之道，阴阳而已；阴阳之理，升降而已。"升降是天地阴阳之气运动变化的最基本形式。升，谓上升，降，谓下降。升极则降，降极则升，升降不已，则天地之气交泰，万物生化不息。故一岁有一岁之升降，一日有一日之升降。"自冬至一阳生，以至芒种，而此阳之升而极也。自夏至一阴生，以至大雪，此阴之降而极也。所谓一寒一暑，而岁序行焉，一岁之升降也。一日之内，子半而阳升，寅卯而日出于天，阳之升也；午半而阴生，酉戌而日入于地，阴之降也。所谓日往月来，而晦明成焉，一日之升降也。"因此，《素问·六微旨大论》说，"气之升降，天地之更用也……升已而降，降者谓天；降已而升，升者谓地。天气下降，气流于地，地气上升，气腾于天。故高下相召，升降相因，而变作矣。"由此说明，气的升降，是天地阴阳更相交替而发生的作用。在上的天阳之气，下降而为雨露，系由地气上升所转化，在下的地阴之气上升而为云雾，系由天气下降所转化。正所谓"阳无阴则不降，阴无阳则不升"。在上之气不可一刻不降，在下之气不可一刻不升。日月寒暑，风云雨雪等自然现象的变化，无不由乎这种天地阴阳之气升降转化而形成。

　　"天地之理且然，人身清浊亦如是也。"人身犹一小天地也，同样不可以无升，也不可以无降。人身脏腑，表里相配。脏阴腑阳，各有升降。阳主升，阴主降，本为自然之理，但阳中有阴，阴中有阳，在下者必升，在上者必降。故腑为阳，阳本升，而饮食入胃必使之下降，犹天气之下降而为雨也，阳腑中浊气一刻不降，则上逆而有壅塞散越之忧；脏为阴，阴本降，而精微之气必使之上升，犹地气之上升而为云也，阴脏中清气一刻不升，则下流而有虚竭沦陷之虞。可见,阴阳之气清浊升降的运动正常与否,不仅关系到自然界动态平衡的维持,而且对于人体健康之影响也至为重要。有鉴于此,本文对人体清浊升降理论及其临床应用试作如下探讨。

一、清浊升降理论的基本概念

清浊升降理论,在中医医籍中记述广泛,但就其基本概念来看,可从以下几个方面理解:

1. 清升浊降是人体气机运动的规律 《素问·阴阳应象大论》曰:"清阳为天,浊阴为地。地气上为云,天气下为雨,雨出地气,云出天气。故清阳出上窍,浊阴出下窍;清阳发腠理,浊阴走五脏;清阳实四肢,浊阴归六腑。"本段经文以自然界云雨的形成为比喻,形象地阐明人体清阳、浊阴的升降走注过程。文中所谓"清阳"与"浊阴",实为相对之词,并不是专指某一物质或功能。大凡体内轻清之质者,皆属清阳范畴。如出上窍(口、鼻、目、耳)的涕、唾、气、液,乃水谷精微中轻清上升之部分所化,它宣发于上,可以濡润官窍,转为呼吸、声音,以及味、嗅、视、听等感觉功能。又如发于腠理和充实四肢的"清阳",实为水谷精微中剽悍滑利、清浮外达的卫阳之气,具有卫护体表,抗御外邪,通达四末的作用。大凡体内重浊之质者,皆属浊阴范畴。如归六腑、出下窍(前、后二阴)的污秽糟粕,是指摄入的水谷及其经过消化、吸收剩余后的残渣和水液等混浊之物,它们须经六腑传化,然后分别由大、小二便排出体外。又如灌注五脏的营、血、津、液等阴精物质,是指水谷精微中浓厚稠浊的部分,它们各由五脏所藏,起到柔润滋养五脏的作用。

由于清阳与浊阴的质地、属性不同,故其走注的方向也各异。《灵枢·阴阳清浊》说:"清者上注于肺,浊者下走于胃。"说明清阳之质轻清,故其走向偏于向上向外,浊阴之质重浊,故其走向偏于向下向内。二者一表一里,一升一降,构成了表里相济,升降协调的对立统一关系,从而维持着机体正常的新陈代谢活动以及生长发育过程的平衡。由此可见,清升浊降是人体当中阴阳之气相互运动的一般规律。

2. 脾升胃降是人体气机运动的枢纽 清升浊降是人体内部气化过程中升降运动的一般规律,而这一生理活动的进行,主要以脾胃为枢纽。脾胃同属"仓廪"之官,但脾为太阴湿土之脏,其性恶湿而喜燥,燥则脾气健运、清阳能升,水谷精微得以上输。《素问·经脉别论》所说的"脾气散精,上归于肺"就是对脾自下而上的输布功能的具体描述。这种功能后世称之为"脾主升清""脾宜升则健"。胃为阳明燥土之腑,其性恶燥而喜润,润则胃气和顺,浊阴可降,水液糟粕得以下行。《素问·五脏别论》说:"水谷入口,则胃实而肠虚;食下,则肠实而胃虚",这种自上而下的"胃满则肠虚,肠满则胃虚,更虚更满,故气得上下"的生理过程,正是"胃主降浊""胃宜降则和"的体现。

脾升胃降不仅是脾胃本脏之功能,而且是人体整个气机升降的枢机。"脾升则肾肝亦升,故水木不郁,胃降则心肺亦降,故金火不滞"。因此,清代医家黄元御强调指出脾胃中气,乃为"和济水火之机,升降金木之枢。"

3. 三焦孤府是人体清浊升降的道路　清浊升降的正常与脾胃的斡旋枢转作用有关,同时也有赖于三焦气机的通畅。"三焦者,决渎之官,水道出焉"。就水道而言,上连于肺,下达于肾及膀胱。肺为水之上源,由脾胃消化吸收的水谷精微,经脾之转输,其清中之清者上归于肺,再由肺的"上焦开发,宣五谷味"的功能敷布周身,从而发挥其"熏肤、充身、泽毛,若雾露之溉"的作用,其清中之浊者,则由肺脏主肃降,通调水道的功能,下输于膀胱,变化为尿液,排出体外。故《难经》也说:"三焦者,水谷之道路,气之所终始也"。可见,三焦孤府既是水道,也是气道。人体阴阳之气清浊升降的运动必经此通道而为之上下。所以章虚谷说:"凡表里之气莫不由三焦升降出入";"凡周身表里上下,阴阳升降,气血流行,莫不由三焦转输"。

二、清浊升降理论的临床应用

黄元御说:"人之中气左右回旋,脾主升清,胃主降浊。"喻嘉言也指出:"人虽一胃,而有三脘之分,上脘象天,清气居多,下脘象地,浊气居多,而其能升清降浊者,全赖中脘为之运用……中脘之气旺,则水谷之清气上升于肺,而灌输百脉;水谷之浊气下达于大、小肠,从便溺而消。"这些论述正是对脾以升清为健、胃以降浊为和的具体说明。脾气当升,脾升,则能为胃行其津液,布散水谷之精而上归于肺,再经肺而和调于五脏,洒陈于六腑;不升则后天失养,脏腑荣养无源,营卫气血生化不足,筋骨皮肉不得其荣,临床可见神疲肢倦,短气懒言,食少便溏,肌肉不丰;若不升反降,则脾虚下陷,可见泄泻不止,脱肛、阴挺、狐疝下坠等多种表现。胃气当降,胃降,则浊气下行而糟粕得以下传至大、小肠,然后排出体外,腑畅则肺脏清肃令行,水道自可通调;不降,则浊气壅滞,糟粕不出,三焦阻塞,气道、水道不通,临床可见脘腹胀痛,纳呆不食,便结不通或小便不利等;若不降反升,则胃气上逆而为恶心、呕吐、呃逆、反胃等。

脾胃清浊升降的功能不是孤立的,而是互相影响的。清气不升可以导致浊气不降;浊气不降,又可引起清气不升。因此,临床中往往可见纳呆脘胀、恶心呕吐,与二便不调等证同时出现。此外,脾胃清浊升降失常,还可以促使"五脏不安",而致其他脏腑发生病变,如眩晕、咳逆、水肿、臌胀诸证,皆与之有关。可见脾胃清浊升降的运动,无论在人体生理上,还是病理上都占有相当重要的地位。下面,列举病案数则,以资佐证:

1. 吐泻案　林某,男,5岁。1983年12月31日初诊。患儿吐泻交作两天,每日腹泻三四次,呕吐两次,脘满纳呆,时有肠鸣辘辘,便色深褐,呈水样,不带黏液。

中医辨证属于饮食不节,脾胃不和,清浊相干,升降失调。治拟健脾和胃,升清降浊,分消水湿,佐以消食为法。处方:云茯苓10g,炒白术10g,车前子(包煎)10g,藿香叶10g,炒陈皮6g,炒三仙15g,紫苏梗6g,煨葛根10g,生甘草3g。上药服两剂,吐泻均止,继以启脾丸调理巩固。

按:《素问·阴阳应象大论》曰:"清气在下,则生飧泄;浊气在上,则生膜胀。"《灵枢·五乱》曰:"清气在阴,浊气在阳……清浊相干……乱于肠胃,是为霍乱。"这两段经文都强调清浊升降失常,在上可致脘腹胀满,恶心呕吐,在下可致大便泄泻,或完谷不化。据此而立法,自当升其清而降其浊。本例吐泻交作,其病机正与此合。故用茯苓、白术、车前甘淡和脾,渗泄水湿,合以藿香芳化之品,则引湿浊之邪可从小便而出。如此则湿浊去,脾运健,清气升而其泻可止。所用葛根一味,旨在升腾清阳以助其提举之力。又,陈皮和胃,苏梗降气,三仙消食,甘草和中,诸药相合,则胃和气降,而脘满、呕吐诸证可除。纵观全方,既可升清,又可降浊。清浊升降复常,故吐泻之证并愈。

2. 眩晕案　1983年10月曾治一中学生,男,14岁。自诉头晕、昏沉不适半月余,伴有纳呆脘痞,时发恶心,夜寐多梦,记忆力减退。二便尚可,舌苔白腻,脉象濡缓兼滑。

当时辨证为脾运不健,湿阻中阳,清气不升,痰浊不降,内扰心肝,神魂不藏。故投以半夏白术天麻汤加味,升清降浊,宁心平肝,处方:法半夏6g,陈皮6g,云茯苓10g,炒白术6g,天麻6g,杭菊花10g,远志肉6g,菖蒲6g,粉葛根10g,炒枣仁15g,甘草6g。服上药6剂,头目清利,又服6剂而诸证痊愈。

按:考眩晕一证,历代医家见地不一,如《内经》有"诸风掉眩,皆属于肝"和"上气不足""髓海不足"之论;刘完素认为乃风火所致;朱震亨强调因痰浊为患;张介宾则谓"无虚不作眩,当以治虚为主"。本案述证,显系脾湿痰阻,清阳被蒙为主,故用苓、术健脾运湿,夏、陈理气化痰,和胃降逆,菖蒲、远志祛痰兼以宁神,菊花、天麻平肝又善清脑,葛根一味,用于大队降浊药中,取其升腾清阳之功,以使"离照当空,阴霾自散"。

3. 蛋白尿案 王某,男,14岁。1983年1月11日初诊。患者曾因肾盂肾炎,小便频数收入儿科病房,以清热利尿及调补脾肾之剂治疗,证有好转,但尿中蛋白(++++),长期不消。后又以慢性隐匿性肾炎转内科病房治疗数月,而获效甚微,且日渐感觉乏力,肢困,面色苍黄不华,肌肉欠丰。除眼睑晨时微胀外,并无明显浮肿。纳谷不香,大便偏稀,舌苔白,脉象弦缓。细察其证,皆属脾虚不运,清阳不升,精微不布,精华下渗之故。因此,暂拟补中益气汤加味治之。处方:党参10g,生黄芪30g,白术6g,云茯苓10g,陈皮6g,绿升麻6g,柴胡6g,全当归6g,蝉蜕6g,白茅根15g,甘草3g,炒枣仁10g。服上药4剂后,化验尿中蛋白呈阴,后以原方继进20余剂,服药期间偶有尿蛋白出现(+),但基本稳定。因其有时咽红不适,遂在原方基础上,配服知柏地黄丸,每晚一丸,又服月余,疗效巩固。

按:中医认为蛋白尿的产生,与脾气不升、肾虚不固有关。本例责之前者为主,即《灵枢·口问》所谓,"中气不足,溲便为之变"。故用补中益气汤加味,补益脾气,升举清阳,稍佐利水降浊之品,而收显效。

限于篇幅,仅举上述数例,足以说明脾胃位居中焦,为人体清浊升降之冲要。脾气当升,胃气宜降。脾气应升而不升者,治疗当益其气而升举下陷之阳,方药可选补中益气汤、升陷汤、举元煎、益气聪明汤等。若胃气应降不降者,则又当选用橘皮竹茹汤、旋覆代赭汤,以及藿香、厚朴、丁香、柿蒂、吴茱萸等方药,以调中降逆。至于脾之清阳不升与胃之浊阴不降并见者,又需升清降浊,双管齐下,使中焦得和,升降复常,清浊归位,病庶可愈。

升清降浊法治疗小儿腹泻的体会

腹泻是小儿最常见的病证之一。近年来,笔者运用升清降浊法为主治疗本病,取效满意,有所体悟,故不揣浅陋,略述如下:

一、主要临床表现

小儿腹泻,临床常见以轻度或中度为主,其主要表现为大便次数增多,少者每日 3～5 次,多者可达每日 10 余次;大便颜色多呈黄绿色或黄褐色,大便性状多呈水样便或蛋花样,抑或稀糊状,多数夹有奶瓣或不消化的食物残渣,少数夹有泡沫或少量黏液;大便镜检可有脂肪球或少量红、白细胞;小便短少或正常。一般伴有纳食减少,个别患儿伴有恶心呕吐或轻度腹痛。腹泻患儿的舌苔多为白苔或白腻苔;体温一般正常,个别稍高。

临证所遇,有些腹泻小儿合并水痘、湿疹,抑或兼有感冒、咳嗽等。

二、临床辨证分析

小儿腹泻常证可分为风寒、湿热、伤食、脾虚、脾肾俱虚等。

1. 风寒泻者,泻下清稀色淡,无明显臭气,夹有泡沫,肠鸣腹痛,或伴有鼻塞流涕,轻度发热,舌苔白腻,脉浮,指纹淡红。

2. 湿热泻者,泻下稀薄,水分较多,或如水注。每日便泻数次或十数次,粪色黄绿或深黄而臭,或夹少量黏液。小便短赤,或伴发热、口渴。舌苔黄腻,脉数,指纹紫。

3. 伤食泻者,便泻酸臭,或如败卵,泻前有轻度腹痛,哭闹,泻后痛减稍安,脘腹膨满,口臭纳呆,或伴恶心、呕吐。舌苔微黄厚腻,脉滑,指纹紫滞。

4. 脾虚泻者,大便稀溏,或呈稀糊状,色淡不臭,多见食后作泻,时轻时重,反复发作。面色萎黄,肌肉消瘦,神疲倦怠。舌淡苔白,脉弱,指纹淡。

5. 脾肾俱虚泻者,久泻不止,粪质清稀,完谷不化,四肢欠温,面色苍白,形体消瘦,精神萎靡,睡时露睛,舌淡苔白,脉沉细无力,指纹淡。

三、常用治疗方法

小儿腹泻的病因比较复杂,有因外感者,有因内伤者,有因素体虚弱者,亦有因久病失调者,但其病位总不离乎脾胃。盖脾之与胃,相为表里,胃主受纳腐熟水谷,以通降下行为顺,脾主运化输布精微,以升清上运为健。只有脾健胃和,才能升清降浊,内以养五脏六腑,外以保二便调畅。然小儿脾常不足,胃肠脆弱,一旦饮食不节,寒热不调,则易内扰中州,导致脾胃失却消运之权,气机因而逆乱,湿浊因而停滞,清浊随之相混,水谷合污而下,清气当升不升,反下降而为便泻,浊气当降不降,反滞中而为腹胀。据此病理机制,余在临床常以升清降浊为法,自拟"升降止泻汤"为基础方,随症加减治之。

升降止泻汤基本方:云茯苓、炒白术、车前子、藿香叶、广木香、煨葛根、川厚朴、法半夏、炒薏米、炙甘草。

每日1剂,水煎2次,分3~4次温服。婴幼儿可不拘次数,当水频服。

加减法:

1. 风寒泻 大便泡沫多者,加防风、苏叶;兼清涕、咳嗽者,加陈皮、桔梗、白芷;兼发热者,加柴胡、荆芥。

2. 湿热泻 大便有黏液者,加黄芩、黄连;小便短赤者,加泽泻、滑石;大便镜检有红、白细胞或脓细胞者,加加当归、白芍、马齿苋。

3. 伤食泻 兼恶心呕吐,嗳腐酸馊者,加苏梗、生姜、焦三仙、竹茹、炒莱菔、连翘。

4. 脾虚泻 大便呈淡黄色糊状,每食即泻者加炒山药、炒扁豆、党参、莲子肉。

5. 久泻体弱,脾肾俱虚者 加补骨脂、肉豆蔻、五味子、枸杞子、诃子肉、乌梅、炮姜,另加红参 3g,炖水兑服。

6. 合并症　有水痘者,可按湿热泻治疗,并加生薏米、黄芩、竹叶、蒲公英;有湿疹者,亦可按湿热泻治疗,并加荆芥、防风、黄芩、白鲜皮、地肤子、生薏苡仁。

四、典型病例

例1:王某,女,2岁。1986年9月4日就诊。患儿面色萎黄,肌肉消瘦,近两周来纳食减少,大便稀薄,每日3~4次,腹胀,尿少,舌淡苔白。

证属脾虚食滞,运化不健,升降失常,清浊易位。治拟补脾助运,消食化滞,升清降浊。方用升降止泻汤加减:

党参 6g,云茯苓 10g,炒白术 6g,藿香 6g,煨葛根 6g,法半夏 6g,泽泻 6g,炒枳壳 6g,炒麦芽 6g,炒神曲 10g,炙甘草 3g,车前子(包)6g。

二诊:服上药3剂,纳增,大便次数减少,但尚不成形,前方增损:

党参 6g,云茯苓 10g,炒白术 6g,藿香 6g,煨葛根 6g,广木香 3g,炒扁豆 10g,炒麦芽 10g,焦神曲 10g,炙甘草 3g,焦红枣 3 枚。

继进3剂,药后纳佳便调而愈。

例2:王某,女,11个月。1986年6月11日就诊。患儿腹泻月余,曾住院1周,经西药抗菌消炎、补液等治疗,病情仍未能控制。现证:大便仍每日4~5次,泻下如水,粪色黄绿,夹不消化物,大便镜检有脂肪球及白细胞(0~2)。面黄肌瘦,精神萎靡,目眶凹陷,舌淡苔白,上腭发白,指纹淡黄。

证属于湿热久羁肠间,病久损及脾肾,升降失调,清浊相混,胃关失约。治拟补肾健脾,消导助运,分利升提,佐以清肠。方用升降止泻汤加减:

炒党参 6g,焦白术 6g,炒枸杞子 6g,煨葛根 6g,炒黄连 3g,广木香 3g,炒麦芽 6g,焦红枣 3 枚。

另用红参 3g 炖服。

服上药1剂,大便即成形,2剂腹泻痊愈。

按:升降止泻汤,旨在健脾助运以升清,理气和胃以降浊。方中用茯苓、白术,健脾渗湿,配以煨葛根以助其升发清气,升腾脾胃之阳;半夏、厚朴和胃降气,配以车前子以助其泻降湿浊,利小便即所以实大便也;更用藿香、木香，芳香燥化；甘草甘缓和中，顺乎脾德。诸药和合，共同发挥分利升提、升清降浊之功。一俟清升浊降，气机调畅，脾胃和调，纳运复常，则泄泻之患自能痊愈。

援物比类法在小儿腹泻治疗中的运用

《素问·示从容论》中，黄帝召雷公问对时强调，受术诵书，要能"览观杂学，及于比类，通合道理"，方"可以十全"，并进一步指出："夫圣人之治病，循法守度，援物比类，化之冥冥……"这里所说的"援物比类"，就是我们现在常讲的"取象比类"思维方法。中医所说的"取象比类"，相当于现代科学研究中的"类比"法。类比法，是根据两个或两类对象的相同、相似的方面，来推断它们在其他方面也相同或相似的一种推理形式，故也叫"类比推理"。

类比推理，是以比较为基础的。人们为了从已知求未知，往往借助于类比推理的方法，把陌生的对象和熟悉的对象相比较，把未知的事物和已知的事物相类比，进而找出它们之间的相同点和相似点，然后以此为依据，把其中某一事物的有关知识推演到另一事物中去，从而产生出新的理论、新的知识，或有某种新的发现。同时，也可以使人们在论证说理的过程中增强说服力。

尽管类比推理常因事物之间既存在同一性，又存在差异性，而表现出它的或然性，但也正如德国近代著名哲学家康德曾说的："每当理智缺乏可靠论证的思路时，类比这个方法，往往能指引我们前进。"

中医学从整体观念出发，常以自然界和社会中的事物与人体内的现象相类比，去探索和论证人体生命活动的规律、疾病的病理变化以及疾病的诊断治疗等问题。这种类比推理的思维方法对中医学理论体系的形成和发展起到了重要的作用。

兹仅就小儿腹泻一病的治疗，谈谈"援物比类"思维方法的具体运用。

1. 逆流挽舟法 因外感风寒,内有脾湿,而致发热、恶寒、恶心、呕吐、腹痛、腹泻、周身不爽,起病急骤者,现代医学多称"胃肠型感冒"。此属疾病初起,邪正交争,应趁邪尚未得逞之际用"陷者举之""逆流挽舟"之法,鼓舞正气,祛邪外出,使表气得通,里气自和,而泄泻则愈。治疗可选人参败毒散、藿香正气散酌加清利之品。

2. 封其仓廪法 古人云:"泄泻之本,无不由乎脾胃",人以脾胃为本,脾胃居于人体中州,主持人身之中气而职司出纳运化。又经云:"大肠、小肠皆属于胃"。二肠脾胃者,容受水谷之气,犹如仓廪然,故为"仓廪之官"。假若中气一虚,斡旋无力,运化无权,出纳失制,吐泻交作,一时难止,则又宛如仓廪之不藏,官之失其职也。故其治疗,则当以理中和脾,益气升清以封其仓廪为法,方用仲景理中汤合参苓白术散加减主之。若兼伤食者,可加三仙以兼化陈腐。

3. 闭其门户法 肾开窍于二阴,主蛰藏者也,犹如门户然。粪便糟粕之排泄,本属乎大肠,但亦需肾气的推动和固摄。若脾肾阳虚,命火不足,火不暖土,则下焦失固,水谷直趋大肠,大便则如门户之洞开,泻下空洞无底,势迫不禁。当此之证,其治可用仲景真武汤合四神丸补火暖土以闭其门户也。此法亦称釜底添薪法。

4. 疏通水渎法 此法亦称"急开支河"法或"通利州都"法。经云:"三焦者,决渎之官,水道出焉。"又云:"膀胱者,州都之官,津液藏焉,气化则能出矣。"人之下焦,尤为水谷注下之道路,犹如沟渎然。如大便水泻不止,小便短少不利者,此沟渎之不能别也。故用仲景五苓散利小便,急开支河,以疏通其水渎,方为上治,《时病论》中"通利州都法"和"增损胃苓法"皆可选用,此即古云"利小便即所以实大便也"。若有发热者,可加葛根芩连汤合六一散加减,或用河间桂苓甘露饮化裁。

5. 拔本塞源法 若宿有积食不化,陈腐之物,壅积于肠胃之中,影响正常传化,进而酿成泄痢,则如源泉之水,停积于中,流出于外。若不溯其源而疏利之,则泻终不止。此种泄泻亦称伤食泻,在小儿最为常见。其症可见泻出物酸臭、腹痛、腹胀、不思饮食、发热或不发热、舌苔垢腻等。一般以消食导滞、拔本塞源为治,多采用保和丸加减。万氏丁香脾积丸亦可选用。

6. 治乱保安法 邪扰中州,挥霍缭乱,证见呕吐泻利、腹中大痛。多见于夏秋,得之于风、寒、暑、热、饮食生冷之邪,杂糅交病于中,正不能堪,邪气嚣张,水谷相混,清浊相干,混淆三焦,乱于肠胃。邪居上焦则吐,邪居下焦则泻,邪居中焦则吐泻俱甚。此证相当于现代医学之急性胃肠炎。其治当以雷氏治乱保安法,用藿香、乌药、木香行气分以治其乱,半夏、茯苓、苍术祛暑湿以保其中,更佐砂仁和其脾、伏龙肝安其胃,取兵法剿抚兼施之意而取效。藿香正气散、六和汤亦主之。

7. 堵漏塞决法　久泻无度,滑脱不止,大便不禁,此如沟渎之不能潴也。病至此际,治用封仓廪、闭门户、开支河、通水渎诸法,已无济于事,唯当急以筑堤补漏之法,堵截阳明,塞其决口,方为上策。故其治可用仲景赤石脂禹余粮汤合万氏七味豆蔻丸加减主之,真人养脏汤亦主之。

以上唯属个人体会,愿飨同道,并期指正。

脏腑通治法则在儿科临床中的应用

明代医家李梴《医学入门》中《五脏穿凿论》曰:"心与胆相通,心病怔忡,宜温胆为主;胆病战栗癫狂,宜补心为主。肝与大肠相通,肝病宜疏通大肠;大肠病宜平肝经为主。脾与小肠相通,脾病宜泻小肠火;小肠病宜泻脾土为主。肺与膀胱相通,肺病宜清利膀胱水,后用分利清浊;膀胱病宜清肺气为主,兼用吐法。肾与三焦相通,肾病宜调和三焦;三焦病宜补肾为主……此合一之妙也。"

这是从三阴三阳开阖枢相关脏腑手足交叉对应关系来阐释脏腑通治法则的。

《素问·阴阳离合论》:"帝曰:愿闻三阴三阳之离合也。岐伯曰:圣人南面而立,前曰广明,后曰太冲,太冲之地,名曰少阴,少阴之上,名曰太阳……广明之下,名曰太阴,太阴之前,名曰阳明……厥阴之表,名曰少阳……是故三阳之离合也,太阳为开,阳明为阖,少阳为枢。三经者,不得相失也,搏而勿浮……其冲在下,名曰太阴……太阴之后,名曰少阴……

少阴之前,名曰厥阴……是故三阴之离合也,太阴为开,厥阴为阖,少阴为枢。三经者,不得相失也,搏而勿沉。"详见图3、图4。

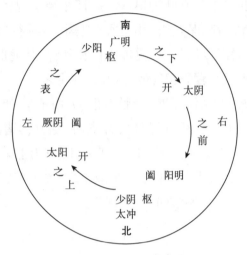

图3　三阴三阳开阖枢图

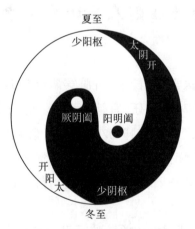

图4　三阴三阳太极时相图

清代医家石寿堂《医原·枢机论》:"窃闻三阴三阳有枢机焉。枢者,如门户之枢,乃阴阳开阖之转机也。《内经》枢机有二:一曰少阴为枢,一曰少阳为枢……手少阴属心,足少阴属肾。心为人身君主之官,神明所从出;肾为阴阳互根之地,精气之本原。故少阴为转阳至阴之机窍,阴之枢也……手少阳属三焦,足少阳属胆。三焦具真阳之火,其体虚润,其气氤氲;胆为初春之木,其体软嫩,其气温和。故少阳为转阴至阳之机括,阳之枢也。"

由此可见,少阴、少阳,乃为阴阳出入开阖之枢机。太阴之开,厥阴之阖,全赖少阴之枢为机转,太阳之开,阳明之阖,全赖少阳之枢为机转。

脏腑经气,交相感召,从而推动着人体正常的生理活动。但临床中人体疾病错综复杂,千变万化,欲其治疗,往往棘手。若能拨动枢机,便可带动全局,枢机转动,开阖咸宜,则其治疗便会发挥事半功倍之效。

《医原·枢机论》:"知少阴、少阳之为枢,而治法可悟矣。"

《医学入门·五脏穿凿论》是对《内经》三阴三阳开阖枢的另一种阐释。书中认为临床中一些疾病可以通过三阴三阳开阖枢所属脏腑经络的手足交叉对应关系,采取互相通治。如少阴、少阳同为之枢,而手少阴心与足少阳胆相通应,足少阴肾与手少阳三焦相通应;太阴、太阳同为之开,而手太阴肺与足太阳膀胱相通应,足太阴脾和手太阳小肠相通应;厥阴、阳明同为之阖,而手厥阴心包与足阳明胃相通应,足厥阴肝与手阳明大肠相通应,故其一旦发生疾病,便可互为调治。

下面分述之,以为临证参考:

一、少阴、少阳为枢

(一)心与胆相通

心为主血之脏,神明出焉,为君主之官,属君火,为阴之枢;胆为中清之腑,决断出焉,为中正之官,属相火,为阳之枢。二者一脏一腑,君火以明,相火以位,以经气感召,相互为用,共同主宰人体的精神情志及生命活动。若心、胆一有失常,则枢机不利而病生。

临床常见有痰浊内阻而心悸、怔忡、失眠多梦、自汗心烦、神气怯弱、惊惕不宁等症,或因痰热内扰而致烦热、口渴,甚则神昏烦躁等均可从胆而治,选用温胆汤加减。

如小儿夜啼,有属脾虚中寒者,有属心火上扰者,亦有食积化火或惊恐伤神者。但亦有属胆失疏泄,痰热内扰者,则需从胆而治,用柴芩温胆汤加浙贝母、炒枣仁等清热利胆,理气化痰,佐以宁心安神为法,方可奏效。

又如小儿病毒性心肌炎,临床除常见有风热犯心、湿热侵心、气阴亏虚、气滞血瘀、心阳虚衰等证外,亦有属于痰火扰心者,其表现多为心悸气短,胸闷心痛,或兼咳而有痰,虚烦难眠,舌红苔黄腻,脉滑数或结代等。对此,可用瓜蒌薤白半夏汤合苓连温胆汤加减化裁,以使痰火得清,胆气条达,胸中畅利,则心火得以下交于肾,心脉得以通畅无碍,心神自可得养而宁谧。此皆心病从胆而治之例。

若因胆气虚怯,更受惊吓,以致虚烦不寐、多梦、烦闷,甚或发作癫、狂、痫等病证,则需从宁心安神,镇惊止痉等方面调治。

如小儿惊痫一证,即与小儿神气怯弱,元气未充,暴受惊恐,导致气机逆乱,痰随气逆,蒙蔽清窍,阻滞经络,而发惊风致痫,其症多见惊叫啼哭,神情恍惚,惊惕不安,胆怯恐怖,如人将捕之状,面色乍红乍白,并伴有四肢抽搐等。对此治疗,即需用镇惊丸加减以镇心安神,定惊止痉。

《灵枢·四时气》曰:"善呕,呕有苦,长太息,心中澹澹,恐人将捕之,邪在胆,逆在胃。"

此用镇惊丸加减治之,即是胆病从心而治之例。

(二)肾与三焦相通

肾属少阴,为阴之枢,三焦属少阳,为阳之枢。肾主水液,职司开阖,三焦主决渎,为水液之通道。

《难经·三十一难》曰:"三焦者,水谷之道路,气之所终始也。"

然,水液在三焦水道中的升降循环,必须依赖于肾中阳气的蒸化作用,才能正常进行。所以手少阳三焦实际隶属于肾。

《灵枢·本输》曰:"少阳属肾,肾上连肺,故将两脏。"

《灵枢·本脏》曰:"肾合三焦、膀胱。"

三焦为水液运行的通道,膀胱为贮存津液的场所,二者均需依赖于肾阳气化功能正常,才能维持水道通畅,开阖有度。否则,水液运行失常,就会停聚而为病。在内可为痰饮、水湿、癃淋诸疾,泛溢于肌肤则为浮肿。尽管这些病变的重点在三焦之中,可以有肺、脾、肾三脏功能失调之偏倚,但"其本在肾"则有着重要的临床意义。

如小儿肾炎、肾病综合征,其变证有水气上凌心肺者,症见肢体浮肿,经久不退,尿少或尿闭,咳嗽气急,心悸胸闷,喘息不能平卧,烦躁以夜间尤甚,口唇青紫,指甲发绀,舌苔白腻,脉象细数无力。其病机重在水湿泛滥,水气上逆,射肺凌心,壅塞三焦,以致肺失肃降,心失所养,心神被扰,气血阻滞。故其治疗当用己椒苈黄丸加减,以温阳逐水,泻肺宁心,通利三焦。

如属湿浊邪毒,壅滞三焦,气机升降严重失司,肾主水液功能几乎丧失,而致水毒内闭,中焦格拒者,其症必见全身浮肿,尿少尿闭,头晕头痛,恶心呕吐,腹部胀满,口中气秽,甚则昏迷,苔腻脉弦。中医古称"关格"。

对此重证,治疗当用温胆汤合附子泻心汤加减,辛开苦降,避秽解毒,以宣畅三焦,使浊毒去而正气复。此皆肾病以调和三焦为治。

又如,慢性肾炎或肾病综合征,临床可见高度水肿,按之没指,目睑浮肿,足肿如槌,或伴胸水、腹水,甚或喘急,难以平卧,面色㿠白,神疲乏力,畏寒肢冷,食少便溏,脉细无力。此症虽及上、中、下三焦,但其病本在于脾肾阳虚,不能化气行水,故其治疗当以温补脾肾,温阳利水为要,方用真武汤、济生肾气丸加减,偏于脾阳虚者可加参、芪、干姜,或合实脾饮化裁;偏于肾阳虚者,可加胡芦巴、肉桂、仙灵脾、巴戟天或合右归丸化裁。此又系三焦病治以补肾为法。

二、太阴、太阳为开

(一)肺与膀胱相通

《素问·灵兰秘典论》曰:"肺者,相傅之官,治节出焉……膀胱者,州都之官,津液藏焉,气化则能出矣。"

《素问·经脉别论》曰:"饮入于胃,游溢精气,上输于脾,脾气散精,上归于肺,通调水道,下输膀胱。"

这即是说,肺为主气之脏,具有治理和调节全身气机及五脏六腑功能的作用,它不仅可以辅佐心以行血,而且与膀胱也可相通,具有通调水道,调节水液代谢的功能。故后世有"肺为水之上源"之说。临床中无论是风寒,还是风热袭表,若未能及时发散,邪气即易伤及于肺,或发为咳喘,或下入膀胱引发水道不利而病水肿。至于治法,《伤寒论》中桂枝汤、桂枝加厚朴杏子汤、大小青龙汤、五苓散等,都是肺与膀胱同治的方剂。

《金匮要略·肺痿肺痈咳嗽上气病脉证治第七》曰:"肺痿吐涎沫而不咳者,其人不渴,必遗尿,小便数。所以然者,以上虚不能制下故也。此为肺中冷,必眩,多涎唾,甘草干姜汤以温之。"此条中之小便数,虽系膀胱失约之病，但其起因于肺阳亏虚，不能化气摄津，制下升清，故其治疗即需用甘草干姜汤温阳复气，肺阳得温，肺气得复，则不仅肺痿可愈，其遗尿及尿数之膀胱失约证亦可随之而愈。

《金匮要略·水气病脉证并治第十四》曰："诸有水者，腰以下肿，当利小便；腰以上肿，当发汗乃愈。"这是说，举凡水病，只要属于实证，都可遵循因势利导的治疗原则，就近排出水湿之邪。其中腰以下肿者，其水停聚于下，在里，即可用利小便的方法治疗，亦即通利膀胱；腰以上肿者，其水停聚于上，在表，故可用发汗的方法治疗，亦即宣通肺气。此两法，实际就是《素问·汤液醪醴论》中所说的"开鬼门、洁净府"治法的具体应用。

《孙鲁川医案》中有一例"风水"案：张某，男，17岁，学生，1961年6月25日初诊。初患感冒，汗出当风，遂病一身悉肿而头面部尤甚，仍头痛咳嗽，关节酸痛，小便不利，口渴而不欲饮，舌苔白薄，脉象浮数。

辨证治疗：汗出当风，水湿渍于肌表而病浮肿。肺气失于宣散，故仍头痛咳嗽，关节酸痛。肺主通调水道，下输膀胱，肺病则水停，水停则小便不利，属《金匮要略》之"风水"证。治以宣肺清热，发越水气，方用越婢汤加味。

处方：生麻黄9g，杏仁12g，生石膏24g，桑叶12g，薄荷叶6g，鲜荷叶边一角，净连翘12g，蝉蜕9g，木通6g，水煎服。

服药1剂，身即汗出，小便通利，一身浮肿而退大半，咳嗽、头痛、身热均减。2～3剂减麻黄为3g，服后，一身悉肿尽退，唯咳嗽减而未除，再予杏仁、石膏、桔梗、前胡等清肺止咳之品调理。

(二)脾与小肠相通

脾属足太阴，主运化水湿，为后天之本，气血生化之源；小肠属手太阳，主受盛水谷，分清别浊，化物出焉。二者一脏一腑，经气感召而相通。如张景岳所说："小肠居胃之下，受盛胃中水谷而分清浊，水液由此而渗于前，糟粕由此而归于后，脾气化而上升，小肠化而下降，故曰化物出焉。"唐容川亦指出："脾病多是小肠之火，蒸动湿气，发肿胀，作泻满，小便混浊，故当泻小肠。至于小肠，所以化物不滞，全赖脾湿有以濡之……故小肠病痢及秘结、阑门不开、膈食等症，皆宜润脾。"

临床中常见泄泻有小肠泄一证，表现为"水谷注下而不分，则成糟粕而非完谷也",此"因小肠为受盛之府,水谷到此,已变化而未尽变化也,治宜分别水谷,以五苓散主之,使水谷分利,则泻自止矣"(《幼科发挥》)。

吴鞠通在《温病条辨》中曰:"自利不爽,欲作滞下,腹中拘急,小便短者,四苓合芩芍汤主之。"他在自注中特别强调:"既自利(俗谓泄泻)矣,理当快利,而又不爽者何?盖湿中藏热,气为湿热郁伤,而不得畅遂其本性,故滞。脏腑之中,全赖此一气之转输,气既滞矣,焉有不欲作滞下之理乎!曰欲作,作而未遂也;拘急,不爽之象,积滞之情状也;小便短者,湿注大肠,阑门(小肠之末,大肠之始)不分水,膀胱不渗湿也。故以四苓散分阑门,通膀胱,开支河,使邪不直注大肠;合芩芍法宣气分,清积滞,预夺其滞下之路也。此乃初起之方,久痢阴伤,不可分利,故方后云:久痢不在用之。"

由此可见,吴鞠通治泄泻初期,欲作滞下,有小便短者,亦认为系小肠泌别清浊功能失常,法当从小肠调之,使小肠泌别清浊功能得以恢复,则浊水糟粕各走其道。此即"利小便以实大便"之法也。

四苓合芩芍汤方:苍术6g,猪苓6g,茯苓6g,泽泻6g,白芍6g,黄芩6g,广皮4.5g,厚朴6g,木香3g,水五杯,煮取两杯,分两次温服。

此脾病从小肠而治之例。

临床尚有尿白浊一证,可因心肾气阴两虚,亦可因湿热留恋小肠,而使小肠泌别清浊之功能失职所致。对湿热留恋者,其治于导湿之中,必兼理脾,使土旺而自能胜湿,土气坚凝,则水湿亦自澄清,故尿白浊之证可愈。方可用苓术二陈煎(实即四苓二陈汤)合萆薢分清饮、二妙散加减。

此则为小肠病从脾治之例。

三、厥阴、阳明为阖

(一)心包络与胃相通

《五脏穿凿论》中没有提到心包络与胃相通,但据其法则及三阴三阳开阖枢关系推演,笔者认为心包络属手厥阴,胃属足阳明,二者也应通过经气而相互感召。心包络,是心脏的外围组织,具有保护心脏,代心受邪的作用。如:《灵枢·邪客》曰:"心者,五脏六腑之大主也,精神之所舍也,其脏坚固,邪弗能容也……故诸邪之在于心者,皆在于心之包络。包络者,心主之脉也,故独无腧焉。"在临床上,心包络受邪所出现的病证,多表现为心神病变,且多热证、实证。如在外感热病中,因湿热之邪内陷,出现高热、神昏、谵语、发狂等心神昏乱的病症,则多称为"热入心包";而由痰浊引起的神志异常,如神志模糊、意识障碍等心神昏愦的病症,又常称为"痰浊蒙蔽心包"。

胃为水谷之海,主受纳和腐熟水谷,其气以通为顺,以降为和。而其通降作用,还包括小肠将食物残渣下输于大肠,以及大肠传化糟粕的功能活动在内。故《灵枢·本输》说:"大肠、小肠皆属于胃。"所以一旦胃失通降,就会出现纳呆、脘闷、胃脘胀满疼痛,或大便秘结等症。正如《伤寒论》中说:"阳明之为病,胃家实是也"(180条)。《伤寒论》第215条曰:"阳明病,谵语有潮热,反不能食者,胃中必有燥屎五六枚也……宜大承气汤下之。"《伤寒论》第212条亦说:"伤寒若吐、若下后,不解,不大便五六日,上至十余日,日晡所发潮热,不恶寒,独语如见鬼状……但发热谵语者,大承气汤主之。"

这都是说,伤寒表证已罢,燥热内结,胃实已甚。热蒸于外,故日晡潮热,热蒸于上,熏膈蒙心,则神志不清。这与温热病中"阳明温病,下之不通……邪闭心包,神昏舌短,内窍不通,饮不解渴"的邪陷心包兼有腑实而用牛黄承气汤主之的病证,其理相同,均属心包络病从胃而治之例。这一法则常用于儿科急症中高热惊厥的邪热入里,内陷厥阴而兼有腑实之证。

至于胃病可从心包络来治疗,多体现在针灸临床中。如胃痛、胃胀、恶心、呕吐、饮食不下等症,通常可选取手厥阴心包经上的曲泽、郄门、间使、内关、大陵、劳宫等穴,或针、或灸、或点穴按摩均可。

(二)肝与大肠相通

肝属足厥阴,主疏泄,主藏血,有调节脏腑气机和人体血液流量的作用。肝还主谋虑,为将军之官。人的思维意识和灵感、情绪,除与心相关外,与肝亦有密切关系。大肠属于阳明,为传导之官,主传化糟粕,以通为用,以降为顺。厥阴、阳明皆谓之阖,故二者经气可相互感召。肝之疏泄有利于大肠之传导;大肠之通降也有助于肝主疏泄功能的发挥。因此,临床中治疗肝病需要疏通大肠;治疗大肠病变,需要调肝养血,顺气以助通降。

如新生儿黄疸,常因湿热之邪蕴结肝胆,或先天禀赋不足,脾失健运,以致湿热邪毒,瘀阻脉络,肝胆疏泄失常而发病。故治疗时,应遵"见肝之病，知肝传脾，当先实脾"之旨为要。《素问·六节藏象论》曰："脾、胃、大肠、小肠、三焦、膀胱者，仓廪之本，营之居也，名曰器，能化糟粕，转味而入出者也。"因此，治疗本病可选茵陈蒿汤运脾利湿，清肠泻毒，并配合血府逐瘀汤行气解郁，化瘀消积，以增强利胆退黄之效。

又如小儿便秘也是临床常见病证之一。《诸病源候论·小儿杂病诸候》指出："小儿大便不通者，腑脏有热，乘于大肠故也。脾胃为水谷之海，水谷之精化为血气，其糟粕行于大肠。若三焦五脏不调和，热气归于大肠，热实，故大便燥涩不通也。"临床治疗便秘总的原则，应是清热通便。但常需根据具体的病因和兼证之不同，分别选用清热通下、行气通下、消导通下、养血通下、益气通下、滋阴通下、温阳通下等法。

其中，行气通下和养血通下二法，即可视为大肠病从肝而治之例。

如小儿便秘系由所愿不遂，气机郁滞，症见嗳气频作，欲便不便，胁腹胀痛，舌红，苔白腻，脉弦，指纹紫滞者，为肝胃之气不和，内有湿壅气滞所致，治宜疏肝和胃，行气通便。方可选六磨汤合小柴胡汤加减。

如属小儿素体虚弱，加之食纳欠佳，尤其挑食，不爱吃水果、蔬菜，以致血虚肠燥，而症见面唇爪甲淡白无华，舌淡嫩，苔薄白，脉细弱，指纹淡，大便干结难下者，便应选用四物汤合济川煎、麻仁丸加减，以柔肝养血，润肠通便。

以上脏腑通治法则，是脏腑相关辨治的扩展，可拓展思路、通权达变，对于临证思辨，活法应治，提高疗效，会有一定的裨益。故愿与同道共飨。

《黄帝内经》五郁之治在儿科临床中的应用

《素问·六元正纪大论》指出："五运之气……郁极乃发，待时而作"。其意是说，无论自然界的气候变化，还是五脏之气的功能活动，都有其自我调整机制。如果五运之间出现偏盛或偏衰现象，则其所不胜的一行之气便会受到郁遏。当其被郁到极度，则会出现"报复"而反克。如水本来克火,若水气太盛,则火气被克而郁积在里,但当火气被郁到了极度,其本身便会突破水气约束而爆发出来,以致火势燎原。这种现象,经文中称作"郁发",即"郁极乃发,待时而作"。

五运之气的郁发现象,不仅可以出现在自然界气候、物候的变化上,表现为木、火、土、金、水五运之郁,导致风、热、湿、燥、寒五气之反常。同时,也可影响人体,使五脏之气郁滞,引发脏腑功能失调而发病。此所谓"天地有五运之郁,人体有五脏之应"。

本文仅从人体五脏之郁的临证辨治在儿科的应用谈谈个人的体会。

关于五郁的治法,《素问·六元正纪大论》曰:"郁之甚者治之奈何?岐伯曰:木郁达之,火郁发之,土郁夺之,金郁泄之,水郁折之。然调其气,过者折之,以其畏也,所谓泻之。"这段经文所云,虽然言简义奥,似难理解,但究其治疗原则还是非常明确的。

《内经》认为,五郁之甚,皆为太过之病,邪聚气实,郁滞不畅,故其治疗,原则上即应实则泻之,以通利为主。如文中所说的"达之""发之""夺之""泄之""折之"等,便可以理解为以汗、吐、下、消、利、疏等为主的多种治疗方法。当然,临床中若因一脏之虚而致"其所不胜侮而乘之,其所胜轻而侮之",如"土虚木乘""土不制水"等因虚致实或虚实夹杂者,又需结合温、补、和、调诸法以达到通利的效果。

以下结合儿科临床试分述之。

一、木郁达之

《素问·六元正纪大论》曰:"木郁之发……民病胃脘当心而痛,上支两胁,鬲咽不通,食饮不下,甚则耳鸣眩转,目不识人,善暴僵仆。"

"木郁之发",是指或因金气太过,克制木气,或因木气不及,金气来乘,均可导致木气被郁,木郁至极,便可因郁而发,反侮其所不胜之气,而表现为风气偏胜,而发生灾变。这种风气反常的变化不仅可以反映在气候、物候的异常变化,如春应温而反凉,当生而不生等;同时也可影响于人体,表现为:或因木淫土虚,肝气横逆犯胃而致"胃脘当心而痛",即上腹部疼痛;或因风气淫胜,本经自病而现"上支两胁",即两胁肋部支撑疼痛不舒。木郁之发时,人体肝气郁结,气机失调,还可病及于脾胃,出现咽喉膈塞不通，食饮不能下咽。病情严重时，又可因肝郁化火，肝阳上亢，上扰清窍，出现耳鸣眼花，头目眩晕，目不识人，甚则易发突然僵直、昏仆等肝经重症。

关于木气郁发之治，论中有"木郁达之"之说。意为人体在病因作用下，肝气疏泄失职，气血运行不畅，气机郁滞不通，故在治疗上即应采取疏肝理气导滞之法，以增强肝的疏泄功能，使气血得以疏通，气机得以调达，则诸证可愈。

对于"达"字的理解，历代医家说法不一。如王冰注云："达，谓吐之，令其调达也。"对此，张景岳有不同的看法。张注曰："达，畅达也，凡木郁之病，风之属也，其脏应肝胆，其经在胁肋，其主在筋爪，其伤在脾胃、血分。然木喜条畅，故在表者，当疏其经；在里者，当疏其脏；但使气得通行，皆谓之达。诸家以吐为达者，又安是以尽之。"观诸经文之意及验之临证，则张氏之说言之有理，切合实际。

清·李用粹《证治汇补》亦说："达者，通畅之意，如怒动肝气，火因上炎，治以苦寒辛散而不愈者，则用升发之品，如厥阴报使之药以从治之。又如久风入中为飧泄，乃清气在下为飧泄者，则用轻扬之剂举而升之。又如木实为痛，脉弦而急，用降气苦寒不愈者，则吐以提之，使木气舒畅，则痛自止。此皆达之之法也。"

木郁达之，常用方剂可选四逆散、柴胡疏肝散、逍遥散、四七汤、旋覆代赭汤等加减化裁。曾治一小儿气厥证（西医称"屏气发作综合征"），自初生至今一岁半，每遇心愿不遂，则号啕大哭并出现憋气，气声不续，呼吸暂停，口唇青紫，以致昏厥，颈项僵直，每次发作持续半分钟至 1 分钟多，非按掐人中方能大口喘气而得以缓解。患儿平素性情执拗，夜寐亦易发惊惕，纳呆挑食，便可溲黄。刻诊面色黄，山根青，舌正红，舌苔白。辨为脾虚肝旺，气机郁滞。方用逍遥散，酌加郁金、石菖蒲、胆南星、钩藤、蝉蜕、枳壳、神曲等以调肝平冲，理脾和中，疏气开郁。治疗两周后，诸证缓解，未再发生气厥而渐告愈。

小儿腹型癫痫也是临床常见病症，其临床表现为反复突发性腹部疼痛，并伴有作呕、汗出、面色苍白、四肢拘急发凉等症状，发作时间多为十数分钟不等，发作次数不一，有的每月 2～3 次，有的 5～6 次或更多。脑电图检查一般显示轻度或中度异常。西医用抗癫痫药物治疗，效果不理想，且有一定副作用。中医认为此病多属脾虚气滞，木旺乘脾。治疗即可根据"木郁达之"采用疏肝运脾，理气止痛为法，方选柴胡加龙牡汤、柴胡疏肝散、四逆散、金铃子散、温胆汤等合方化裁。

二、火郁发之

《素问·六元正纪大论》曰："火郁之发……民病少气，疮疡痈肿，胁腹胸背，面首四肢，膜愤胪胀，疡痱呕逆，瘕疝骨痛，节乃有动，注下温疟，腹中暴痛，血溢流注，精液乃少，目赤心热，甚则瞀闷懊憹，善暴死。刻终大温，汗濡玄府，其乃发也。"

这即是说，火郁之发，气候正值炎火流行，人体亦处于炎热的气候或高温的环境中，或者是因病出现高热的情况下，均可因火盛闭郁，而表现为呼吸气短，疮疡痈肿，胁腹胸背，头面四肢等处胀满不舒，甚则因火热伤心迫血，而见血热妄行，出血如注，或目赤心烦，昏瞀瘕疝等症，亦可因过热伤气耗津，而出现气虚阴亏等证候。

关于火郁之治，论中有"火郁发之"之论。所谓"火郁"，即指火郁于里之意。从自然气候变化来讲，夏应热而反寒，夏应长而不长，称为"火郁"。从人体而言，寒邪束表，热郁于里，表寒里热，也是火郁。由于火气内郁，故其治主"发之"。发者，发越、发散火邪之意。王冰注云："发谓汗之，令其疏也"，其义似过狭。张景岳说："发，发越也。凡火郁之病，为阳为热之属也，其脏应心主、小肠、三焦，其主在脉络，其伤在阴分，凡火所居，其有结聚敛伏者，不宜蔽遏，故当因势而解之、散之、升之、扬之，如开其窗，如揭其被，皆谓之发，非独止于汗也。"验之临床，人体在疾病过程中，若因病因作用而热郁于里时，虽然可以根据《素问·生气通天论》中所说的"体若燔炭，汗出而散"的原则，以汗法而发之，但亦应根据具体病情，因势利导，而采取多种治疗方法，随证治之。如张仲景用栀子豉汤治疗心烦懊憹，用升麻鳖甲汤治疗阳毒面赤咽痛唾脓血；李东垣用普济消毒饮治疗头面赤肿；钱乙用泻黄散治疗小儿口疮；《医宗金鉴》用犀角解毒饮治疗火热丹毒，用升阳散火汤治疗齿腮肿痛等，皆含"火郁发之"之意。

《证治汇补·郁症》云："咳嗽痰喘，风疹潮热，此火郁也。治宜发之。发者，汗之也，升举之也。如腠理外闭，邪热怫郁，则解表取汗以散之。又如生冷抑遏，火郁于内，非苦寒沉降之剂可治，则用升浮之品，佐以甘温，顺其性而从治之，势穷则止。此皆发之之义也。"

《太平圣惠方》曾载一案："一人忽舌硬如铁，血出不止。用木贼煎水，漱之即愈。"其释云："心热则口疮，脾热则舌强硬。观其舌硬如铁而血出不止，则火已开泄，可不用针砭，独用木贼一味，升散火邪。乘其势而提之。"此案可谓是"火郁发之"之妙例。

笔者在临床中常以"火郁发之"的思路，治疗小儿食积发热，疗效亦佳。小儿积食，常因乳食不节，过饱而致积滞不化，以致郁结化热，湿热互结，阻滞气机，热不得发越，而引起小儿高热不退，或低热持续。观其症象，多表现有咽红肿痛，舌红苔厚，或黄厚而腻，大便硬结，甚或数天不解。这类发热，西药、打针、输液抗菌消炎，其效甚微。针对此证，采用达原饮加味治之，其效甚佳。高热不退首方用：草果、黄芩、知母、川厚朴、槟榔、赤芍、桔梗、牛蒡子、蝉蜕、僵蚕、薄荷、生石膏、银花、连翘、射干、板蓝根、苍术、陈皮、甘草、制大黄。若系低热持续者，可用保和丸原方合青蒿鳖甲汤、地骨皮散加减化裁治之。这类患儿，注意平时的饮食调节也是治疗的重要方面，故应特别强调饮食不可过饱，平时多食蔬菜水果，忌食生冷、冰镇、辛辣、炙煿之品，经常保持胃肠通畅。

三、土郁夺之

《素问·六元正纪大论》曰："土郁之发……民病心腹胀，肠鸣而为数后，甚则心痛胁膜，呕吐霍乱，饮发注下，胕肿身重。"

这即是说，土郁之发为湿郁脾土，脾气郁滞，人们多患心腹胀满，肠鸣而下利频作，甚至心痛胁胀，呕吐霍乱，痰饮，泄泻，肌肤浮肿，身体困重等。

关于"土郁之治"，论中云"土郁夺之"。土气被郁，从自然气候变化来讲，长夏应湿而不湿，应化而不化，谓之"土郁"；从人体而言，热结于里，胃家邪实，或脾胃湿困，壅滞不通，也称"土郁"。王冰注云："夺，谓之下，令无壅碍也"。此解亦似有欠。夺者，却夺其郁滞之湿邪。盖因湿邪郁闭，中土气滞，治则应当祛除湿邪，疏通郁滞，其法当非下之一法。张景岳说："夺，直取之也，凡土郁之病，湿滞之属也，其脏应脾胃，其主在肌肉四肢，其伤在胸腹，土畏壅滞，凡滞在上者夺其上，吐之可也；滞在中者夺其中，伐之可也；滞在下者夺其下，泻之可也。凡此皆谓之夺，非止于下也。"《素问·阴阳应象大论》谓："其高者，因而越之；其下者，引而竭之；中满者，泻之于内"，亦即此义。可见，"土郁夺之"一法实际就是指人体在病因作用下，出现运化失职，而在临床上表现为郁滞的里实证时，在治疗上应根据其郁滞的部位高下不同，分别采用或吐、或下、或消导等相应的方法以夺其邪。

《证治汇补·郁症》关于土郁治法中说："食滞中焦，痰凝脾脏，热壅肠胃，皆土郁也。治宜夺之。夺者，攻下也，劫而衰之也。如邪热入胃，用咸寒以攻下之，如中满腹胀，湿热内甚，其人壮实者，则亦攻下之。其或势甚而不能顿除者，则劫夺其势而使之衰。又如湿热为痢，非轻剂可已，或行或通，以致其平，皆夺之之义也。"这又为我们指出临证采用"土郁夺之"之法时，还应顾忌病家的体质强弱以及病势的盛衰。

笔者曾医治一两岁半的小女孩，晚9时左右突发脘腹疼痛，欲吐不出，烦躁哭闹，辗转不安。其母来邀视诊，问其情况，得知病发当晚其母洗衣，给患儿煮了一碗蚕豆，女孩边吃边玩，一碗豆子吃了一大半。我又抚摸女孩脘腹，膨胀如鼓，上腹部位更是明显拒按，思为所食蚕豆尚停上脘不消，遂让其母取一脸盆，把孩子抱好。我将手洗净，以右手指探取孩子咽部，小孩随即呕恶，吐出大量尚未消化的蚕豆残渣。情绪渐趋稳定，再不喊痛，亦不哭闹。随后没多久，便安然入睡。此即"滞在上者夺其上，吐之可也"一例。

还曾治一6岁女孩，大便三四天未解，肚腹膨膨，并伴微热，手心亦烫，烦躁不宁，其爷爷电话询问，有什么简便方法。因其爷爷是一药店的临工，遂嘱其买生大黄3g，生甘草3g，用开水100ml浸泡20分钟，让小孙女分两次服，两次服药可间隔半小时至一小时。次日，其爷爷来电话说，服药一次后便通热退，食纳亦增加。此又属"滞在下者夺其下，泻之可也"一例。

至于因脾胃素弱，易积食不消，一向纳呆食少，腹胀便干，苔白或厚或腻者，可用保和丸加减治之，以和胃消食，"夺其中，伐之可也"。

四、金郁泄之

《素问·六元正纪大论》曰："金郁之发……民病咳逆，心胁满，引少腹，善暴痛，不可反侧，嗌干，面尘，色恶。"

肺主气，司呼吸，主治节，朝百脉，通调水道。金郁之发，为凉燥盛行，易致肺气郁闭，宣降不利，气机不畅，气血运行郁滞，故可表现为咳逆喘嗽，心胁胀满，嗌干、面尘等症。肺气失宣，治节不行，气滞内停，上源不开，水道不通，而见浮肿尿少者，亦属金郁为病。

金郁之治，论中云"金郁泄之"。泄者，疏泄通利之谓。王冰注曰："泄，渗泄也，解表，利小便也"；张景岳云："泄，疏利也。凡金郁之病，为敛为闭，为燥为塞之属也。其脏应肺与大肠，其主在皮毛声息，其伤在气分，故或解其表，或破其气，或通其便，凡在表在里，在上在下，皆可谓之泄也。"《证治汇补·郁症》中说："癃闭气喘，胀满不眠，皆金郁也，治宜泄之。泄者，渗泄而利小便，疏通其气也。如肺受火烁，化令不行，致水源郁而渗道闭也，宜清肃金化，滋以利之。又如肺气膹郁，胸满仰息不得卧下，非利肺气不足以疏通也。此皆泄之之法也。"

由上可见，泄之之法，有解表宣肺，"汗而发之"的宣泄之法，有开通上源，肃降利水的渗泄之法，甚或亦有宣通肠腑，以降肺气的通泄之法。诚如国医大师熊继柏所说："如张仲景用麻杏石甘汤治热壅肺气之喘促；吴鞠通用桑杏饮治秋燥咳嗽，则是宣泄肺气之法。又若葶苈大枣汤治咳逆上气，喘鸣迫塞；宣白承气汤治喘促不宁，痰涎壅滞，则是降泄肺气之法。"（《熊继柏医论集》）

笔者在临床上常用定喘汤与射干麻黄汤合方化裁，治疗小儿哮喘或喘息性支气管炎；用麻杏石甘汤、桑芩苏杏汤、华盖散等方化裁治疗小儿肺炎、支气管炎；用越婢汤合五苓散加减治疗小儿急性肾小球肾炎，等等。这些都是从"金郁泄之"的思路出发的。

五、水郁折之

《素问·六元正纪大论》曰："水郁之发……民病寒客心痛，腰脽痛，大关节不利，屈伸不便，善厥逆，痞坚，腹满"。

这即是说，水郁之发时，寒水之气偏胜，寒主收引，主痛。寒气偏胜，则势必引起人体气血运行不畅而发生疼痛诸证。诚如《素问·举痛论》所述："经脉流行不止，环周不休，寒气入经而稽迟，泣而不行，客于脉外则血少，客于脉中则气不通，故卒然而痛。"由于寒气偏胜，影响到人体不同部位，则表现出不同的临床症状。如寒水之气凌心则心胸痹痛；伤肾则腰椎疼痛；伤骨则关节不利。寒水之气盛行，人体气血运行失常，亦可表现为各种阴阳失调，气血逆乱的病候。如《伤寒论》中所说："阴阳之气不相顺接便为厥，厥者，手足厥冷者是也。"寒气偏胜，阴阳气血逆乱，不仅可引起手足厥冷，还可导致气机痞塞不通，而表现为脘腹部位痞硬胀满等。

关于水气郁发之治，经中尚有"水郁折之"之论。"折之，折断、斩除之意"。对此，王冰注曰："折谓抑之，制其冲逆也。"而张景岳则云："折，调制也。凡水郁之病，为寒为水之属也。水之本在肾，水之标在肺，其伤在阳分，其反克在脾胃。水性善流，宜防泛溢。凡折之之法，如养气可以化水，治在肺也；实土可以制水，治在脾也；壮火可以胜水，治在命门也；自强可以帅水，治在肾也；分利可以泄水，治在膀胱也。凡此皆谓之折，岂独抑之而已哉。"由此可知，人体若在病因作用下出现肾脏失职，水饮潴留，横溢泛逆时，在治疗上就应该根据病机，采取相应的治疗方法，或养气，或实土，或壮火，或补肾，或泄水，总以水液在人体中正常运行、代谢，则水郁自解，冲逆自除。

如张仲景用苓桂枣甘汤治疗水饮奔豚证，用真武汤治疗阳虚水泛证；用乌头汤、白术附子汤治疗寒痹骨痛证；用瓜蒌薤白桂枝汤治疗胸阳不振的胸痹心痛证等，或温阳化水，或温阳驱寒，或温阳平冲，或温阳通痹，均属"水郁折之"之列。

我的恩师于己百老院长曾治一例4岁男孩，因患大脑导水管不通，造成颅内压增高，颅内积水。根据病变部位及经络分布与脏腑络属关系分析，认为足太阳经上络于脑而下属膀胱，故按太阳蓄水证论治，方用五苓散加牛膝、茺蔚子、车前子等，以活血利水，通窍下行而治之，取效十分满意，当属于"水郁折之"之典型病例。

再者，如小儿急性肾炎，以越脾汤合麻黄连翘赤小豆汤、四苓散等方加减化裁；小儿肾病综合征或慢性肾炎，以真武汤合肾气丸、防己黄芪汤等方加减化裁，也都属于"水郁折之"之列。

综上可见，《内经》五郁之治，是针对五气太过而致五脏气郁所提出的治疗法则。它不仅适用于内科常见病症的辨治，同样对于儿科临床常见病症的辨治亦有很好的指导意义。

经方活用琐谈

所谓经方，顾名思义，即谓经验之方。它是前人在医疗实践过程中反复验证过的有效方剂。这种说法，只是对经方在一般意义上的理解。如果要给经方下一个比较确切的定义，应从以下三个方面去认识。

一是后汉班固《汉书·艺文志》医家类记载有"经方十一家"，此处"经方"是指汉代以前的临床著作。

二是汉代以前的方剂，如《素问》《灵枢》《伤寒论》《金匮要略》等书中所载的方子。

三是专指东汉末年张仲景所著《伤寒杂病论》(即《伤寒论》《金匮要略》)中所载之方剂。

我们现今所说的"经方"，实际主要是指第三种说法。换句话说，我们可以把医圣张仲景看作是"经方"的收集人、创制人和最杰出的传人。

考《汉书·艺文志》载"经方十一家"，记述了有关按病归类的专著和有关方剂理论的专著，如《汤液经法》32卷等。这些书籍虽已亡佚，但从现存最早的医经《黄帝内经》中还可以窥见其有关的治疗原则、治疗方法、遣药组方和配伍宜忌等方面大量的理论论述。这说明，方剂学已经开始建立起能够指导实践的基本理论。及至东汉末年，医圣张仲景"勤求古训，博采众方"，撰用《素问》《九卷》《八十一难》《阴阳大论》《胎胪药录》，并平脉辨证，同时还结合自己的临床实践经验和心得体会，编写出《伤寒杂病论》，创立了以六经和脏腑为基础的辨证论治思想体系，创造性地将理、法、方、药熔为一炉，四个环节丝丝入扣，为医门选方用药立出规矩准绳，同时亦将亡佚书籍中的不少经方得以保存下来，为中医方剂学的形成和发展奠定了坚实的基础。因此，后世医学界都尊仲景之书为"方书之祖"，称誉其方为"经方"或"对病真方"。正如金·张元素说："仲景药为万世法，号群方之祖，治杂病若神，后之医者宗《内经》法，学仲景心，可以为师矣。"元·朱震亨也说："仲景诸方，实万世医门之规矩准绳也，后之欲为方圆平直者，必于是而取则焉。"二子之言诚不过也。

仲景之经方，之所以能为历代医家所推崇，而"千有余年，不坠于地"，自是有其过人之处。概言之，其最大的特点是：配伍精当，组方严谨，药专力宏，疗效卓著。历代名医师宗仲景，善用经方，且颇多心得体会者，不胜枚举。如清·陈修园就深有感触地说："经方愈读愈有味，愈用愈神奇。凡日间临证立方，至晚间——于经方查对，必别有神悟"（《长沙方歌括·劝读十则》）。这种崇尚经方、严谨治学的态度，实可作为我们学好用好经方的楷模。

那么，怎样才能学好用好经方呢？古语有云："工欲善其事，必先利其器"。要想在临床实践中用好经方，必须首先掌握经方。掌握经方的方法有多种，约之，不外以下三法：

一是原著分类法。即将《伤寒论》《金匮要略》两书按原文编次熟读、熟记。

二是据证分类法。即根据原著所述病证按病位、病性归类划分为表证、里证、半表半里证，或再细分为表阳证、表阴证、表实证、表虚证、里阳证、里阴证、里实证、里虚证等，以此条分缕析、理解记忆。

三是按方分类法。考《伤寒论》113方，《金匮要略》正文22篇中计205方，其中两书重复方计有62方，除去重复者，合计有256方。此256方中，据其组方结构及配伍规律，皆有主方，其加减轻重，又各有法度。学习时，可先定主方，然后以同类诸方随之其后，各成系列。如桂枝汤类、麻黄汤类、柴胡汤类、承气汤类、泻心汤类等。这应该是掌握经方较好、较便利的方法。

需要指出的是，不论采取何法学、记经方，最关键的都在于必须把该方的药物组成、剂量比例、功用主治、原书指征、煎服方法、注意禁忌等记熟、掌握。

下面，仅就自己临床学用经方治病疗疾的点滴体会作一简要介绍。

一、熟读熟记原文，治遵原书指征

综观《伤寒杂病论》全书，仲景"辨 ×× 病脉证并治"的思想贯穿于原书条文之中，他把临床中复杂多变的病情进行分析归纳，根据其规律性总结出证候群,并以条文成书。因此,要想掌握《伤寒论》和《金匮要略》的原文所述,就要做到熟背原文,成竹在胸。能达于此,临证时自然能开启灵性,触发思路。正如近代名医岳美中老先生曾说的"对《金匮要略》《伤寒论》,如果能够做到不加思索,张口就来,到临床应用时,就成了有源头的活水,不但能触机即发,左右逢源,还会熟能生巧,别有会心"。我在临床运用经方,就往往是由于患者所述病情与《伤寒论》或《金匮要略》中某条原文的方证相类似或相吻合而得到启示,遂书某方加减化裁而应手取效。

例如,曾治一重感冒女性患者,自诉发病两日,浑身发冷,欲近火炉,无汗身痛,但却又觉心中烦躁,胸部不爽,欲饮冷水。就诊时,观其舌质淡红,舌苔薄白,脉象浮紧略数,测其体温 39.5℃。据证分析,当属外感风寒,内有郁热,表气不畅,里气不和。窃思仲景有"太阳中风,脉浮紧,发热恶寒,身疼痛,不汗出而烦躁者,大青龙汤主之"(《伤寒论》第 38 条)之明训,遂疏大青龙汤原方合香苏饮治之。方用:麻黄(炙)10g,桂枝 10g,生石膏(先煎)30g,杏仁 10g,生姜 10g,制香附 10g,大枣 6 枚,陈皮 6g,炙甘草 6g,苏叶 10g。水煎分三次服。上方服两剂,汗出身爽,热度下降。又自取原方两剂,服后诸症悉除。

又如,治一 8 岁小儿,高热不退,右上腹疼痛难忍,辗转不安,甚则呕恶不止。经某医院西医诊断为胆道蛔虫合并胆道感染,用西药抗生素输液治疗两日,未能奏效,遂邀中医会诊。刻诊,症状如前所述,右上腹拘急疼痛拒按,舌红苔白腻,脉弦数。忆及仲景有"呕不止,心下急,郁郁微烦者……与大柴胡汤,下之则愈"(《伤寒论》第 103 条),以及"按之心下满痛者,此为实也,当下之,宜大柴胡汤"(《金匮要略·腹满寒疝宿食病脉证治第十》第 12 条)等论述,该患儿症状与之颇为吻合,故投大柴胡汤加槟榔、乌梅、公英、川楝子治之。方用:柴胡 12g,黄芩 10g,白芍 10g,半夏 10g,枳实 10g,生姜 10g,大枣 3 枚,大黄 6g,乌梅 10g,槟榔 5g,公英 15g,川楝子 10g。水煎分三次服,三剂痛定呕止,热退告愈。

二、临证谨守病机,选方准确效显

《伤寒论》以六经辨证为纲,以八纲辨证为目,开拓中医认识疾病的辨证思维方法;同时,仲景以八法论治,统赅诸病,形成完备的治疗学体系。

然而,要使经方的运用得心应手,关键还在于准确地辨析病机。

所谓病机,就是指疾病发生发展的机制,也就是机体受到内外诸多致病因素的影响,在病变过程中所产生的病理变化的关键所在。由于病变不同,疾病发展阶段不同,病理变化的本质也不同,亦即是说其病机不同。中医治病,必须通过辨证求因,明析病机,其选方用药才具有针对性和原则性,同时也才有灵活性和应变性。

经方治病之所以疗效卓著,最主要的就在于其组方法度严谨,选药精当专宏,方证相符,切中病机。

例如,桂枝汤一方有汗能收,无汗能发,究其关键,就在于其所治疾病的病机都是"营卫不和"。以此推演,临床上凡见主症为自汗或无汗,其病机属于营卫不和者,均可用桂枝汤治疗。

要了解和掌握经方的方证病机,首先可以从《伤寒论》《金匮要略》条文中去寻找体悟。仲景书中自注病机之处并不少见,如《伤寒论》第 12 条:"太阳中风,阳浮而阴弱……"第 53 条"病常自汗出者,此为荣气和,荣气和者,外不谐,以卫气不共荣气谐和故尔……"第 54 条"病人脏无他病,时发热自汗出而不愈者,此卫气不和也……"都是指桂枝汤证的病机。又如《伤寒论》第 40 条"伤寒表不解,心下有水气……"即是指小青龙汤证的病机。

其次,可以根据条文所提供的四诊表现去分析病机。也就是将疾病的证候表现,通过"去粗取精,去伪存真,由此及彼,由表及里"的分析归纳,从而抓住本质,把握病机。

再则,是以方测证,推断病机,从而熟练掌握经方的适应证。如《伤寒论》第 69 条:"发汗,若下之,病仍不解,烦躁者,茯苓四逆汤主之",其中"烦躁"固然是主证,但仅据"烦躁"这一症状,又怎么能用茯苓四逆汤呢?显然,这里略去了其他脉证。此时,就需要与第 61 条"下之后,复发汗,昼日烦躁不得眠,夜而安静,不呕不渴,无表证,脉沉微,身无大热者,干姜附子汤主之"相参照,如此则不难看出,本证也须有干姜附子汤证的脉证。只是本证"烦躁"的程度更为严重,且不仅是汗下后的阳气大虚,而且是汗下后导致阴阳两虚,已非单纯用干姜附子汤所能胜任,必须用茯苓四逆汤以扶阳救阴、安神止烦才行。

《伤寒论》既重视一方多用,异病同治,也注重一证多方,同病异治。

异病同治主要是证候表现虽不同,但其总的病机是一致的,故其治疗即可相同。如前述桂枝汤,既可用于太阳中风证,又可用于卫气虚弱,不能与营气谐和的自汗证,以及"脏无他病,但卫气不和"时发热自汗出的病证,还可用于太阳病表虚证误治或失治后营卫已虚而表邪未解者,等等。这几种病证虽各有不同,但营卫失和则是其共有的病机特点。桂枝汤具有敛阴和阳,调和营卫,解肌祛风的作用,故可以概治上述诸证。

又如四逆汤是少阴病中温经回阳的首方,用以主治少阴寒化证。但论中又把它作为治疗太阴病中焦虚寒的要方(见第277条"自利不渴者,属太阴,以其脏有寒故也,当温之,宜服四逆辈"),两者病位不同,一属少阴心肾,一属太阴脾,但均属阳虚寒盛。四逆汤对少阴寒化有直接作用,对太阴虚寒则是通过温养心肾达到扶助脾阳的作用,且干姜、炙甘草本来就有理中温阳的作用。所以,用之可以异病同治。后世在此启发下,从分析病机和方药效用入手,大大拓宽了《伤寒论》经方的应用范围。例如用桂枝汤治疗虚疟、虚利、荨麻疹、过敏性鼻炎等;用四逆汤治疗胃寒痛、胃下垂、心功能不全、休克等;用麻杏石甘汤治疗支气管炎、肺炎、百日咳、副鼻窦炎、遗尿症等属于肺热郁迫所致者,等等。我们还可以根据这一理法原则和辨证思路,举一反三,灵活变通,应用经方治疗更多的病证。

同病异治是因为其外在的证候表现虽然相似,但其内在的病机并不一致,所以,治疗也就各异。在《伤寒论》中,这样的例证也非常多。例如同属心下痞满之证,但因其形成的病因病机有里热郁结、寒热错杂、水饮停蓄、胃虚气逆、阴寒之气凝结等不同,其相应的其他脉证亦有差异,故其治疗所用的方药就有大黄黄连泻心汤、附子泻心汤、半夏泻心汤、甘草泻心汤、生姜泻心汤、五苓散、旋覆代赭汤、桂枝人参汤等区别。再者,如厥阴病的厥逆证,计有蛔厥、脏厥、血虚寒滞经脉、寒犯肝胃、阳为阴阻、冷结下焦、热厥、水饮内停、痰实厥、亡血厥逆等十种证型之多,故其治疗也各不相同。这说明《伤寒论》的辨证论治法则并非简单地针对症状去治疗,而是非常注重通过临床表现,探求疾病内在本质去治疗的治病求本之法。这种辨证求因、审机论治的治疗学思想,对于临床实践具有十分重要的指导意义。

总之,要想学好用活经方,就要像《素问·至真要大论》所说:"欲令要道必行,桴鼓响应",必须"谨守病机,各司其属"。只要能做到辨证切中病机,择方遣药与证相符,临证用"仲景方可通治百病"(柯琴语)的说法,就毋庸置疑。

例如,曾治一80多岁老翁,身患慢性支气管炎十余年,近月余整天卧床不起,喘咳痰多,下肢浮肿,食纳呆滞,二便不爽。舌红,苔白腻,脉象沉弦。脉证合参,其病显系寒饮内伏外溢,肺气失于宣肃。仲景小青龙汤专治"伤寒表不解,心下有水气,干呕,发热而咳,或渴,或利,或噎,或小便不利、少腹满,或喘者"(《伤寒论》第40条)。《金匮要略·痰饮咳嗽病脉证并治第十二》亦指出:"咳逆倚息不得卧,小青龙汤主之";"病溢饮者,当发其汗……小青龙汤亦主之"。《金匮要略·肺痿肺痈咳嗽上气病脉证治第七》还说:"肺胀,咳而上气,烦躁而喘,脉浮者,心下有水,小青龙加石膏汤主之"。根据该患者病情,结合仲景论述,拟方用小青龙汤加生石膏、桑白皮、鱼腥草、浙贝母、干地龙等,6剂而咳喘即平,食纳渐增,精神爽利,能下地走动。

又如,治一慢性肾炎急性发作患者,近1个月来全身浮肿,下肢尤甚,小便量少。尿检:蛋白(++++),红细胞(++),舌淡苔白,脉沉弦而迟,全身疲倦乏力,面肤色泽㿠白。脉证合参,断为脾肾两虚,阴水泛滥,故拟治以补益脾肾,温阳利水为法。《伤寒论》真武汤方主治"小便不利,四肢沉重疼痛……此为有水气"之证,与本例患者的病情从病机上相吻合,都是阳虚不能化气制水所致,故投以真武汤原方加生黄芪、益母草、白茅根、车前子,连服9剂,浮肿消除,蛋白尿亦消失,诸证悉平,继以肾气丸调理而愈。

其他如用半夏泻心汤治疗慢性萎缩性胃炎,即是因其病属寒热互结、升降失调,而致中焦痞满,符合《伤寒论》第149条心下"但满而不痛者,此为痞……宜半夏泻心汤"的指征而选方的。

临床实践证明,准确精当的探析病机,是拓宽经方应用范围的关键。例如小柴胡汤是医家常用之方,在《伤寒论》中的条文,诸如往来寒热、胸胁苦满、不欲饮食、心烦喜呕,以及口苦、咽干、目眩者,主以小柴胡汤,并且还特别指出"伤寒中风,有柴胡证,但见一证便是,不必悉具"(《伤寒论》第101条)。但我们临证时绝不能只依据"但见一证便是"的说法,对号入座,对症发药。那样,只能说明我们没有从深层次去理解仲景方之真谛。

从表象上看，小柴胡汤是治疗邪居半表半里的外感少阳病证的和解剂，但从临床实践来看，若以小柴胡汤为基础，灵活加减，则外感可治，内伤可调，虚证可用，实证亦宜。那么，是什么原因，使得小柴胡汤的运用范围能如此之广泛？究其实质，就在于精心辨析，切中病机。小柴胡汤证的病机，在《伤寒论》原文中可以找到脉络。如230条中说："阳明病，胁下硬满，不大便而呕，舌上白胎者，可与小柴胡汤。上焦得通，津液得下，胃气因和，身濈然汗出而解。"这本是对阳明病，邪郁少阳，致胃气不和，予服小柴胡汤后药物效应的描述，仲景指出，该病证服用小柴胡汤，能使上焦得通，则胁下硬满可去；津液得下，则大便自调；胃气因和，则其呕自除。如此则三焦通畅，气机无阻，自然表里上下和调，全身濈然汗出而病证消解。但是，如果我们深思这条原文精义，并结合小柴胡汤所治诸证，便可探知其汤证病机当为：表里失和，营卫不谐；脾胃失调，肝胆不利；肺失宣肃，胸阳不畅；阴阳失衡，气血不调等多个方面都有，概括起来，也就是三焦不畅，枢机不运。所以柯琴说："柴胡为枢机之剂"。

如此，横看表里，竖看三焦，外连肌表，内合脏腑，全面整体地认识小柴胡汤的病机，自然使该方的运用在临床上左右逢源，恰到好处。

临床上诸如内科呼吸系统、心脑血管、神经系统，尤其是消化系统疾病以及一些妇科疾病，运用小柴胡汤的机会很多，在此略举几则常用范例，以资参考：

1. 感冒　近时，西医治感冒多大量使用抗生素，市售中成药亦多为辛凉之品，使用时也很少辨证，往往使一个寻常感冒竟缠绵不解，以至于患者表现为恶寒发热，往来交作，食纳呆滞，胸胁不舒。此时，若以小柴胡汤合桂枝汤加减，外透肌表，内和脾胃，往往内服2～3剂，即诸证皆失。

2. 咳嗽　市售治咳中成药多是辛凉润肺之品，再加上西药抗菌消炎，常使寒邪郁遏，肺失宣透，气道受阻，久咳不已。若用小柴胡汤合二陈汤加减，透达外邪，宣发肺气，调和脾胃，化痰止咳，则其效甚佳。

3. 慢性乙肝　治疗乙型肝炎，诸医多以清热解毒为主，岂知苦寒最易伤脾败胃，结果是乙肝未治好，脾胃反遭损；再加西医输液无度，同样影响胃肠功能，终致酿成沉疴痼疾者屡见不鲜。若能用小柴胡汤加味，调和营卫，振奋脾胃，兼佐解毒，颇合仲圣"见肝之病，知肝传脾，当先实脾"之明训,自能收到良效。

4. 妇女更年期综合征 时医多视患者情志忧郁,心烦易躁,动辄投以镇静安神、泻火清肝之品,更加上西医西药之抑制、镇静之剂,每使病家头目昏晕,闷然不舒,欲睡不宁,欲醒不清。若用小柴胡汤合逍遥散、甘麦大枣汤、酸枣仁汤或温胆汤加减化裁,能使木郁则达,肝胆舒畅,肝脾和调,气血从顺,病情自能很快得以缓解。

综上所述,要拓宽经方的运用范围,并能取得较好疗效,精辨病机是最首要的。如能从病机入手,再结合经方的组方精义,先议病,后议药,则很多方剂都能像小柴胡汤一样,一方能治多病。如芍药甘草汤酸甘化阴,养血柔筋,功能缓急解痉,和中止痛,临床上不仅可用于腓肠肌痉挛,同样可以用于胃痉挛、膈肌痉挛以及面肌痉挛等。可见,在病机二字上下功夫、做文章,才是活用经方的绝招和秘诀。

要能临证精辨病机,还必须从纷繁复杂的临床表现中善抓主证。主证,就是主要证候。伤寒六经各有主证,细化分析,各经之下,则每病有主证,每方有主证。比如桂枝汤以"发热、恶风、汗出"为主证;桂枝甘草汤以"心动悸"为主证;芍药甘草汤以"脚挛急"为主证。临证时,只要主证抓得准确,选方就容易对证而疗效卓著。

如五苓散证,其主证是小便利与不利,临床上凡尿少、尿多、遗尿,甚至尿崩症等都可以用五苓散治疗。

小儿遗尿,本属难治,患者每晚必遗,虽补脾补肺,温肾固涩,效皆不佳,此时若用五苓散配合温通心阳之品以化气利水,取法于"通因通用",往往可以一药而愈,且不反复。

前列腺肥大患者,尿意频频,尤以夜尿为多,每晚可起夜 7～8 次,且伴小腹坠胀,舌淡苔白,脉缓,若用五苓散,能很快缓解症状,若再配合金匮肾气丸,近期疗效十分理想。

江西伤寒学家陈瑞春教授,用五苓散研粉末冲服,治疗一 6 岁男孩的尿崩症,疗效十分满意,随访五年未再复发,就是取其"化气利水"之意。

此外,尚有烦渴饮水,而无燥热、无尿糖,属气化不利、津不上承之口渴症,五苓散为不可替代之方;因水饮之邪,而致汗出涔涔之多汗症,用五苓散合苓桂术甘汤,亦为证药合机,疗效毋庸置疑。

综上可知，所谓主证，乃是辨证的主要焦点，是遣方用药的主要依据。从实质上讲，主证反映了该病的病机所在。如上所述，五苓散所治主证，既有小便不利，也有小便利，究其实质在于病机为膀胱气化失司。尿少责之气化不行，水道不利，故见小便量少，点滴而下；尿多责之气化无力，水不化气，故见饮一溲一，水泉不止。由此可见，主证可以统辖不同的疾病，只要主证符合，其病机即相通，即使疾病不同，也可以用同样的方药去治疗，这也正是中医"异病同治"的根据所在。

此外，在抓住主证的同时，还必须参合兼夹之证，以便能比较全面地认识和把握主证，并为立法选方提供更准确的临床依据。例如，小陷胸汤的主证是"正在心下，按之则痛，脉浮滑者"，但是，如果伴有胃逆反酸，腹胀气滞，痰多色黄，舌苔黄白相兼，证属痰热互结者，即须与半夏泻心汤合用，并加左金丸、乌贝散等，其效方捷。

三、深究经方方规，增强经方活力

所谓"方规"，就是指组方规律。"药有个别之特性，方有合群之妙用"。传统的组方规律，讲究君、臣、佐、使。仅此，并不能把方规的内涵充分揭示出来。方规的依据应是以病机为基础，结合药物的性能和功用而定的。如四逆散的组合，柴胡、芍药是肝经的药，枳实、甘草是脾胃经的药，四药相伍，共奏疏肝解郁、理脾和胃、行气散结、通达郁阳的功效，是治疗肝脾不调、肝胃不和、气机郁滞、阳郁不达的常用方剂，其方规严明，药味精练，一目了然。

然而真正要掌握好方规，指导临床运用，还必须下功夫在实践中摸索和验证每一方的方规旨要。例如半夏泻心汤，以其药物性味组成来看，具有辛开苦降之功，主治寒热互结的痞满证。但从临床运用看，如能加入行气消痞药，其疗效则会更为确切。由于半夏泻心汤所主治的痞满证，病位在中焦脾胃，病性为寒热互结、气机阻滞，故在其方中加入行气散结的枳壳、木香，甚或加入降胃除痞的赭石、莱菔子等，则其消痞散满之功效更胜一筹。这样，半夏泻心汤的方规就真正能体现"辛开苦降，平调寒热，燮理阴阳，行气消痞"。基于这一深层次理解，临床便可广泛运用该方治疗胃炎、胃及十二指肠溃疡、慢性肠炎、胆汁反流性食管炎等消化系统疾病，而应手取效。

如唐某,男,42 岁,经年腹泻便溏,每日少则大便 2 次,若饮食稍有不慎,大便则增至每日 3～4 次。便前腹胀气滞,肠鸣坠胀,大便中常夹有不消化的食物残渣,或有少量黏液,排便稀溏不爽,并伴有肛门坠胀。曾屡服土霉素、小檗碱(黄连素)、诺氟沙星等西药,虽能暂得缓解,但大便终不成形。如此反复已 2～3 年之久。刻诊:其舌苔黄白相兼,苔厚而腻,脉象濡缓。脉证合参,本患当系脾胃虚,运化差,清气不升,湿浊壅积生热,以致传化失常。故疏方如下:法半夏 10g,黄连 6g,黄芩 10g,白头翁 15g,焦神曲 10g,党参 15g,干姜 10g,广木香 10g,炒枳壳 10g,大枣 3 枚,炙甘草 6g,煨葛根 10g。3 剂,水煎,分两次服。

药后次日大便成形,肛门坠胀,腹胀气滞亦减轻,舌苔明显退薄。继进原方 4 剂,临床症状消失。嘱其再进 5 剂,诸症痊愈,遂以健脾丸调理善后,随访两年未见复发。

深究经方方规,是拓展经方运用、增强经方活力、充实医者经验的有效途径。如真武汤,以附子与茯苓为主,温阳行水,主治脾肾阳虚,水邪泛滥。临床中以此方治疗风湿性心脏病有效。但风湿性心脏病,初则心悸、头眩、浮肿,用之能稳定病情,而对其呼吸气短,精神疲乏等症,则难以奏效。细究其由,推审真武汤方义,则知其温阳行水之功确,而补益心肺之力不足,故在原方中加入参、芪补益心、肺,则服后不仅心悸、浮肿可除,而且呼吸畅利、精神见增、短气乏力等症明显好转。如此变化,即是将真武汤原方方规的温阳行水,变为温阳行水、补益心肺,其依理依法则与风湿性心脏病的病机病证更相契合。

四、辨病辨证结合,规范运用法度

中医长于辨证,西医强调辨病,随着中西医学互相渗透,辨病辨证结合,对于规范经方运用法度,进一步提高临床疗效,是十分有益的。

举肺心病为例:从肺心病的形成和发展来看,它是从气管炎→慢性支气管炎→肺气肿发展为肺心病这样一个病理过程,时间跨度可长达几年、十几年,甚至几十年。西医在处理这类病变,统一的治疗模式是抗菌消炎,控制感染。如果从西医的病理变化来看,抗菌消炎是无可厚非的。可是，在临床实际中，随着病情的发展，体质的变化，用千篇一律的抗菌消炎是很难完全取效的。究其实质，就是缺乏整体辨证，无视疾病与体质的关系。中医认识疾病，是对致病邪气与患者体质同等看重的。在治疗用药上尤其重视体质辨证，这对各种病变，无论是外感、内伤，都不例外。如上述肺心病在气管炎阶段，身体壮实，治疗着重以祛邪为主。寒甚者以麻黄汤化裁，热甚者以麻杏石甘汤加味，多能中病。痰盛者，还可配以二陈汤、三子养亲汤燥湿化痰，降气快膈。如气管炎发展成慢性支气管炎，则身体素质要差些，治疗用药则应表里兼顾，祛邪与扶正并重。如以小柴胡汤、小青龙汤等方加减化裁，或以桂枝加厚朴杏子汤合苓甘五味姜辛汤等，随证治之，亦可以获效。

如慢性支气管炎发展成肺气肿，则身体素质再度下降，治疗上则应以补为攻，七分扶正，三分祛邪，方可选桂枝加厚朴杏子汤、苓桂术甘汤、葶苈大枣泻肺汤合方化裁，甚则用真武汤合苓桂术甘汤、苓甘五味姜辛汤等化裁，旨在温阳益肺为主。

若病变发展至肺心病，则属心肺功能受损，治疗亦应以补益为主，振奋心阳、补益肺气是主要治则。常以真武汤加参、芪、龙、牡，或合金匮肾气丸加减为基本方，治本为主，兼顾其标。若属阴虚者，则需用麦味地黄汤合生脉散为基础加味，以维护心、肺、肾之阴。随着病情发展，脏腑功能损害亦趋加重，治疗亦较棘手。

总之，在临床实践中，要对主要脉证，各种体征以及各项检查指标，都能全面综合，分析参考，辨病辨证结合，规范每一阶段遣方用药规律，如此则对提高临床疗效颇有裨益。

五、灵活加减化裁，拓展经方天地

仲景之书，被历代医家称之为"方书之祖"，其所制方，被誉为"对病真方"，是因为仲景之方，不论大方、小方，均配伍严谨，各有法度。仲景因证立法，依法制方、遣药，君、臣、佐、使，井井有条，其方精专、效宏，不用则已，用则必需。但仲景之经方，能不能加减化裁？

这个问题，历代都有争议。有人认为，所谓"经方"，即是"经典之方"，用之时，不可变易，即便是用药分量，也要原方不变。视经方为"金科玉律"，倘若对经方加减，变动药味，便被斥之为"离经叛道"。

实际上，世界上任何事物没有一成不变的。不变是相对的，变是绝对的。治病方药，固定是相对的，随证变化才是绝对的。病有变，证有变，方药自应有变。疾病本身就是复杂多变的，临床中不可能执一不变之方，去应治复杂多变之病。对此，元代医家罗知悌形象地比喻说："用古方治今病，正如拆旧屋凑新屋，其材木非一，不再经匠氏之手，其可用乎?"临床从实际出发，因病因人而异，辨证组方施药，拓展经方的运用范围，并不失仲景经方本义，是为适应临床，活用经方之所需。仲景制方本来就是随证而设，随机而变，无论是加减用药，还是剂量增损，都是根据病情，随证变化的。如他在《伤寒论》第16条中就曾明确指出应"观其脉证，知犯何逆，随证治之"。他将桂枝汤一方化裁出20多方，其他如麻黄汤、柴胡汤、四逆汤、四逆散、真武汤、泻心汤、承气汤等均有加减方或加减法。由此可见，仲景制方本身就是既有法度，又有灵活变化的。他以成方定量，乃示人以规矩，而随证变法，适当加减，则示人以方圆。

医者的不足在于治病方法和方药的变化太少，难以适应千变万化的临床需要。所以，临证时根据患者的病情变化和证候表现，灵活加减化裁经方，是非常需要的。当然，这种加减化裁应掌握一个基本原则，那就是"继承不泥古，创新不离宗"。

这里介绍几则经方与时方合用化裁的例子，以资参考:

(一)桂枝汤合玉屏风散化裁

桂枝汤调和营卫，为表虚自汗者首选方。玉屏风散亦有益气固表止汗之功，常用于表虚自汗易感者。二方合用，则益气固表、和营解肌之力更好，是治疗虚人外感之良方。

曾治一妇人，年34岁。背常恶寒，通体怕冷，在家里只能坐在卧室，门窗紧闭。若依门而立，则洒淅恶寒。平时能吃能睡，月经尚正常。就诊时，正值"五一"节前，仍身穿重裘，脚穿棉鞋，头戴线帽。察其脉缓无力，舌苔薄白而润。检查病史，前医曾以八珍、归脾补气养血，桂附八味温阳益肾，并用巴戟、仙茅、枸杞等均无明显效果。遂疏方:生黄芪15g，白术10g，桂枝10g，炒白芍10g，干葛根10g，防风10g，生姜3片，大枣5枚，炙甘草6g。5剂服后，身感温暖如日浴，已能脱去棉衣、棉鞋、线帽，无风自恶之感明显减轻。继以前方服用20余剂,诸症遂愈。

本病溯其原委,实因先为误表,初期表证,中西药乱用,寒凉杂投;后又误补,近半年来的治疗,益气养血、温阳补肾叠用,但营卫不和、表虚不固的病机未被确认,故致病情缠绵不愈。接诊后以桂枝汤合玉屏风散化裁,切合病机,方证相符,故能取效。

桂枝汤调和营卫之功,已为众知,但对于表虚不足之体,似觉药力不足,故在原方中合用玉屏风散,益气固表、疏风祛邪,补不遏邪,表不伤正,两方合用,无论从病理上还是药理上讲,都是合拍的,故用于表虚肺卫不足之体,免疫功能低下的患者,屡获其验。

(二)芍药甘草汤合四妙散化裁

芍药甘草汤、四妙散两方合用,是临床治疗风湿热痹证的有效方。芍药是柔筋缓急,以养血止痛的要药,甘草与之配合,即酸甘化阴,其滋阴养血柔筋之力更强。该方合入清热利湿、活血强筋的四妙散,则能共奏清利通络、柔筋活血、缓急止痛之效,以治湿热痹痛,甚为合辙。

曾用本方再加活络效灵丹、四妙勇安汤化裁,治疗一例下肢静脉炎患者,应手取效。

(三)芍药甘草汤合四金汤化裁

四金汤由郁金、鸡内金、金钱草、海金沙四药组成,是治疗肾结石的经验方。功能散结行水、利尿化石;芍药甘草汤功能缓急止痛。二方合用能增强活血利水、化石散结之力。若再加白茅根、石韦、滑石、杜仲、桑寄生等,则用于治疗泌尿系统结石疗效颇著。

(四)四逆散合良附丸化裁

四逆散由柴胡、枳实、芍药、炙甘草组成,功能疏肝解郁、通达郁阳、调和脾胃;良附丸由制香附、高良姜组成,功能理气和胃、散寒止痛。二方合用化裁,以治肝胃不和、寒郁气滞的胃脘痛,有很好的疗效。临床上常见因肝气犯胃、气滞作痛偏于寒邪客犯者,如慢性胃炎、胃窦炎、胃及十二指肠溃疡等用此二方加味(可根据病情酌加郁金、木香、青皮、陈皮、延胡索、川楝子等,亦可加当归、丹参、干姜等),每获良效。

(五)当归芍药散合桂枝茯苓丸化裁

当归芍药散取芍药泻肝木而安脾土,合以当归、川芎调肝养血,白术健脾燥湿,伍茯苓、泽泻渗湿泄浊。两组药合之,用于妊娠后肝气不调、脾气虚弱而见腹中拘急,绵绵作痛,小便不利,足跗浮肿等证。桂枝茯苓丸主治"妇人宿有癥病,经断未及三月,而得漏下不止",方取桂枝通血脉,茯苓安正气,芍药调营血,丹皮、桃仁活血化瘀,诸药相合,实为祛瘀化癥之小剂。用之妊娠而宿有癥病者,下癥而不伤胎。

验诸临床,此二方不仅用于妇人妊娠期,即如月经不调、痛经、子宫肌瘤、卵巢囊肿、输卵管阻塞不孕症等,以及内、外科常见的老年痴呆症、慢性肾炎、前列腺肥大、下肢静脉血栓,以及血栓性脉管炎等,只要加减得宜,都能取得满意疗效。

(六)其他

如大柴胡汤加味治疗胆囊炎、胆石症,可根据辨证或加金铃子散、香灵散(香附、五灵脂)等以增强理气活血、散瘀止痛之功;或加蒲公英、连翘、赤小豆、白花蛇舌草以清热解毒、利湿;或加黄芩、郁金、金钱草、海金沙、鸡内金以清热利湿、利胆排石;或合茵陈蒿汤(茵陈、栀子、大黄)等清热利湿退黄。

小青龙汤加味治疗过敏性哮喘可合用茯苓杏仁汤,再加海螵蛸、射干、地龙等,或合射干麻黄汤加减化裁亦效;治疗过敏性鼻炎,可与苍耳子散、过敏煎等合方化裁。

以上仅举几例,以供参考。药贵对症,方需加减,圆机活法,方为上乘。在此不多赘言。只要能达此境,必能拓宽经方应用之天地。

透视非典防治全程,话说中医治疗特色

传染性非典型肺炎(以下简称非典)是由 SARS 冠状病毒引起的一种具有明显传染、可累及多个脏器系统的特殊肺炎,世界卫生组织(WHO)将其命名为严重急性呼吸综合征(severe acute respiratory syndrome, SARS)。非典发病急暴,变化迅速,传染强烈,对人们的健康威胁极大。由于它是

新出现的一种急性流行性传染病，目前西医药尚无特效的疗法和药物。在2003年全国防治非典的过程中，中医药积极参与介入，中西医同道合作，中西医结合治疗，使非典防治工作取得了良好的效果。总结该病的防治体会，我认为中医药在防治非典方面体现了如下特色。

一、重视平调阴阳，治分标本缓急

非典属于中医温病范畴的"瘟疫"，就是因疫气流行，疫毒感染，人体难以抵御这种烈性传染源的侵伤，而导致众多人群同时或相继发病的一种烈性传染病。

我们知道，现代医学治此，得要探明此疫毒之种属，然后研制或选用相应能抑制、杀灭该病毒的疫苗和药物，进而使该病得以控制和治疗。而中医则重在分析人体发病后所反映出来的机体状态，视其邪正斗争的趋势，阴阳消长的变化，寒热虚实的表现，然后确立相应的治则，选择相应的方药，予以辨证论治。正如《素问·宝命全形论》所说："人生有形，不离阴阳"，《素问·生气通天论》："阴平阳秘，精神乃治，阴阳离决，精气乃绝"。可见，疾病之起，主要在于阴阳失衡。《素问·阴阳应象大论》："阴胜则阳病，阳胜则阴病，阳胜则热，阴胜则寒。"故其治疗，则重在"谨察阴阳所在而调之，以平为期"（《素问·至真要大论》）。

如针对此次非典，按病程发展，可分为初、中、极、恢复四期。不同期的病情有不同的表现，可以反映出不同的邪正关系和阴阳状态。中医在治疗时，主要就是针对这种不同阶段的不同邪正关系和阴阳状态，采取不同的治疗方药，去调整机体的内环境，使之不适合病毒病菌的繁殖和生存；同时，调动人体自身的抗病御邪和自我康复能力，从而使因外邪作用于机体所导致的阴阳失衡重新恢复到新的相对平衡。诚如医圣张仲景所云："见于阴者，以阳法救之；见于阳者，以阴法救之"，"凡病……阴阳自和者，必自愈"。

具体来讲，非典初期，疫毒邪盛，正气尚不甚虚，其临床主要表现为发热、恶寒、头身疼痛，或有咳嗽、胸痛、口干、咽红、舌边尖红，苔薄白或微黄，脉象浮数。其病机重在疫毒瘟邪，初犯肺卫。其病位主要在上焦、卫分。根据"治上焦如羽，非轻不举"，"在卫汗之可也"的原则，其治即须辛凉解表，清宣肺卫为法，方用银翘散、麻杏石甘汤加减，使盛阳之邪得祛，则肺卫正气自安。

非典中期，疫邪秽毒深入，正邪斗争激烈，其临床主要表现为发热，午后尤甚，或壮热、汗出不退，或寒热往来，胸闷脘痞。口苦呕逆，或纳呆便溏，倦怠乏力，或伴有呛咳、气促、痰黏难咯，舌苔白浊厚腻，脉象弦滑而数。其病机重在湿热秽浊，邪毒蕴蓄，疫毒邪阻募原、少阳，气机升降通道受阻。其病位主要在中焦、气分。根据"治中焦如衡，非平不安"，"中满者，泻之于内"的原则，其治即须清化疏透，分消湿热为法。方用达原饮、蒿芩清胆汤、甘露消毒丹等方化裁，则募原秽浊得以透达，湿热疫毒得以清泄，中州枢机升降自利。

非典极期，疫毒力胜，正气受损，其临床表现可分为阴阳两证。阳证者，乃为疫毒入营，灼伤气阴，痰瘀内阻，气道不利，症见身热夜甚，喘憋气促，烦躁不宁，甚或神昏，呛咳少痰，或有胸痛、咯血，舌红绛少苔，脉象细而必数。其治当用清营汤或犀角地黄汤，配合小陷胸汤、葶苈大枣泻肺汤化裁，或用清瘟败毒饮合瓜蒌薤白半夏汤等方加减，必要时加用安宫、紫雪、至宝丹等温病三宝，以清营泄热，解毒开窍，并益气养阴，活血利气，消痰利水。阴证者，则系邪盛正虚，内闭外脱，甚则阳亡气竭，症见体温骤降，血压不升，呼吸喘促，面色发绀，甚或颜面苍白，汗出淋漓，四肢厥逆，表情淡漠或昏愦不语，舌质暗淡，脉微欲绝。其治必须益气固脱，回阳救逆，用参附龙牡汤合生脉散加味，并配合大剂量点滴参麦注射液、参附注射液等，俟其阳回气复，则阴霾自散而化险为夷。

至于非典恢复期，亦以两种情况多见。一属气阴两伤，症见低热，或身热虽退而仍五心烦热，汗出乏力，唇干口渴，纳呆食少，微咳气短，舌质淡红，苔少津乏，脉象细而略数。其治可用生脉散、麦门冬汤，或沙参麦冬汤加减，以益气养阴为主。另则表现为气虚夹痰夹瘀，症见热虽已退，但仍胸闷咳嗽，动则气短、气促，痰黏难咯，舌质淡暗，舌苔白腻，脉象细涩。其治则须选用瓜蒌薤白半夏汤、小陷胸汤，配合千金苇茎汤、血府逐瘀汤增损化裁，以益气健脾、消痰化瘀，开胸利气。对于此症，常须坚持治疗，方克显效。

综观非典治疗全过程，首先当从纠正阴阳失调，扭转邪正力量对比关系入手。当然，在具体施治过程中，又要体现出中医"急则治其标，缓则治其本"的原则，即初期、中期，治标为急，当以祛邪为主，稍佐扶正；极期则需祛邪扶正兼顾，标本同治为宜；恢复期自当重在扶正，稍顾祛邪，甚或先扶其正，待正气来复后，再议其余。只有这样，才算是"知标本者，万举万当"。

二、重视因势利导，治在给邪出路

中医治疗疾病，十分重视"因势利导"。所谓"因势利导"，是指在疾病治疗过程中，综合考虑各种因素，顺应其病位、病势特点，以及阴阳消长、脏腑气血运行等规律，把握最佳时机，采取最适宜的治疗方法，使病邪从最简捷的途径，以最快的速度排出体外，以避免深入体内，过多地损伤正气。

中医强调，治病如治国，用药如用兵。《史记·孙子吴起列传》明确指出："善战者，因其势而利导之。"《灵枢·顺气一日分为四时》言："顺者为工，逆者为粗。"周学海《读医随笔》更谈到其具体运用："凡风寒湿热散漫于周身之腠理者，无聚歼之术也，则因其散而发之；痰、血、水、湿结积于胃与二肠、膀胱之内者，已属有形，势难消散，则因其聚而泄之、渗之；邪在上脘，愠愠欲吐，是欲升不遂也，则因而吐之；邪在大肠，里急后重，是欲下不畅也，则因而利之。此顺乎病之势而利导之治也。"这种强调祛邪应顺应正气抗邪之势，就近而治，以最便捷的方式导邪外出的治则理念，完全不同于现代医学所说的"抗菌""抑菌"、杀灭病毒等直接对抗法。它不仅是一种以最小的治疗成本达到最佳治疗效果的具有高度艺术性的科学决策，而且充满了"道法自然"（老子语）、"顺天地之常"（范蠡语）的天人合一的哲理在内。

这种因势利导，给邪以出路的治疗原则在瘟疫（包括此次非典在内）防治过程中也有其充分体现。清代名医周学霆学习吴又可《温疫论》治疫经验，并结合自己的治疫心得，提出了"合厉与疹，酿而为毒，人感之而病者，为瘟疫。杂见于四时，在春，谓之春瘟；在夏，谓之热病；在秋，谓之晚发；在冬，谓之寒疫……其为瘟也，称名攸异……互相传染，大小相似……唯不知其毒而妄治之，盈城盈野，死于非命；知其毒而善调之，沿门沿户，立起沉疴"（《三指禅·瘟疫脉论》）。何谓"知其毒而善调之"？周氏说："其未溃之初，毒犹盘踞募原，驱伏魔，全凭草果；破坚垒，须借槟榔（吴又可达原饮：槟榔、草果、厚朴、知母、芍药、炙草、黄芩）……毒而外溃，渐杀其势矣，即贝母、柴胡，可以和其事（经验方：柴胡、生地、贝母、黄芩、银花、生甘草、茅根为引）；毒而内溃，愈纵其悍矣，非芒硝、大黄，奚能奏其功（经验方：芒硝、大黄、槟榔、厚朴、枳实、炙草，姜枣引，下以毒尽为度）"（《三指禅·瘟疫脉论》）。

从上文不难看出，周氏治疫，充分体现了因势利导，给邪以出路的原则。祛邪外出的道路不外三条：一曰发汗，使邪从皮毛而出；二曰渗利，使邪从小便排出；三曰泻下，使邪从大便排出。但对于疫毒瘟邪，伏踞募原者，绝非单一之法所能胜之，往往需要表里同治，正邪兼顾，以"和其事"，所以周氏又说："知斯三门，病无遁形，设方攻毒，妙在一心（三门：初中募原、外溃、内溃。精透三门之奥，不过借达原饮、经验方为之榜样）"（《三指禅·瘟疫脉论》）。细细玩味前贤治疫经验，与我们今天非典防治的实践相对照，诚可谓金针再度。

三、重视运气规律，治讲无伐天和

中医运气学说，是古人以天人相应观为指导，以阴阳五行生克制化理论为框架，以天干、地支为演绎工具，专门研究自然界天象、气象等的变化规律，以及天象、气象变化与人类疾病发生和流行的关系的一种学说。运气学说认为，宇宙间自然气候的变化，一年一个小周期，六十年一个大周期。这种周期性的气候变化，直接和间接地影响着人体的健康和疾病的发生与流行。每年的气候变化和疾病的发生与流行情况都可以应用运气学说来加以推测或预报。同样，在疾病的预防和诊治方面，也可以依此作为重要参考。所以，古人强调"圣人之治病也，必知天地阴阳，四时经纪"（《素问·五常政大论》），指出"岁气有偏，人病因之，用药必明乎岁气"（吴崑语）。否则，"不知年之所加，气之盛衰，虚实之所起，不可以为工矣"（《素问·六节藏象论》），"治不法天之纪，不用地之理，则灾害至矣"（《素问·阴阳应象大论》）。

联系疾病发生和流行情况来看，某些年份的气候变化异常，可能是瘟疫邪毒最容易滋生、繁殖和生存的条件之一。如《温病条辨·原病篇》即引《素问·六元正纪大论》，指出："辰戌之岁，初之气，民厉温病；卯酉之岁，二之气，厉大至，民善暴死，终之气，其病温；寅申之岁，初之气，温病乃起；丑未之岁，二之气，温厉大行，远近咸若；子午之岁，五之气，其病温；巳亥之岁，终之气，其病温厉。"由此不难看出，瘟疫发病，存在着"在岁运有多寡，在方隅有厚薄，在四时有盛衰"，但"此气之来，无论老少强弱，触之者即病"（《温疫论·原病》的运气规律性。例如，2002 年为壬午年，按运气学说推算为少阴君火司天，阳明燥金在泉，全年气候特点总体表现为温热干燥。而 2002 年五之气时（即公历 2002 年 9 月中旬～11 月中旬），即已开始有温病流行的苗头（子午之岁，五之气，其病温），至终之气时（即公历 2002 年 11 月中旬～2003 年 1 月中旬）则多发"咳嗽，甚则血溢"之病（子午之岁，终之气，燥令行，余火内格，肿于上，咳嗽，甚则血溢）。对照此次非典发病，起于 2002 年 11 月中旬，且主要临床表现为发热、咳嗽、干咳少痰，或有痰中带血。这与运气学说所推的发病情况是何等相似。

又如，2003 年为癸未年，按运气学说推算，为太阴湿土司天，太阳寒水在泉，全年气候特点总体表现为寒湿偏胜。但在二之气时（即公历 3 月中旬～5 月中旬），主客二气均为少阴君火主时，故《素问·六元正纪大论》云："二之气，大火正，物承化，民乃和，其病温厉大行，运近咸若。"这段时间，除瘟疫大流行，波及范围较广之外，气候特点主要表现为"湿蒸相搏，雨乃时降"，亦即雨水偏多，气温偏高。而到三之气时（即公历 5 月中旬～7 月中旬），则"天政布，湿气降，地气腾，雨乃时降，寒乃随之"（《素问·六元正纪大论》）。这是因为这段时间，主气少阳相火与客气太阴湿土共同主时，所以气候特点表现为雨水时降，时或又热，热而又凉，热一阵，冷一阵，温差大，暴雨多。实际看，2003 年情况确实如此。

应该说，2003 年的非典疫情发展趋势与运气变化规律是相符合的。如在《素问·本病论》中即谓："假令庚辰阳年太过……故地下奉天也……此乙庚失守，其后三年化成金疫也，速至壬午，徐至癸未，金疫至也。"肺属金，所谓"三年化成金疫"，也就是乙庚失守，三年后会酿成肺毒疫疠的流行，快的至壬午年，慢的至癸未年就会发生。非典发病从 2002 年（壬午年）11 月中旬开始，至 2003 年（癸未年）3 月中旬到 5 月初，发展至高峰阶段，从 5 月中下旬开始出现回落，病情逐渐得以控制，是符合《素问》"三年化疫"之说的。从非典治疗来看，比较有效的方药，除清热解毒，清瘟败毒，凉营化瘀，消痰利气等常规治疗之外，适当加用温燥芳化或淡渗利湿之品，也是符合 2003 年（癸未年）运气特点的。当然，我们必须看到，非典疫情之所以能够在如此短时间内迅速得以控制，除与岁运、季节的特点和变化规律有关以外，更重要的还是取决于我国各级政府采取的积极有效的防治措施，如严格的防护隔离，坚决果断地切断传播途径，集中收治并采用中西医结合治疗等干预手段，以及医护人员忘我的革命人道主义精神，等等。否则，其结局是难以想象的。

此外，从历史上的多次瘟疫大流行来看，除由于封建统治者横征暴敛，残酷压榨，人民生活极度贫困外，还可以发现，凡逢丑未之岁，瘟疫流行极易发生，且发则比较严重，据《明史》记载，从永乐六年（公元 1408 年）至崇祯十六年（公元 1643 年），共发生过大疫流行 19 次之多，其中嘉靖己未（公元 1559 年）、万历己未（公元 1619 年）江淮一带就有两次大疫。据周学霆《三指禅》记载这两次大疫流行，都是用败毒散倍人参，去前胡、独活而取效。周氏说："大抵毒在募原，加参于表剂，元气不因表而受伤；以表剂而加参，毒气不借参而助疟。与达原饮用知母、芍药同参。"明代医家吴又可正是生活在这样一个历史变革时期，在他《温疫论》成书的 1642 年前后，当地连年发生严重瘟疫流行，"一巷百余家，无一家仅免；一门数十口，无一口仅存者"。这种情况，从客观上向医学提出了发展传染病学的要求，吴又可在当时敢于突破前人的框架，以自己毕生治疫的心得体会，将"平日所用历验方法"加以整理，撰写成《温疫论》一书，实是对中医药学的一大贡献。

清代历史上，1733 年是癸丑年，北京曾出现过瘟疫流行，这在纪晓岚《阅微草堂笔记》中有载。60 年后的 1793 年，也是癸丑年，北京又出现过大疫，这在吴鞠通《温病条辨·自序》中亦说及："癸丑岁，都下温疫大行，诸友强起瑭治之，大抵已成坏病，幸存活数十人，其死于世俗之手者，不可胜数。"所以，他十分感慨地说："呜呼！生民何辜，不死于病而死于医，是有医不若无医也。学医不精，不若不学医也。"于是他继承叶天士温病学说，并广采历代名贤著述，"去其驳杂，取其精微，间附己意，以及考验"，历时六年之久，写成《温病条辨》一书。全书内容，以三焦学说为经，卫气营血学说为纬，阐明温病自上而下，由纵而横，由浅入深的变化过程，使温病学说更趋成熟。可以说，《温病条辨》其书，就是吴氏对那次大疫流行成功救治的经验总结。难怪其乡友汪瑟庵敦促他说："来岁己未湿土正化，二气中温厉大行，子盍速成是书，或者有益于民生乎！"

四、重视随宜而制，治则法定方活

中医治病，最讲"随宜而制"，亦即因时、因地、因人、因证制宜。《素问·至真要大论》说；"随其攸利"，"适事为故"，医圣张仲景也说；"观其脉证，知犯何逆，随证治之"（《伤寒论》）。这都是强调治病应当综合分析天时、地理、人体病情等各种具体情况，随其所宜而制定相应的治疗措施。

如前已述及，中医十分重视运气规律，治病讲究"无伐天和"，这是从气候变化的大周期而言。《灵枢·岁露论》指出："人与天地相参也，与日月相应也"，说明自然界的各种时相变化，都可能直接或间接地对人体的生理功能和病理变化产生影响，故在治疗时就应当兼顾岁气，季节、年、月、日、时的节律因素，从而采取相宜的对应措施，这即所谓"因时制宜"。

《素问·异法方宜论》指出："医之治病也，一病而治各不同，皆愈何也？岐伯对曰：地势使然也。"这即所谓"因地制宜"。也就是说，治疗疫病，首先要将不同地区的地理环境、气候特点等差异性考虑进去。诚如徐大椿《医学源流论》所说："人禀天地之气以生，故其气体随地不同。西北之人，气深而厚，凡受风寒，难于透出，宜于疏通重剂；东南之人，气浮而薄，凡遇风寒，易于疏泄，宜用疏通轻剂……若中州之卑湿，山陕之高燥，皆当随地制宜。"2003年的非典发病及其治疗，也充分体现了这一特点。发生在广东、北京、香港的非典疫情，与甘肃、内蒙古、山西等地的疫情不会完全一样，其治疗用药也不能完全生搬硬套。如广东、香港等地处东南卑湿之地，气候亦较炎热，因而发病表现为湿热郁蒸为重，患者多舌苔厚腻，治疗用药多加苍术、藿香等芳化湿浊之品，或加用芦根、茅根等淡渗利湿之味。而甘肃亦有输入性非典患者，当发现隔离收治后，见其并无明显的湿热之象，治疗用药无须过用温燥，而重点在于清解之中稍佐护阴之品，此即因于甘肃地处西北，气候多风偏燥故然。又从发病和流行程度来看，此次非典在云贵高原、青藏高原等地没有发病，或发病较少，病情较轻，即使发病，亦多为输入性病源，并无二代传染者。这说明瘟疫流行与地域差异相关。

再则,疫病的发生、发展、变化以及临床诊治还存在因人而异的特点。如徐大椿《医学源流论》指出:"天下有同此一病,而治此则效,治彼则不效,且不惟无效而反有大害者,何也?则以病同人异也。"此次非典发病多发于中青年,与其社交广泛,接触感染机会较多有关。但老年人患病,其死亡率又相对较高,原因是老年人脏腑功能衰弱,尤其是肾气虚衰,抵抗力下降所致。疫病流行,亦有易感人群,同样是有接触病史,身体状况好的不易发病,即使发病,其症亦轻,预后较好;相反,体质较弱者、工作过度疲劳者,或心理焦虑、恐惧、心态较差者,则容易发病,且一旦发病病情较重,预后较差。因此,在治疗或服用预防中药方面,也就不能千人一方,千人一药,而是必须根据患者的年龄、体质以及具体病情等因素,辨证论治,随宜而制,方能药证相符,收效满意,此即所谓"因人制宜""因证制宜"。

五、重视预防为主,治倡截断扭转

中医治病,强调"治未病",就是说对于疾病应早治防变,截断病传。大多疾病都有一个由浅入深,由轻到重,从比较单纯到错综复杂的发展演变过程。在疾病的初期阶段,一般病位较浅,病情较轻,正气受损程度不重,机体抗病能力和修复能力较强,所以容易治疗,容易康复。若到后期,则机体受损程度较重,不仅不易治疗,康复缓慢,甚至还会恶化,或因丧失治疗机会而留下后遗症,或者病情发展严重以致死亡。因此,作为医生,对疾病要尽可能作到早期诊断,给予及时正确的治疗。这对于疾病的早日康复,早日痊愈至关重要。《素问·阴阳应象大论》说:"邪风之至,疾如风雨,故善治者治皮毛,其次治肌肤,其次治筋脉,其次治六腑,其次治五脏。治五脏者,半死半生也。"吴又可在《温疫论》中也说"客邪贵乎早逐。"徐大椿《医学源流论》更明指出:"传经之邪,先夺其未至,则所以断敌之要道也。"已故老中医姜春华教授曾提出治疗温病的截断扭转法亦属此意。此次非典防治过程中可以看出,凡是及早采用中西医结合治疗,或中医药治疗介入较早的,多可以阻断其发展演变常序,使非典病程在发热阶段即得以控制,不至于或很少发展到肺实变和必须上呼吸机的程度,病程也相对缩短,治愈率提高,死亡率降低。广东省中医院收治的患者治疗效果好,且医护人员无一例感染的事实也充分说明这一点。

其次,在研究分析中医防治非典的方药中也可以发现,国家中医药管理局推荐的几首有效方剂,以及各地认为治疗效果较好的方剂,都是在常规清热解毒、利湿除秽的基础方剂中,适当加入一二味益气护阴等扶正之品,这同样体现了务必"先安未受邪之地,""留得一分正气,便有一分生机"的扶正祛邪,截断扭转,杜绝疾病发展传变的防治思路。

中医预防为主的思想,还体现在多途径的预防措施和方法上。如清代著名温病学家王孟英就曾在他的《随息居重订霍乱论》中指出,霍乱等烈性传染病的发病原因主要由于水源不洁,滋生臭毒秽气之故。从而提出平日要注意环境饮水卫生,把疏通河道,净化水源列为"守险"上策,尤其在人口密集的地方更须注意和重视。他还提出用药物来净化水源,如将白矾、雄精置于井中以解水毒,将降香、石菖蒲投入缸中,以去秽解浊。同时,他还提出:"住房不论大小,必要开爽通气,扫除洁净,设不得已而居市廛渊隘之区,亦可以人工斡旋几分,稍留余地,以为活路。"他强调,如果居室潮湿,天时雨湿,室中宜焚大黄、茵陈之类,或以艾搓为绳燃之,可以解秽避患。其他如《随息居饮食谱》中还讲到很多食疗,药防方法,如用川椒研末,时涂鼻孔,则秽气不吸入矣;如觉稍吸秽恶,即服玉枢丹数分。以及尝谓老少强弱,虚实寒热,以枇杷叶代茗,可杜一切外感时邪等,亦都是预防瘟疫传染的有效方法。

以上五点,不仅为中医治疫之特色,同时,也是中医治疗各种疾病的特色。为医者,若能以此五点多下功夫,则临床疗效自可不断提高。

小儿手足口病中医辨治思路之我见

小儿手足口病,又名手足口综合征,因其多发于夏季,故又称夏季疱疹综合征。该病是以口腔黏膜出现散在疱疹,手、足和臀部出现斑丘疹、疱疹为主要特征的小儿常见的传染病。其发病系由多种肠道病毒引起,其中以柯萨奇病毒A组2、9、10、16为主,亦可由B组(2、5型)以及肠道病毒71型(EV-71)引起。

本病属于中医"温病"范畴,一般发病以轻症、中症为多,若暴发流行,亦可出现重症或变证,并发脑炎、脑膜炎、肺水肿、心肌炎等,因此对小儿的健康威胁较大。现将笔者临证辨治本病的体会及思路简述如下。

1. 风、火、湿、热是病因病机之关键 手足口病并非近几年才有的新病种,早在20世纪50年代末即有报道。如1957年(丁酉年)新西兰即有流行,1959年(己亥年)在英国伯明翰流行时首先提出"手足口病"这一病名。其后,于1969年(己酉年)至1970年(庚戌年)在日本也曾暴发流行。20世纪70年代中期,保加利亚、匈牙利也相继暴发流行本病。20世纪90年代后期,本病开始在东南亚地区流行,如1997年(丁丑年)马来西亚就发生了主要由EV-71引起的手足口病的流行。可见,本病实际是全球性的传染病。

我国是从1981年(辛酉年)上海首次报道本病,此后北京、天津、河北、福建、吉林、山东、湖北、青海以及广东等十几个省份均有报道。1983年(癸亥年)天津暴发,5~10月间发生了7 000余病例,经2年低水平散发后,于1986年(丙寅年)再次暴发。1998年(戊寅年)EV-71病毒感染在我国台湾地区引发手足口病大流行,检测哨点共报告129 106例病例,其中重症患者405例,死亡78例,患者大多数是5岁以下的幼儿,并发症包括脑炎、无菌性脑膜炎、肺水肿、肺出血、急性软瘫和心肌炎。

2000年(庚辰年)山东省招远市暴发,仅招远市人民医院就诊的患者就有1 698例,其中3例并发心肌炎死亡。

2008年(戊子年)又在安徽省阜阳市暴发流行,而且疫情严重,死亡率高。

2009年(己丑年)3月以来在河南省民权地区暴发并相继在全国很多地区发现疫情。2010年(庚寅年)又是手足口病高发期,截至2010年6月22日,全国累计报告病例达987 779例,其中重症病例15 501例,死亡537例。

从上述手足口病在国内暴发流行的情况来看,其流行病学特点是:无明显的地域性,但有明显运气学特征,如2010年(庚寅年)全年运气特征为金运太过,少阳相火司天,厥阴风木在泉。初之气(1月中旬至3月中旬)主气为厥阴风木,客气为少阴君火,客主加临则为风火相煽,气温偏热；二之气（3月中旬至5月中旬）主气为少阴君火，客气为太阴湿土，客主加临则为热郁湿蕴，湿热交蒸；三之气（5月中旬至7月中旬）主客二气皆为少阳相火，客主加临更是火热熏灼，炎暑流行。这种气候的变化特征正为细菌病毒的繁殖滋生创造了条件。《黄帝内经》中即曾提到这些时段民易病"肤腠中疮""昏愦脓疮"等，甚则"善暴死"。所以说，手足口病的发生，多在风、火、湿、热比较明显的年份和季节，特别是风、火、湿、热至盛，即成为疫疠邪毒，其伤人则传染性强，极易流行，其发病则既急且暴。

中医古代文献中虽然无"手足口病"这一病名记载，但其辨治思路与法则可从古医籍"痘""疹"的治疗经验中探究。清代温病学家吴鞠通在《温病条辨·解儿难·痘证总论》中指出，痘证"多发于子、午、卯、酉之年"。吴氏认为："子、午者，君火司天，卯、酉者君火在泉……必待君火之年，与人身君火之气相搏，激而后发也。"可见，吴氏强调痘疹之发，不仅与运气特征相关，而且与胎禀体质等因素亦有密切关系。所以其形象地比喻说："盖人生之胎毒如火药，岁气之君火如火线，非此引之不发。以是知痘证与温病之发同一类也。试观《六元正纪》所载温疠大行，民病温疠之处，皆君、相两火加临之候，未有寒水湿土加临而病温者。"

2. 肺、胃、心、脾是其病位所在　手足口病发病有"三大部位"，即以手、足、口三大部位出现症状为特征，表现为口腔溃疡，手掌、足底出现水疱样皮疹，并伴有发热等。

中医学认为手足为四肢之末，由脾胃所主，口腔亦和肺、胃、心、脾相关，即口为脾之窍，舌为心之苗，咽喉又为肺胃之门户。所以，心脾积热，肺胃郁火，邪毒至盛，上熏于口舌，则口腔黏膜多发疱疹、溃疡；外蒸于四末，则手掌、足底亦出现水疱样皮疹。

在儿科常见的还有水痘等，病虽不同，轻重有异，但其病因病机有共同之处，即外因风、火、湿、热、温疠邪毒，交相蕴蒸，内因心脾积热、肺胃郁火，熏蒸上攻，是其共性。

手足口病重症，常并发脑炎、脑膜炎、肺水肿、肺出血、心肌炎、发热伴肌阵挛、急性迟缓性麻痹等。中医学认为这些变证的出现也多与邪毒内陷、引动肝风、攻心犯肺有关，甚至导致心阳暴脱、水饮射肺等危重病证。

3. 清、疏、利、透为治疗大法　本病的病因、病机、病性、病位既已明确,故其治疗大法亦不难确定。中医治病,强调理、法、方、药一气贯通。风热在表,宜疏风清热以散表邪;火热温毒,宜清热泻火以解毒;因其兼湿,故宜佐以渗利。总之,治疗应以清、疏、利、透为要。

中医学认为,疹毒宜宣透。尤其对于"疫疹"一类疾病,中医最忌早用寒凉,遏伏其邪,同时也不宜妄用辛热之品以助其火,妄用汗下之法以伤其正,误用补涩之品以敛其邪。因此,对于手足口病的治疗,中医强调早期治宜辛凉宣透,方用银翘散合薏苡竹叶石膏散加减,使疹毒顺利透发,免致热毒遏伏,疫毒内陷,引发变证。中期病证多属湿热内蕴,熏发于外,治疗需详辨热、湿之轻重。若热重于湿者,应治以清热解毒为主,佐以利湿、透疹,方用黄连解毒汤合碧玉散加味;若湿重于热者,应治以宣肺透热,化湿利湿,方用甘露消毒丹加减;湿热并重者,可选黄连解毒汤合三仁汤加减,以清热解毒利湿为主,佐以透疹为要。若属湿热蒸盛,燔灼气血,病情严重者,则为本病之重症,治疗当选清瘟败毒饮加减,以清热泻火,解毒凉营,佐以利湿为法。

对于普通病例,余在临床常用自拟方清解利湿汤加减,其组成包括:银花、连翘、牛蒡子、竹叶各10g,板蓝根、蒲公英、生薏仁各15g,桔梗、蝉蜕、薄荷(后下)、青黛(包煎)、儿茶各6g,川木通、生甘草各3g。疹色红而多者加紫草、丹皮各10g,大便干结不通者加制大黄3~6g,高热不退者加生石膏30g,知母10g。

至于本病失治误治发生变证,则需视其证情变化,采取中西医结合,积极救治。其中中医治疗,如属邪陷心肝者,宜用羚角钩藤汤加减,以平肝息风,清心开窍;属邪毒损心、伤肺者,则当参照"病毒性心肌炎""心力衰竭""肺衰竭"等论治,或凉营解毒、护心安神,或益气育阴、养心安神,或温振心阳、宁心安神,或温阳化饮、益气护肺;若至阴阳欲脱,则应急以回阳救逆,益气固敛为治,总以审机权变,随证而治为宜。

医 易 阐 幽

《易》为群经之首，伏羲画八卦，文王作爻辞，孔圣传十翼，阐述了自然界阴阳变化规律以及天地、人生的大道理。中医药学作为一种应用科学，同时又是一种生命之道、精神文化和社会艺术，就是在《易》道原理的实践应用与升华过程中形成的天人合一、以人为本的治人之道。以《黄帝内经》为代表的中医经典著作，贯穿了通天彻地大一统的《易》道思想，全面体现了医易汇通的自然观、宇宙观、生命观、摄生观和医道观，从而建立了描述自然与生命过程的道、气、象、数、序、类、态、势等基本概念范畴，以及阴阳五行、藏象经络、诊道治道、理法方药等独特的理论体系。正如明代医家张景岳所说："《易》者，易也，具阴阳动静之妙；医者，意也，合阴阳消长之机。虽阴阳已备于《内经》，而变化莫大乎《周易》。故曰：天人一理者，一此阴阳也；医易同源者，同此变化也。"

综观历代医学圣贤，对医、《易》的研究和探讨，各有宏论、各有千秋，或以医道明其《易》道之理，或以《易》理揭其医本奥秘。特别是近几十年来，国内外哲学、社会学、人文学、物理学、天文学，以及医学、人体科学等许多学科都有人把目光投向《周易》，形成了一股《易》学研究热潮。本章内容就是我们开设《医易概论》选修课的部分讲稿。其中很多方面参考了常秉义《周易与中医》、张其成《易学与中医》、田合禄《生命与八卦——医易启悟》、萧汉明《易学与中国传统医学》、余先莹等《易与生命奥秘——医易相关探秘》等书的观点，但愿能在医、《易》相关的研究中对中医药学理论思维的开拓与临证实践的指导有所裨益。

医道易理本相通

中医药学的发展,始终与易学有着密不可分的关系,中医药每一个重要发展时期所诞生的医学名著,无不伴随着易理的指导和运用。

《黄帝内经》奠定了医易同构的格局,一开医易互通之先河。其后从汉代张仲景、隋代杨上善、唐代孙思邈,乃至金元四大家刘完素、张从正、李杲、朱震亨,以及易水学派代表医家张元素,直到明清时期的张景岳、李时珍、赵献可、孙一奎、叶天士、吴鞠通、章虚谷、雷少逸,以及民国初期的唐宗海、张锡纯等医家,无一不用易理阐发中医药理论。诚如唐代医家孙思邈说:“周易六壬,并须精熟……如此乃得为大医”“不知易,不足以言太医”,并认为“易具医之理,医得易之用,医易相通,理无二致”。他还说:“医不可以无易,易不可以无医,设能兼而有之,则易之变化出乎天,医之运用由乎我。运一寻之木,转万斛之舟,拨一寸之机,发千钧之弩。”

可见,不了解易学原理及数、序、类、象,就无法理解中医的阴阳五行、藏象经络和治则方药,不懂得取象比类与演绎综合,就不会运用中医的思维方式和认识方法。所以说,医易学说是中医药学的基础理论,医与易的关系是中医药基础理论研究的重要课题,如忽略易理对医理的指导作用,舍易而论医,中医药学理论的许多奥秘就难以完全揭示。

身心易理有旨趣

明代医家张景岳在论述医易关系的时候,曾提出“天地易”和“身心易”的概念。他说:“今夫天地之理具乎‘易’,而身心之理独不具乎‘易’乎?矧天地之'易',外易也;身心之'易',内易也。内外孰亲?天人孰近?故必求诸己而后可以求诸人,先乎内而后可以及乎外;是物理之'易'犹可缓,而身心之'易'不容忽。医之为道,身心之'易'也。医而不《易》,其何以行之哉?"

因此,我们首先在此讨论一下人身太极、八卦等问题,以为我们研究"易"理,指导临床辨治疾病,铺垫一个基础。

人身何处是"太极"?

"太极"一词,是中国古代哲学用来说明世界本源范畴的一个概念。一提到"太极",人们常常把它和《周易》连在一起。其实,在《周易》的本经中,并无"太极"一词,它第一次出现,是在孔子写的《易传》中。孔子通过对乾、坤两卦卦辞的深入研究,悟出了乾阳元始之气与坤阴元始之质,在其浑然一体、尚未分离之前,那是一团原始的混沌之气,于是给它起名为太极。

太,即大也;极,指极点、尽头。意为这团原始的混沌之气,是乾阳元始之气与坤阴元始之质的源头,最大的极点。然后,他又在进一步研究乾坤两卦的内涵和《周易》六十四卦整体思想的基础上,用最简练的哲学语言,描摹了天地的形成、四时的运行和组成世界的八种基本物质的生成过程:"易有太极,是生两仪,两仪生四象,四象生八卦"(《周易·系辞》),其意是说,宇宙的变化,从太极开始,这种变化生成了天地阴阳,继天地产生之后,又出现了春、夏、秋、冬四时的运行,继四时运行之后,便生成了组成世界的八种基本物质和现象,即天、地、雷、风、水、火、山、泽。这便是"太极"一词的首出之处。这不仅是宇宙、世界物质生成的唯物认识论,而且是以"一生二、二生四、四生八、八生万物"为特点的一种由中华祖先所创造的"太极"思维模式。我们研究唯物论的起源和人类思维科学发展史,千万不要忽略了这一史实,这是易文化对人类的一大贡献。

自"太极"说问世以来,对于其内涵,引起了历代易学家们的兴趣,各家之说,纷然杂陈:除前文提到的一种含义之外,有人以虚无本体为太极,有人以大衍之数的四十九数未分为太极,有人以阴阳混合未分为太极,有人以"一"为太极,有人以"理"为太极,有人以对立统一为太极,有人以人心为太极,也有人说"人人有一太极,物物有一太极"……如此之论,不胜枚举。

医学家们也不甘落后,纷纷将"太极"说引入医学领域,用来阐释人体的生理现象。下面略举几种说法,以资参考。

一、命门太极说

早在战国时代,著名医家秦越人(扁鹊)就提出:命门,是精气和神气聚集的地方,男子用来贮藏生殖之精,女子用来连接子宫,是原气的本源。又说:两肾之间的动气,是人的生命之源,五脏六腑之本,十二经脉之根,呼吸的必由之路,三焦的源泉(见《难经》三十六难、三十九难)。由此可见,命门的含义起源于上面的论述之中,其含义好似"易"之太极,"道"之玄牝(道家指衍生万物的本源),只不过没有直言而已。受其启迪,至明代,精通易理的医家孙一奎受朱熹理学"人人有一太极,物物有一太极"观点的影响,进一步把"太极"说引入医理之中。他指出:天地万物,原本是一个和谐统一的整体。所谓整体,是由于太极之理存在于其中。在天地,统一包容一个太极;在万物,万物各有一个太极。天地的太极在阴阳之中,五行的太极在五行之中,万物的太极在万物之中。木、火、土、金、水五行,各有不同的本质;春、夏、秋、冬,四时有不同的气象,都不能超越阴阳的变化;而阴与阳各处于不同的位置,动与静各显示不同的时间,都不能离开太极。人处在大气之中,也是万物中的一物,所以也就具有这个太极之理。唯有这太极之理,经常处于动静之间,都应当达到"中和"的境界,这是片刻离不开的。医学的教化作用,正是在于告诉人们如何调节宣散天地之气,而使它既不太过,又无不及。钻研医学的人,不能探索太极的奥妙,岂能认识本原之学呢(《赤水玄珠全集》)? 在此基础上,孙氏将命门视为人体之太极,并作了精辟的论述:人是凭着气的生化而生成形体的,这是就阴阳而言的。人体的形成,是阴阳与五行的精华奇妙地融合并凝聚在一起而形成胚胎,当是男是女尚分辨不出时,首先生成的是这两个肾,它像豆子的果实,在出土时两瓣分开,而中间生出的根蒂,内含一点真气,成为生命生长的基础,名叫动气,又叫原气(即元气),禀受于生命形成之始,从无到有。这一点原气,就是太极的本体,又叫动气。是因为有动才有生,这种动是元阳之动,这就是太极的功能得以行使的原因。两肾,是静物,有静才能化,这种静是元阴之静,这就是太极的本体能够确立的原因(《医旨绪余·命门图说》)。

明代医家赵献可擅长把易理贯通于医学之中,其最突出的学术成就,即是在《周易》"太极"说的启示下,创立了"肾间命门说"。他说:命门就在两肾旁各一寸五分之间,正当一身之中心,就像《周易·说卦传》所说的坎卦的卦画，是一刚陷入两柔之中（一刚指命门，两柔指两肾）……命门是真君、真主，就是一身之"太极"，没有具体的形体可以看见。这两肾的中间，就是命门安身之处（图5）。又指出：人禀受天地的中和之气而有生命，也原本就具有太极之形，在人身之中，不按太极之形来考证求索，就不能彻底洞察人身的奥秘（《医贯》）。

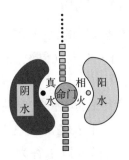

图5　肾间命门图

注：①自上数十四节，自下数七节；②命门左边小黑点是真水穴，右边小白点是相火穴，此一水一火，俱无形，日夜潜行不息；③两肾在人身中合成一太极；④两肾俱属水，左为阴水，右为阳水，以右为命门非也，命门在两肾中（旁开至两肾各一寸五分）。

这些观点对中医命门学说的形成，起到了很大的作用。

二、心为太极说

明代医家张景岳在以"伏羲六十四卦方圆图"解说人身时说：六十四卦排列在圆天象的外边，这是阴阳之气交通变化之理；太极独自运转在阴阳之中，象征心是一身的主宰；乾卦居南、坤卦居北，象征首与腹的上下位置；离卦居东、坎卦居西，象征耳与目的左右位置。在中医学说中，心是五脏中最重要的一个脏器。《灵枢·邪客》说："心者，五脏六腑之大主也，精神之所舍也。"《素问·六节藏象论》说："心者，生之本，神之变也。"在人身这个小宇宙中，心的位置、作用确实极类"太极"。

三、中宫为太极说

这是清代医家邵同珍在其著述《医易一理》中提出的观点。所谓中宫，是指脾脏，脾属土，色黄，居五脏中央，是其他脏腑赖以生存的根本，好比人身的小太极。邵氏说："人身全靠中宫的真元之气作为主宰。它是儒家经典所说的能产生中和之气，使天地确立各自的位置，使万物得到养育；道家所说的金鼎玉炉、产生胎息的场所，这说的都是中宫。在人身，中宫内藏真火，化精化髓，生血生气，贯脊注脑，滋养脏腑，化神生智，本身无形却能生成形体，成为人生性命的根本，这就是人身的太极。"

四、胃腑中气为太极元气说

黄元御言中气——胃气是人体的太极元气，是促进机体生命存在的根本之气，其理论根据是《素问·平人气象论》所说的人以"胃气为本"。胃气充周于一身，为生命之根源。

在《黄帝内经》中多处谈到了胃气的重要性。如：

《素问·平人气象论》曰："平人之常气禀于胃。胃者，平人之常气也。人无胃气曰逆，逆者死。"又曰："人以水谷为本，故人绝水谷则死，脉无胃气亦死……但弦无胃曰死……但钩无胃曰死……但代无胃曰死……但毛无胃曰死……但石无胃曰死。"

《素问·玉机真脏论》曰："五脏者，皆禀气于胃。胃者，五脏之本也。脏气者，不能自致于手太阴，必因于胃气，乃至于手太阴也。故五脏各以其时，自为而至于手太阴也。故邪气胜者，精气衰也。故病甚者，胃气不能与之俱至于手太阴，故真脏之气独见。独见者，病胜脏也，故曰死。"

《素问·经脉别论》曰："食气入胃，散精于肝，淫气于筋。食气入胃，浊气归心，淫精于脉。脉气流经，经气归于肺，肺朝百脉，输精于皮毛。毛脉合精，行气于府。府精神明，留于四脏，气归于权衡，权衡以平，气口成寸，以决死生。"

《灵枢·刺节真邪》曰："气积于胃，以通营卫，各行其道。"

《素问·太阴阳明论》曰："四肢皆禀气于胃……四肢不得禀水谷气，气日以衰，脉道不利，筋骨肌肉，皆无气以生，故不用焉。"

《素问·逆调论》曰："胃者，六腑之海。"

《素问·痿论》曰："阳明者，五脏六腑之海。主润宗筋，宗筋主束骨而利机关也。"

《素问·阳明别论》曰："所谓阳者，胃脘之阳也。"

《素问·离合真邪论》曰："调之中府，以定三部。"

以上说明，胃气主宰人体所需要的各种营养物质，滋养人体的五脏六腑、四肢百骸。人的生长壮老已，皆赖以胃气，有胃气则生，无胃气则死。以此论之，胃气不正是人身之元气吗？

人身之气，"道在于一"（《素问·玉版论要》），"得一之情，以知死生"（《素问·脉要精微论》）。道生于一，一者太极也。依此，一身性命之根蒂，皆在于胃气，胃气不正是人身之太极吗？

五、宗气为太极说

宗气，在《素问》《灵枢》中曾记载，而后世医家很少论及。孙一奎在《医旨绪余·宗气营气卫气说》中论述道："人与天地之所以能够生而又生、永不停息的原因，都是依靠一种气的流行。这种气，对人来说，全部流行在身体之中，名叫宗气，又叫大气。周旋往来于昼夜之间，没有片刻的间断……这宗气就是营卫之气合并在一起的称呼，上中下三焦都被它所统领。"孙氏引用明代医家马玄台在《难经正义》中的一段话来阐述三气之间的关系："对于宗气就这样说：自饮食进入胃，那精微之气蓄积在胸中，这就叫宗气。对营气就这样说：营气是阴精之气，是宗气所统管的，好比从太极中分出阴；对卫气就这样说：卫气是阳精之气，也是宗气所统管的，好比从太极中分出阳"（《医旨绪余·〈难经正义〉三焦评》）。可惜的是，后人对于这个观点，至今未有更深入的研究和阐述。只有近代名医张锡纯据《灵枢·邪客》："……故宗气积于胸中，出于喉咙，以贯心脉，而行呼吸焉"，指出"宗气即为大气……是大气不但为诸气之纲领，并可为周身血脉之纲领矣"，他更指出："大气既陷，无气包举肺外以鼓动其阖辟之机，则呼吸顿停，所以不病而猝死也。观乎此，则大气之关于人身者，何其重哉！"

六、未分之卵为太极说

这是清代医家唐宗海在其著述《医易通说》中提出的观点。他说："在天地没有生成之先，既无万物，也无万物之象，它到底是个什么状态，人类谁能看得到？是孔圣人推究万物之始，又复归万物之终，从有形的天地万物而推想到无形的状态，才认识到天地初生之起始，只是浑然一团元气，无法知道它的名字，于是就尊称它为'太极'……天地初始的太极，无从目睹，只有拿人或物的初生状态来考察验证，那么，太极之象才可见到。例如鸡蛋，人们都认为是太极一团的形象，可是蛋白好比天，蛋黄好比地；黄为阴，白为阳，鸡蛋已经分出了阴阳，便是'两仪'了，不能再叫作太极。唯有在没成蛋之先，附着在雌鸡的背脊骨之间，只有一串串细子儿，小的像梧桐子，大的像弹丸，它只是一枚圆核，并无黄白两色，这才是鸡蛋的太极。人的初胎（即受精卵），在1个月的时候，也只是浑然一团，这才是有生命的人体之太极。把这个道理推及万物，再返回天地阴阳，太极的含义从中就可以理解了。"

把"太极说"引入医学领域，前人虽早有论述，可惜却很少有人将其汇总，加以评述。从上述各种观点来看，无论是命门为太极、心为太极、中宫为太极、胃腑中气为太极，还是宗气为太极或未分之卵为太极，集中到一点，都是从不同角度、不同生理功能方面，强调"太极"作为生命本源的这一特性，它是人身之至宝。概言上述，则：讲生命的诞生，未分之卵为太极；讲人体的生成，命门是太极；讲人身的主宰，心是太极；讲人身性命之根蒂，胃腑中气是太极；讲五脏六腑，中宫脾土是太极；讲体内之气，则宗气（亦即"胸中大气"）是太极。

综观以上诸说，各有所主，各具其能，由此可以说，"人身处处有太极"。正如张景岳在《医易义》中所说："医而明此，乃知生生化化，皆有所原，则凡吾身于未有之初，便可因之以知其肇基于父母，而预占其禀受之象矣。"作为一个医生，懂得了"太极"这个道理，就可以知道生命的产生和变化，都是有一个本源的，在身体没有生成之初，便可以由此认识由它创立基础的"父母"，从而预先测知人体禀赋的各种情况。

从哲学角度而言，这便是易理与医理的融合；从文化角度而言，这又是易文化与中医药文化的融合。一言以蔽之，这就是中医理论的特色，中医药文化的特色。

藏象演易配八卦

藏象学说是中医基础理论中的重要组成部分。藏象配八卦，是医易互通的一个大发展。

"藏象"一词，最早见于《素问·六节藏象论》。原文谓："帝曰：藏象何如？岐伯曰：心者，生之本，神之变也；其华在面，其充在血脉，为阳中之太阳，通于夏气。肺者，气之本，魄之处也；其华在毛，其充在皮，为阳中之太阴，通于秋气。肾者主蛰，封藏之本，精之处也；其华在发，其充在骨，为阴中之少阴，通于冬气。肝者，罢极之本，魂之居也；其华在爪，其充在筋，以生血气，其味酸，其色苍，此为阳中之少阳，通于春气。脾、胃、大肠、小肠、三焦、膀胱者，仓廪之本，营之居也……其华在唇四白，其充在肌，其味甘，其色黄，此至阴之类，通于土气。"

那么，何谓"藏象"？王冰认为："象，谓所见于外，可阅者也。"张介宾认为："象，形象也，藏居于内，形见于外，故曰藏象。"王、张二氏对"藏象"所下的定义，一直影响着中医界，历代医家乃至现代中医药院校教材中的《内经》注本和《中医基础理论》都崇尚此说。但是，他们这样定义"藏象"，最大的不足是忽略了"象"的取类比象的深刻内涵。因此，难以充分说明脏腑生理功能，故有悖于《内经》原旨。医易互通理论认为，"象"有现象（形象、征象）、意象、法象三种含义。"象"所反映的内涵，不仅仅是征象、形象、现象，也就是说，中医并不是简单地凭借肉体感官去直接认识体内脏腑表露于外的形象和现象或某些征象，而是着重或着意去研究脏腑功能动态变化的意象，乃至于体内脏腑功能活动与外界自然、宇宙、社会等方面运动变化的多种通连关系的"法象"。故应有"观物取象"和"取象比类"之义。中医"藏象"学说就是在这种《易》"象"思维方法的指导下建立起来的。所以说，"藏象"是《内经》作者在古代太极哲学阴阳五行等逻辑思维、直觉思维、形象思维、辩证思维、整体思维等方法的综合指导下，对长期积累起来的人体生理病理资料，用"拟诸其形容，象其物宜"的思路，并依据"见天下之动，而观其会通"的精神，围绕五脏这个核心，展开的人体五大功能系统的抽象模型。它把观察和研究的重心放在人体的"象"上，放在"象"的运动规律，亦即人体表里上下，以及人体与自然、社会等环境的动态的功能联系上。

虽然，在藏象理论上，古代医家主要采用了五行学说模型，但《周易·系辞》说："易有太极，是生两仪，两仪生四象，四象生八卦。"八卦的生成，自然形成五行排列，有了五行属性，就可以配属脏腑。即根据脏腑的五行属性，代入同一属性的八卦符号，八卦即成了脏腑的代号（图6）。

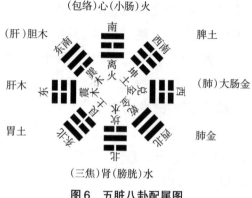

图6　五脏八卦配属图

　　五脏配属八卦的形式历代医家各有所见，不尽相同。以上五脏配五行八卦之说取自何梦瑶《医碥》，何氏谓："心肺位居膈上，而肺尤高，天之分也，故属乾金。肝肾位下，而肾尤下，为黄泉之分，故属坎水。坎外阴而内阳，阳气潜藏于黄泉之中。静极复动，故冬至而一阳生，惊蛰而雷出于地。肾水得命门之火所蒸，化气以上，肝受之而升腾，故肝于时为春，于象为木，于卦为震雷、巽风（肝之怒而气盛如之）。阳气上升，至心而盛，阳盛则为火，故心属火。于卦为离。离，南方之卦也。圣人向明而治，心居肺下，乾卦之九五也。实为君主，神明出焉。离、乾中画之变也。兑、乾上画之变也。肺居心上，乾之上画也。上画变而为兑，于时为秋，于象为金，金性沉降，秋气敛肃，阳气升极而降，由肺而降，故肺又属兑金（心火上炎，肾水下润，坎离之定位也。火在上而下降，水在下而上升，坎离之交媾也。肾水上升，由肝木之汲引，地道左旋而上于天也。心火下降，由肺金之敛抑，天道右旋而入于地也）。脾脏居中，为上下升降之枢纽。饮食入胃，脾为行运其气于上下内外，犹土之布化于四时，故属土。于卦为坤、为艮。金、木、土皆配两卦，而水、火各主一卦，故五行惟水火之用为独专也。"

　　但是中医学五脏六腑，加上心包络，总数为十二，而卦数仅有八，因而古人以三焦水道，膀胱水府，从属于水脏肾，隶配于坎卦。以小肠火府，从属于火脏；心包为心之外护，亦从属于心，均隶配于离卦。大肠属阳明燥金，均从属于肺而隶于兑金；胆为甲木，其性与少阳春生之气相应，春主风，故隶于巽风之卦；胃为脾腑，腑为阳，山系土地高突部分，而为阳土，故胃亦为阳土而隶于艮卦。

　　现代学者李洪成认为八卦与脏腑关系主要可从以下两个方面加以理解。

一、八卦取象与脏腑功能

古人论《易》,重在于取象比类,也就是运用逻辑思维与形象思维互补的方法,探讨脏腑功能。

1. 乾(☰、天、肺)

(1)肺居诸脏腑之上,古人喻为"华盖",形象地说明天体居于万物之上,覆盖大地。肺开窍于鼻,职司呼吸,直接与天气相通,肺主一身之气的升降出入,类似大气充斥于宇宙,运行不息。《内经》论肺有水津四布如雾露之溉之说,肺能布施水津以养诸经之阴,象征天气下降,雨露滋润万物,所以又有肺通调水道,能生天一之肾水,为水之上源,等等。水可置植物于荣枯,即导出"金生水""金克木"之理。

(2)乾(☰)为老阳,《素问·生气通天论》有云:"阳气者,若天与日,失其所则折寿而不彰,故天运当以日光明。是故阳因而上,卫外者也。"将阳气——天——肺连为一体。肺虽为太阴,其本则系老阳,故有燥脏、燥金之称。因而肺恶燥,应常保持其清肃,这就有赖于坤土老阴的相交,《素问·经脉别论》云:"脾气散精,上归于肺",所谓"土能生金",于气有相生之道,而天地交泰,于理有合德之应,故所赖坤土者大也。

2. 坤(☷、地、脾)

(1)脾为至阴之脏,正与坤(☷)老阴相符。于五行属土,正形象于大地,故脾输送水谷精微以养脏腑百骸,为后天之本,象征着大地能生育万物,所谓五行非土不能生,五脏非脾不能运行。

(2)脾为阴土,湿土,脾所以恶湿,应常保持其燥健,这就有赖于与肺(☰、乾)的老阳相交,借助于肺气的通调水道,下输膀胱,使水湿下行,则脾不湿而健运自如。

(3)《素问·阴阳应象大论》云:"地气上为云,天气下为雨,雨出地气,云出天气。"即脾输水谷精微于肺,肺始能水津四布,即土生金之理。

脾能调节肾水,以后天之精补充先天肾中之正水,又能运行水湿以排出肾中之邪水,正符合土地既能蓄水又能利水,即土克水之理。

3. 坎(☵、水、肾)

(1)肾是调节机体水液的主要脏器,素有水脏之称,肾主五液,接连三焦水道,下通水腑膀胱,构成人体水液运行系统,由肾阳的气化作用使水分排泄体外,所谓"气化乃能出矣"。

（2）肾本坤（☷）之阴体,由乾（☰）之中爻下交而成,即金生水。外二阴,即肾中之真水,或称真阴、元阴、肾阴、肾精。内一阳,即肾之真火,或称真阳、元阳、肾阳,亦称命门相火,或水中龙火。肾主水,唯借水中之火的气化作用,乃能蒸腾阴精,排泄邪水。而龙火又必须涵养于水中,古人谓此一阳爻,谓之龙火,自乾中来,居坎卦中,其在下为见龙,在上为飞龙,以其时地不同,而皆有龙德,是故坎之阴气不足,则此火飞越于上,即为亢龙矣。龙以水为居,水热固不可居,水寒亦不可居也。故有"亢阳失潜",或"虚阳上浮"之说。

4. 离（☲、火、心）

（1）心脏色赤,象征着火,故有君火之称。为老阳乾天之继体,正位南方,犹封建君主之面南背北,尊之为君主之官,神明出焉。又谓为五脏六腑之大主,精神之所舍也。离火系天之阳气所生,继天阳之位,《素问·生气通天论》言"天运当以日光明",又谓"君火以明",是突出离火光明的作用,所以有"主不明,则十二官危"之喻。

（2）离卦二阳来自乾（☰）体,内一阴则为坤（☷）之中爻所交,即心脏内所流动之阴血,来自脾脏所输之水谷精微。《灵枢·决气》云:"中焦受气取汁,变化而赤,是谓血。"心之二阳居外,即神明之所属。一阴难制二阳,故心阳易动,心火易炎,而心血易耗,心阴易损,故必须得肾水上交,始成既济之象。

5. 震（☳、雷、肝）

（1）震属木,为阴木,一阳居二阴之下,乾下爻交于坤而得震,震得坤之体,故肝体阴而用阳,二阴者肝之阴血,一阳者肝之相火,或称雷火,雷火潜藏于肝阴之内,则不易动,乃安于本位,故《素问·天元纪大论》谓:"相火以位"。如相火游行于上下,则为失其位,失其位则肝阴不足以涵养雷火,故易怒,即雷火之外见也。

（2）震,动也。一声春雷,即能震动万物生机,于肝为疏泄,为脏腑周身统领提调之官,号曰将军。假使肝气不能震动,则诸经皆因循废事;然震动太过,则疏泄太甚,必然伤及脾土,所谓雷震则山崩地裂,亦木克土之象。

6. 巽（☴、风、胆） 胆为肝腑，属木，为阳木，二阳居上，为胆中之木火，或称少阳相火，亦即清阳之气，宜从上升。一阴居下，为胆中清净之精汁，宜从下降。反之则上逆。一阴难配二阳，故木火易炽，火动则风生。风助火势，火借风威，每成风火交煽之势。所以胆腑必须保持清静，故有中清之府的称喻。

7. 艮（☶、山、胃） 胃为脾腑，属土。山系土地高突部分，故为阳土。一阳居二阴之上，是清阳上升，浊阴下降之象，胃阳通过脾，能升水谷精微于肺，使清阳之气得以上升，是为一阳之气。胃阴能降水谷之浊质于小肠，传糟粕于大肠，是为二阴之气。假使阳气不足以上升，则津气不布，停为痰饮；阴气不足以下降，则糟粕不行，而成便秘，或阴浊上逆，而为呕恶，皆为胃病。

8. 兑（☱、泽、大肠） 大肠为肺腑，属金，金能生水，泽之象也。一阴居上，二阳居下，传导糟粕，全赖大肠之阴气。然一阴不胜二阳，故多燥结不行之患。二阳不足，亦有寒利下脱之变。

二、八卦相错与脏腑协同

《易·说卦》云："天地定位，山泽通气，雷风相薄，水火不相射，八卦相错"。这样便构成了自然的四对组合。如配上脏腑，则形成了四个脏腑的自然功能互为协同之系统。

1. 天地（乾坤）——肺脾协同系统 乾坤合德，天地交泰，是为泰卦（☷☰）。《内经》云："天气下降，气流于地；地气上升，气腾于天"，"地气上为云，天气下为雨，雨出地气，云出天气"。脾输水谷精微于肺，即脾之阴气上升以济肺，使肺不燥，且能敷布水津，保持其清肃之性；肺气通调水道，下输膀胱，助脾以运化水湿，使脾不湿而保持其燥健之常，一升一降，则肺脾均受其益。如脾不能升，则肺中津气无自而有，致生肺燥阴亏或肺虚气弱诸症。肺不主降，则脾中湿气无由而去，必反压于肺，天之阳气闭塞矣（如水寒射肺、痰湿阻肺），是为否卦（☰☷）之象。

《内经》认为，人禀天地之气而生，"夫人生于地，悬命于天，天地合气，命之曰人"（《素问·宝命全形论》）。人和天地自然有着统一的物质基础，决定了人和天地自然享有共同的规律，"天地之大纪，人神之通应也"（《素问·至真要大论》）。"夫人之身，亦有四时天地之气，不可只识在外，人亦体同天地也"(《读医随笔·升降出入论》)。以上认识体现了物质世界的统一性原理,成为《内经》研究生命现象时广泛应用"援物比类"方法的客观基础。"肺脾合气生成论"正是导源于"天地合气而万物化生"这一关于自然界演化原理的"援物比类"。通过解剖实践,《内经》发现,"五脏六腑者,肺为之盖"(《灵枢·师传》),"肺者……为心之盖也"(《素问·痿论》),"肺者,脏之盖也"(《素问·病能论》)。肺为"华盖"这一解剖学发现,通过"援物比类"即嬗变为人体之"天"。《灵枢·九针论》便明确指出:"一者,天也;天者,阳也。五脏之应天者肺;肺者,五脏六腑之盖也。"此说在后世医家的笔下则表述得更加简洁,如张志聪云"肺属天"(《侣山堂类辩·胎前论》),石寿堂谓"肺固人之天也"(《医原·人身一小天地论》)。人身之"天"已明,人身之"地"为何?脾胃属土,为人身之"地",理固然也,人身之"天""地"者,肺脾也。"天地合气,化生万物"是《内经》时代的中国哲学及《内经》关于自然界演化的核心原理。就哲学而言,《荀子·天论》曰:"天地合而万物生。"《周易·系辞下》曰:"天地氤氲,万物化醇。"《淮南子·本经训》曰:"天地之合和,阴阳之陶化万物,皆乘人气者也",等等。就《内经》所见,除《素问·至真要大论》的"天地合气……万物化生矣"之外,其他如《素问·宝命全形论》《素问·阴阳离合论》《素问·阴阳应象大论》《素问·六节藏象论》《灵枢·忧恚无言》等篇也都阐述了同样的一种自然演化观。执此自然演化观以类比推理,则人身之天地合气——肺脾合气而化生万物——气血津液,这便是"肺脾合气生成论"的发生学原理。

2. 水火(坎离)——心肾协同系统 离火位南居上,坎水位北居下,这是火上炎、水就下的自然现象。水火本不相容,要使水火不相射而相交,方能成为一体。水火均来自先天乾坤交合,所以说坎离同属一气,不相交便一分为二,相交则合二为一。心阳居外而易动易升,必得肾水上济,使之下行。肾阴居外,易降易泄,必得心阳下交,提挈使升。心肾相交,则成水火既济(䷾)之象(如日常生活中,烧火做饭或用火烧水)。反之,火曰炎上,水曰就下,而成心火上升,肾精下泄,为未济(䷿)之象。

3. 雷风(震巽)——肝胆协同系统 震雷巽风,雷风相薄,内应肝胆,同为木气,为脏腑表里相依。肝者将军之官,谋虑出焉;胆者中正之官,决断出焉。肝之将军、谋虑,需胆之中正、决断。即如风烈雷迅,雷激风怒,两相助益,故为益卦(䷩)之象。临证时,治疗肝木太盛之病,自当损阳而益阴。

肝阴之体,必借助胆之二阳,才能体阴而用阳,方得刚脏之称。巽一阴不胜二阳则难交,二阳争一阴故多火,必取震之二阴,以制巽之二阳,取震之一阳,以交巽之一阴,则肝阴上济,胆汁下行,木火不动,相火安位,为雷动风应,则刚柔相济,乃理之常,故称恒卦(䷟)。

4. 山泽(艮兑)——胃肠协同系统　高山流水,同居天地,原出一气,胃肠相连,上下贯通,同为仓廪,一气流行。胃为大肠之上源,高山为流水之源头,所谓山泽通气。

兑一阴居上,二阳居下,阴不胜阳,所以必交于艮之二阴,以济其二阳,艮一阳,以济其一阴,胃阴下流,大肠始能传导自如而成咸卦(䷞)之象。相感之义,流通之象。如胃阴不下济大肠,则大肠二阳胜一阴,必致燥结,大肠燥火反灼胃阴,则谓之损卦(䷨),损下益上义。谓损其下即可益其上,充分提示胃肠系统的生理特点以通为补之理。

综上所述,中医学在藏象理论中十分注意升降出入气机运动的重要形式。在脏腑功能中,肺的宣发与肃降,脾胃的升清与降浊,心肾的阴阳相交、水火互济,等等,都是气机升降出入运动的具体体现。其中脾位中焦,通连上下,是气机升降运动的枢纽。而八卦的气机升降出入机制,似较中医理论气机活动的认识体现得更生动、更完整,且更有联系性。

取象比类话中药

药是医不可分割的重要组成部分,无药,则医只为空谈。不论中、西医都是如此。纵观我国历代医药学著作,不难发现易学思想对中药理论也是占据重要地位的。

中药以植物药、动物药、矿物药为主体。这些药物在其各自的生长和贮存的区域里,由于受自然界的阳光、土壤、水质、气候、雨量、空气等多种条件和因素的影响,从而使药物的内在物质成分也各有不同变化。中药的性质有四气、五味、升降浮沉和归经等内容，它们的提出，即是应用了《周易》取象比类的原理和方法。古人认为：四气五味产生于宇宙天地间，气为阳，味为阴，而天地为阴阳之本，万物生长之母。天为阳，故气生于天，随天气四季变化，于是药物有寒热温凉四气之分；地为阴，故味生于地，随地气五行所属，于是药物有酸苦甘辛咸五味之别。

缪希雍在《神农本草经疏》中曾对药物性状气味的生成，在理论上作过精辟的论述："夫药之生也禀乎天，其成也必资乎地。""天布气，主发生，寒热温凉，四时之气行焉，阳也；地凝质，主成物，酸苦辛咸甘淡，五行之味滋焉，阴也。故知微寒微温者，春之气也；大温热者，夏之气也；大热者，长夏之气也；凉者，秋之气也；大寒者，冬之气也。凡言微寒者，禀春之气以生，春气升而生；言温热者，盛夏之气以生，夏气散而长；言大热者，盛长夏之气以生，长夏之气软而化……"中药四气五味理论，中药的药性功能理论，都是在医易学说天人一体、阴阳五行的自然辩证法思想的基础上建立起来的。

一、四气五味的取象比类原理

前已言及，四气即指药物的寒、热、温、凉四种属性，五味即指药物的辛、甘、酸、苦、咸五种药味。中药的四气五味与产地和生长采收时间也有密切的关系。

据冯华研究指出：数年之内，有五运六气的气候周期变化，因此，古人认为应不失时机地根据当年的司天之气储备相应的药物，称之为"司岁备物"，认为这种药物得司天之气，效力专宏。

一年之内，由于太阳光照辐射时间有长短，因而出现了冬寒、夏热、春温、秋凉的四季变化，故药物也就有寒热温凉的气的区别。由于天在上为阳，故四气亦为阳。动物、植物生命变化亦是有节律的。《本草经集注》序录说："凡采药时月……其根物多以二月、八月采者，谓春初津润始萌，未充枝叶，势力淳浓故也；至秋枝叶干枯，津液归流于下……"《本草蒙筌》说："实已熟，味纯；叶采新，力倍。"现代药理研究表明：在五月开花前采摘的臭梧桐叶，对动物的降压作用强，开花采摘的叶，降压作用弱。季节变化对园参根中皂苷的含量有显著影响，以八月左右含量最高。

一日之内，中药内的有效成分亦有量变，如现代中药研究证明，中国水仙鳞茎中的伪石蒜碱,含量最低的时间是上午 10 时及晚间 10 时;含量最高的时间是清晨 6 时及下午 2 时。最高与最低含量相差 2 倍。又如唐古特莨菪的山莨菪碱含量,早晨最高,傍晚次之,中午最低。

地区有东南中西北五方之分,因此,中药亦有酸苦甘辛咸五味之别,并分别配属木火土金水五行。地在下为阴,故五味亦为阴。由于地区的特定条件,所以古代医家提出了"道地药材"之说,即某种药在某地生产的,要比其他产地的同类品秉气纯正,效力更强。这一点也为当代研究所证实:如当归挥发油含量,甘肃岷县出产的含 0.4%,四川汶县出产的含 0.7%。

总之,四气者,寒热温凉也,此乃天之阴阳,由天生,故随四季而变化。五味者,辛甘酸苦咸也,此乃地之阴阳,由地出,故随五行所属而别。由此可知,药物的四气五味理论显然是取象比类于四时五行的结果。

二、升降浮沉的取象比类原理

中药有升降浮沉的功能,升与浮是指向上向外的作用,沉与降是指向下向里的作用。李东垣对此功能论述的最为精辟而实用。清·吴瑭曾以太极原理论述药物的升降浮沉作用,也很精彩。他说:"古来著本草者,皆逐论其气味性情,未尝总论夫形体之大纲,生长化收藏之运用,兹特补之。盖芦主生,干与枝叶主长,花主化,子主收,根主藏,木也;草则收藏皆在子。凡干皆升,芦胜于干;凡叶皆散,花胜于叶;凡枝皆走络,须胜于枝;凡根皆降,子胜于根;由芦之升而长而化而收,子则复降而升而化而收矣。此草木各得一太极之理也(《温病条辨·草木各得一太极论》)。"

生长为升浮,属阳;收藏为沉降,属阴。从芦生,干与枝叶长,花化,至子收根藏的过程,是芦开始升浮,至子开始沉降这一过程的展现,体现了太极阴阳消长的变化规律,物各备一太极,太极在物在,太极亡物亡,说明中药的升降浮沉与药用部位和质地轻重有着密切不可分割的关系。例如:花叶及质轻的药物大都升浮,如辛夷、荷叶、升麻等;相对的,子实及质重的药物大都能沉降,如苏子、枳实、熟地、磁石之类。尽管这个规律不是绝对的,如"诸花皆升,旋覆独降","诸子皆降,苍耳独升"等,但是这只是共性中的个性,普遍性中的特殊性,不能因此而否定中药升降浮沉取象比类的一般原则。

此外,按照药物升降浮沉的不同层次,还可以确定其八卦的归属。凡具有升发肝胆气机和疏利肝胆的药物属震巽两卦,凡属升阳通窍直达颠顶的药物属乾卦,凡属苦味降心火的药物属离卦,肃降肺气、下通大肠的药物属兑卦,温阳健脾及苦温厚肠的药物属坤卦,补肾滋阴、温补命门的药物属坎卦,温通经络、温补督脉及太阳经的药物属艮卦。

三、中药归经的取象比类原理

中药归经,是表示药物作用的部位,归即归属,经即指某一或某几个脏腑、经络,亦即是药物对于机体某一经络、脏腑或某几个经络、脏腑治疗作用有明显亲合性或偏倾性。正确掌握中药归经理论,可以提高中医临床用药的准确性,而古人对归经理论的归纳,也离不开取象比类。同时,中药归经的取象比类原理,也是依据药物的五色、五味、五气,以及形状等不同,分属于五脏、五腑的五行归类法为指导的。如按五味归属五行,则辛味药属金,如麻黄、紫苏之类;甘味药属土,如黄芪、山药之类;酸味药属木,如乌梅、山茱萸之类;苦味药属火,如黄连、竹叶之类;咸味药属水,如海狗肾、阳起石之类。《素问·至真要大论》说:"夫五味入胃,各归所喜,故酸先入肝,苦先入心,甘先入脾,辛先入肺,咸先入肾。"即是五味入五脏归经理论的先导。吴仪洛在《本草从新》里说:"凡药各有形性气质,其入诸经,有因形相类者(如连翘似心而入心、荔枝核似睾丸而入肾之类);有因性相从者(如润者走血分、燥者入气分、本乎天者亲上、本乎地者亲下之类);有因气相求者(如气香入脾、气焦入心之类);有因质相同者(如头入头、干入身、枝入肢、皮行皮,又如红花、苏木,汁似血而入血,桔梗色白入肺之类)。自然之理,可以意得也。"其他如葱白色白属金入肺,大黄色黄属土入胃,青蒿色青属木入胆,朱砂色赤属火入心,熟地色黑属水入肾。而连翘像心入心,黑豆像肾入肾,以及用动物脏器治疗人体相应的内脏之病等,亦都离不开以取象比类原理为指导去讨论该药物的归经特性。

四、中药功效的取象比类原理

中药功效与药物的形态、结构、部位、状态、质地、颜色和生态有密切关系。因此,中药的功效也可以通过取象比类的原理加以认识。

1. 形态与功效　根据中药的形态可以确定中药的功效。例如吴瑭说:

"前人训鸡子黄,金谓鸡为巽木,得心之母气,色赤入心,虚则补母而已,理虽至当,殆未尽其妙。盖鸡子黄有地球之象,为血肉有情,生生不已,乃奠安中焦之圣品,有甘草之功能,而灵于甘草;其正中有孔,故能上通心气,下达肾气,居中以达两头,有莲子之妙用;其性和平,能使亢者不争,弱者得振;其气焦臭,故上补心;其味甘咸,故下补肾;再释家有地水风火之喻,此证大风一起,荡然无余,鸡子黄镇定中焦,通彻上下,合阿胶能预熄内风之震动也。然不知人身阴阳相抱之义,必未能识仲景用鸡子黄之妙"(《温病条辨·下焦》第十一条)。

又,从药物形态而言,凡果实类,如胡桃、益智仁、香橼、瓜蒌等圆形物,和植物花叶类、动物头部、飞禽及赤色、辛辣的药物在卦属乾卦;凡用植物根部、动物内脏、兽类药、谷物、色黄、味甘、土炒的药物皆属坤卦;凡属本草药物的茎干、豆类、龙蛇、蜂蝶、动物蹄肉、色青、绿、味酸、酒炒、醋炒的药物属震卦;凡属春夏采集的草木植物、山林中药物色青或颜色洁白,动物鸡、鹅、鸭、鱼、味酸及发酵之品入药的皆属巽卦;凡属水中生长的药物、咸酸色黑及枣、杏、桃、梅等外柔内坚有核之品,动物骨质类药物皆属坎卦;凡属焦苦类药物,中空的植物、介壳类外坚内柔的药物,如石决明、紫贝齿等,及色赤、紫红、味苦,以及夏季采集的、火煅炮炙的药物皆属离卦;凡是矿物类药如磁石、赭石、龙骨、龙齿、动物头角、骨及色黄、味甘、皮质坚实之药及冬春采集的药物属艮卦;凡属池边泽中,水边生长的植物如荷叶、藕节、莲子、莲蓬、芦根之属、辛辣、色白、动物膏脂及秋季采集的药物属兑卦(亦有说荷叶形似"震仰盂",故归震卦)。

2. 结构与功效　中药的功效,也可以根据药物的结构判定。例如吴瑭说:"硫黄感日之精,聚土之液,相结而成。生于艮土者佳,艮土者,少土也,其色晶莹,其气清而毒小。生于坤土者恶,坤土者,老土也,秽浊之所归也,其色板滞,其气浊而毒重,不堪入药,只可作火药用"(《温病条辨·下焦》第五十六条)。

3. 部位与功效　按药用部位与人体部位的类似可以判定中药的功效。张秉成解释五皮饮时说:"皆用皮者,因病在皮,以皮行皮之意"(《成方便读》)。

吴瑭在论扁豆花的功效时说:"鲜扁豆花,凡花皆散,取其芳香而散,且保肺液……夏日所生之物，多能解暑，惟扁豆花为最"（《温病条辨·上焦》第二十四条）。

4. 状态、习性与功效　中药的状态和习性与功效有关。例如吴瑭说："晚蚕沙化浊中清气，大凡肉体未有死而不腐者，蚕则僵而不腐，得清气之纯粹者也，故其粪不臭不变色，得蚕之纯清，虽走浊道而清气独全，既能下走少腹之浊部，又能化浊湿而使之归清，以己之正，正人之不正也，用晚者，本年再生之蚕，取其生化最速也"（《温病条辨·下焦》第五十五条）。

李时珍论述白花蛇的功效是从其习性入手的。他说："风善行数变，蛇亦善行数蜕，而花蛇又食石南，所以能透骨搜风，截惊定搐，为风痹惊搐、癫癣恶疮要药。取其内走脏腑，外彻皮肤，无处不到也"（《本草纲目》）。

5. 生态与功效　中药的生态环境往往能够影响其功效作用。例如：鳖甲为蠕动之物，生活于水中，阴中之阳物，故能潜阳入阴，既能养阴，又能入络搜邪，入肝经至阴之分。

又如吴瑭在解释"小定风珠方"方义时说："温邪久踞下焦，烁肝液为厥，扰冲脉为哕，脉阴阳俱减则细，肝木横强则劲。故以鸡子黄实土而定内风；龟板补任（谓任脉）而镇冲脉；阿胶沉降，补液而息肝风；淡菜生于咸水之中而能淡，外偶内奇，有坎卦之象。能补阴中之真阳，其形翕阖，故又能潜真阳之上动；童便以浊液仍归浊道，用以为使也。名定风珠者，以鸡子黄宛如珠形，得巽木之精，而能息肝风，肝为巽木，巽为风也。龟亦有珠，具真武之德而镇震木。震为雷，在人为胆，雷动未有无风者，雷静而风亦静矣。亢阳直上颠顶，龙上于天也，制龙者，龟也。古者挛龙御龙之法，失传已久，其大要不出乎此。"（《温病条辨·下焦》第十五条）。

又，吴瑭在解释桑叶、白头翁时说："桑（叶）得箕星之精，箕好风，风气通于肝，故桑叶善平肝风；春乃肝令而主风，木旺金衰之候，故抑其有余，桑叶芳香有细毛，横纹最多，故亦走肺络而宣肺气"（《温病条辨·上焦》第六条）。

又，吴氏在"泻白散不可妄用论"中指出："桑白皮虽色白入肺，然桑得箕星之精，箕好风，风气通于肝，实肝经之本药也。且桑叶横纹最多而主络，故蚕食桑叶而成丝，丝，络象也；桑皮纯丝结成象筋，亦主络；肝主筋，主血，络亦主血，象筋与络者，必走肝，同类相从也……桑根之性，下达而坚结，由肺下走肝肾者也。内伤不妨用之，外感则引邪入肝肾之阴，而咳嗽永不愈矣。"还说："盖凡树木之根，皆生地中，而独枸杞之根，名地骨者何？盖枸杞之根，深入黄泉，无所终极，古又名之曰仙人杖，盖言凡人莫得而知其所终也。木本之入下最深者，未有如地骨者，故独异众根，而独得地骨之名。凡药有独异之形，独异之性，得独异之名者，必有独异之功能，亦必有独异之偏胜也。地骨入下最深，禀少阴水阴之气，主骨蒸之劳热，力能至骨，有风寒外感者，而可用之哉"（《温病条辨·解儿难》）。

吴氏还说："白头翁无风而摇者，禀甲乙之气，透发下陷之邪，使之上出；又能有风而静，禀庚辛之气，清能除热，燥能除湿，湿热之积滞去而腹痛自止"（《温病条辨·中焦》第九十九条）。

6. 质地轻重与功效　中药的功效与它的质地轻重有关。例如陈士铎说："苏叶性轻而味厚，性轻则上泛，味厚则下沉，宜乎可以通达内外矣。然而性轻而香，味厚而辛，香则外驰易而入内难，故但散在表之风邪，而不能散在里之风邪，乃散初风之圣药也"（《本草秘录》）。

又，昔徐之才十剂篇云："重可去怯，磁石、铁粉之属是也。故怯则气浮，宜重剂以镇之"（《本草求真》）。

7. 颜色与功效　中药的颜色与功效有关。柯韵伯说："石膏、麦冬禀西方之色，多液而甘寒，培肺金主气之源，而气不可郁。二叶禀东方之色，入通于肝，枇杷叶外应毫毛，固肝家之肺药，而经霜之桑叶，非肺家之肝药乎?"（《古今名医方论》）

总之，每味中药都有其特定的性能和功效，都是得一气之偏。但是，如果用易学的理论来认识和解释，则每味中药仍是一个阴阳的复合体。药理实验表明：一味中药，本身往往就是一个小复方，具有多种功能。如丹参，可扩张冠状动脉，增加血流量，减慢心率，增强收缩力，缩短心肌缺血的持续时间，对中枢神经系统有明显的镇静作用。古人有"一味丹参，功同四物"的说法，与现代研究的结果是相吻合的。又如，有些中药还有双向调节作用：如人参，既能加强大脑皮质的兴奋过程，同时也能加强抑制过程，改善神经活动过程的灵活性。在调节血压方面，将人参施于不同患者，可以出现升高或降低两种截然不同的效应。一味中药，在用水煎煮时，一些有效成分都能溶到汤液中，往往无效成分对有效成分的活性有着重要意义。例如：茵陈蒿中的二甲氧基香豆精为利胆的有效成分，但因其为疏水性,因此单独煎煮时溶出量不多,而煎汤时,由于茵陈蒿中共存的脂肪类和黏糖成分,可使二甲基香豆精的二次煎出率达90%以上。中药这种相互间的拮抗或协同作用,就是易学阴阳既对立又统一的"中和观"的体现。

易理指导论组方

中医方剂,中国历代医药学家都十分重视,发展至今已形成了中医的一个专门学科——方剂学。而很多方剂,又是在充分运用易学原理的基础上,结合临床实践创造出来的。大部分沿用至今,久用不衰,为中医学的发展起到了很重要的作用。

下面列举几种运用易学原理为指导创制的治法和方剂,以示医易互通的实践意义。

一、太极混元治法

太极混元治法,是取象于阴阳未判,坎离未分,乾坤坎离浑然一体的初始状态,包含生生不息之义。此种治法适应人身元气不足,以及水火气血阴阳不调之证。

这类治法中具有代表性的方剂有:混元丹(《万病回春》)、无极丸(《串雅内编》)、太极丸(《伤寒瘟疫条辨》)、太清饮(《景岳全书》)、太无神术散(《时病论》)等。

1. 太极丸

组方:白僵蚕(酒炒)60g,全蝉蜕30g,广姜黄10g,川大黄(生)120g。上药研末,炼蜜为丸,按病轻重分服,用黄酒、蜂蜜调匀送服,中病即止。

主治:温病表里三焦大热,不可名状,头痛眩晕,胸膈胀闷,呕哕吐食,头面猝肿,其大如斗,咽喉肿痛,痰涎壅盛,滴水不能下咽,遍身红肿,发块如瘤,胸高胁胀,小便涩淋。

说明:太极丸若作散剂,名为升降散,是取太极乾坤交泰,坎离既济,互为升降之义。方中四药升清降浊，取太极四象和合之义。

2. 太清饮

组方：知母 4.5g，石斛 4.5g，石膏 15～21g。水一盏半，煎七分，温服或冷服，或加麦冬。

治疗：胃火炽盛，烦热狂斑，呕吐等证。

说明：《素问·天元纪大论》说："太虚寥廓，肇基化元，万物资始，五运终天，布气真灵，揔统坤元。"《医门棒喝》指出："土本先天太极之廓，为后天万物之母。"太清即是取太虚寥廓之义，太极本太无，亦称太虚，其药用石膏清胃土太极之热，知母、石斛清热滋胃阴。本方清太极之气，以复其生化万物之机，因此称为太清饮。

二、太乙八卦治法

太乙八卦治法，是不分具体卦象，按阴阳五行运动变化来配制方剂的一种方法，此类方剂多以太乙取名，故称太乙八卦治法。其代表方剂如：太乙膏（《串雅内编》）、太乙紫金丹（《重订广温热论》）等。

太乙膏

组方：玄参、白芷、当归、赤芍、肉桂、大黄、生地各 30g，麻油 1 000g，黄丹 360g。上药入铜锅内，煎油时，加入槐、桃、桑、柳嫩枝各 30g。上药煎至色黑，滤去渣，入黄丹再熬，煎至滴水成珠，手捻软硬适中即成，收入瓷器贮存。

治疗：一切痈疽、疮毒、疮疖、疥疮、发背、瘰疬、风赤眼、腰膝痛，妇人经脉不通腹痛等症，虎犬蛇蝎伤及刀斧外伤、跌仆损伤均可治疗。

说明：原方出自《疮疡集》。在制膏时，按夏三日、冬十日、春秋七日（《医学正传》）煎熬，是取太乙九宫之象，故方名太乙膏。太乙膏不仅可外敷，亦可内服。明·王肯堂《证治准绳》载"太乙膏"同本方，惟在用法上有"内痈作丸服"字样。另外，汪机《外科理例》亦有此记载。

三、乾元治法

《周易·上经》说："乾，元、亨、利、贞。"乾者，健也，代表天的功能。天是纯阳构成的最高物体，是万物始创的伟大根源。

从天运变化来看,元、亨、利、贞代表四季的变化。当春而生物者,健之元也。元为初始,阳气初生,万物萌生之义。夏而长物者,健之亨也。亨为通,阳气畅通,万物俱皆发旺之义。秋而成物者,健之利也。利为宜,阳气便宜,万物皆俱成实。冬而藏物者,健之贞也。贞为静,阳气宁静,万物俱皆归根。所以说:"元以生其健,亨以通其健,利以成其健,贞以固其健。"元亨利贞,四时迭运,总是一健行之,一为体而四为用。在人体,禀先天之形气而始生,得元亨利贞之健以用。所以乾元治法是补先天元气之法。

乾元治法的代表方剂有:贞元饮(《景岳全书》)、独胜散(《温病条辨》)、通天散(《万病回春》)、补天丸(《医学正传》)、补天大造丸(《医学心悟》)、天真丸(《医门法律》)、清宁丸(又名"乾坤浑一丸""九制大黄丸")。

1. 贞元饮

组方:熟地21~60g,炙甘草3~9g,当归6~10g。水二盅煎八分,温服。

治疗:气短似喘,呼吸促急,提不能升,咽不能降,气道噎塞,势剧垂危。脉数细无神,甚至微而兼紧。如兼呕恶或恶寒者,加煨姜3~5片;如气虚脉微至极者,急加人参6~15g;如肝肾阴虚又兼手足厥冷加肉桂3g。

说明:贞元是乾卦元亨利贞之名,有"贞下起元"之义,即至贞结束,从元又重新开始。方中重用熟地,阴中求阳。张景岳说:"常人但知为气急其病在上,而不知元海无根,亏损肝肾,此子午不交,气脱证也,尤为妇人血海常亏者,最多此证,宜急用此饮以济之、缓之。"

根据李旭、崔永庄的研究认为:"元",即生命的根源。《素问·生气通天论》说:"阳气者,若天与日,失其所则折寿而不彰,故天运当以日光明。是故阳因而上,卫外者也。"《内经》把人的阳气比作天上的太阳,一旦有所失常,则招致寿命夭折。故当疾病发展到严重阶段,损伤元阳,危及生命时,固护阳气即成为组方用药的第一要义。例如:伤寒邪入少阴,阴盛阳衰,阳气将亡,张仲景立"回阳救逆"之法,制四逆汤以治亡阳,方中附子辛热,补先天欲绝之火种,用之为君;又虑及群阴阻塞,恐不能直达根源,故辅以干姜之辛温散寒以为前驱,荡尽阴邪,迎阳归根为臣;继以炙甘草甘温入脾土,温补后天之本以资先天,使阳气得生。三药同用,使元阳复回,性命立复。此四逆汤可谓古人依易理制方,重视元阳以起死回生的典型。还有如附子理中汤、附子甘草汤、参附汤、真武汤、黑锡丹等,都是保护先天元阳,救治急危重病的著名方剂。

"亨",通也。阳气具有活动的本质,故阳气充沛则生命活动无往不利。《素问·生气通天论》说:"故圣人传精神,服天气,而通神明。失之则内闭九窍,外壅肌肉,卫气散解,此谓自伤,气之削也。"可见,阳气不足是导致气机阻隔的根本,治疗上即应补其阳而使之"亨"通。例如:治疗少阴病,下利,面色赤灼,阴盛戴阳证,就是针对其阴气太盛,格阳于上,阳升不降的病机,以回阳祛阴,收纳真气为治则,用白通汤治疗,方中生附子大热纯阳,补先天之真阳为君;辅以干姜温中焦之土气而调和上下,葱白辛润,通阳破阴,并能引离中之阴下交于肾,生附子又能启坎中之阳上交于心,阴阳交媾,上下通达而亨。又如白通加猪胆汁汤、潜阳丹、吴茱萸汤等,都是温补元阳,以回阳破阴,交通上下之方。

"利",和也,宜也。富有祥和、平和、调和、和谐之意。《素问·生气通天论》说:"凡阴阳之要,阳密乃固,两者不和,若春无秋,若冬无夏,因而和之,是谓圣度。故阳强不能密,阴气乃绝,阴平阳秘,精神乃治,阴阳离决,精气乃绝。"这是从人体的生理和健康角度,强调了阴阳协调平和的重要性。至于疾病的治疗,《素问·至真要大论》中说:"谨察阴阳所在而调之,以平为期"。还说:"故大要曰:谨守病机,各司其属,有者求之,无者求之,盛者责之,虚者责之,必先五胜,疏其血气,令其调达,而致和平。此之谓也。"如《伤寒论》中桂枝汤方即是仲景群方之冠,方中桂枝温经散寒,解肌发表为君,芍药和血脉,敛阴气为臣,二药相伍,一散一收,调和营卫,则能使表邪得解,里气以和,更用生姜、大枣佐桂枝、芍药以和营卫,甘草为使以调和诸药。故其方被后世誉为敛阴和阳,调和营卫,解肌发汗之总方。又如真武汤方:"君附子之辛温,以奠阴中之阳;佐芍药之酸寒,以收炎上之用;茯苓淡渗,以正润下之体;白术甘苦,以制水邪之溢。阴平阳秘,少阴之枢机有主,开阖得宜,小便自利,腹痛下利自止矣。生姜者,用以散四肢之水气,与肤中之浮热也"(《伤寒来苏集》)。从该方的药物组成可见,它是治疗少阴伤寒,脾肾阳虚的代表方剂,临床用以温阳利水。但该方主要由温阳的药物组成,药性总体偏于温燥,恐有伤阴之弊,故加芍药以敛阴和营,如此则阴阳和调,刚柔相济,既能充分发挥温阳利水之效,又无伤阴劫液之虞。"和"者,还有和解之意。中医认为,少阳为人体气机升降出入的枢纽,故有"少阳为枢"之说。足少阳胆经，从横向主半表半里，为气机表里出入之枢。它的气化功能表现在疏泄胆汁，参与水谷和消化。同时，胆的疏泄功能还可以促进脾胃的消化吸收，即"木能疏土"。手少阳三焦经，从纵向贯通上、中、下三焦，为气机上下升降之枢，是人体阳气和水液运行的通道。三焦气化功能可以使阳气和水液敷布周身，直达腠理，以充养人体。在生理过程中，气机的表里出入与上下升降相辅相成，相互为用，而在病例过程中也是相互影响的。所以，在治疗气机升降出入失常的手、足少阳的病变，都需要采用"和解少阳"的方法。伤寒少阳证，邪入少阳，既不在表，亦不在里，而在表里之间，故不能用发汗或清下之法，而用小柴胡汤和解治之。正如《伤寒论》第230条所讲，如阳明病因邪郁少阳，致胃气不和，而证见"胁下硬满，不大便而呕，舌上白苔者，可与小柴胡汤，上焦得通，津液得下，胃气因和，身濈然汗出而解"。可见，所谓和解法，即是调和气机，解除郁滞之法。和解法的治疗范围相当广泛，诸如和解表里、调和肝脾、调和胃肠、分消走泄、开达募原等皆是。

"贞"，正与固也。这在防病治病中亦十分重要。《素问·生气通天论》说："阴阳之要，阳密乃固。""苍天之气，清净则志意治，顺之则阳气固，虽有贼邪，弗能害也。"相反，若"起居如惊，神气乃浮"，则易受六淫之邪的侵害而生病。因此，临床上应"散者收之"，使其"贞"固。例如：芪附汤治疗阳虚卫外不固，自汗不止。方中附子辛热，能补肾中之阳，配以黄芪，健脾益气固表，二药合用，先后天并补，助阳补气，使卫气得固，自汗即止。其他如治疗表虚自汗的牡蛎散、玉屏风散；治疗虚阳外越的二加龙牡汤；治疗脾肾阳虚、五更泄泻的四神丸；治疗脾肾虚寒、泄痢日久的真人养脏汤等，均是按照"阳密乃固"的原则组成的方剂。

可见，阳气充足，则脏腑活动顺畅，内患不生。卫外固密而外邪不侵，自然对机体祥和有利而能使生命之源不竭。

2. 补天丸

组方：黄柏60g，龟板60g，杜仲（姜汁伴炒，炒至丝断）60g，牛膝60g，陈皮60g，干姜15g，五味子6g，紫河车1具（即胎盘，初取得，长流水洗净，去筋膜，以篾笼盛之，外以纸糊，使不泄气，焙干，用时以米醋浸一宿，焙干用）。上药共为细末，酒糊为丸。

治疗：虚劳诸证。

说明:本方以紫河车为主药大补元气,紫河车即胎盘,其形圆,在卦为乾,乾为天,故取名补天,是取先天生化之义。

四、坤元治法

"坤者,顺也",顺而柔,取象于地,生万物而简能。故凡补养人体元气,滋养百骸,或养阴健脾,补其生化之机的方剂,均属坤元治法。其代表方剂有:定坤丹(《校注妇人良方》)、坤顺汤(《医醇賸义》)、坤顺丹(《集验良方》)、如坤牛髓膏(《顾氏医镜》)、济坤大造丸(《灵验良方汇编》)、资生丸(《妙一斋医学正印种子编》)。

1. 坤顺汤

组方:党参 10g,茯苓 10g,白术 10g,炙甘草 6g,山药 15g,莲子 10g,红枣 5 枚,花粉 10g,石斛 10g。

治疗:肌肉麻木,萎缩无力,下肢痿软。食少便溏,精神不佳,面色萎黄,或浮而不华,口干作渴,舌淡红,苔薄白,脉象缓。

说明:《易经》说:"坤道其顺乎,承天而时行",所以方名取坤顺。参、苓、术、草健脾益气,山药、莲子、红枣益肾调脾和中,花粉、石斛养胃生津,诸药合用,复其"脾为胃行其津液",通达四肢的作用,其功效有坤顺之德,四肢俱能禀气于胃而生长肌肉。

2. 如坤牛髓膏

组方:牛髓粉 240g,山药 240g,炼白蜜 120g,冰糖 300g。收膏,每服半瓢,开水冲下。

治疗:诸虚劳损,髓海空虚,腰膝软弱,精神不振,记忆力减退,亦可用于现代医学诊断的脑萎缩等证。

说明:本方功在填精补髓,用于一切精亏髓虚等证的治疗。牛,在卦象为坤,有温顺之性,牛髓牛肉皆属坤;山药味甘,生于土中,其性缓顺,亦属坤卦,全方组成皆坤卦之象,故取名如坤牛髓膏。

根据李旭、崔永庄的研究认为:坤,代表地的德行。大地顺承天地的法则,得乾阳之健,并以其博大宽厚之德,雍容万物,资生化育。人之脾胃属土,具坤成万物之德。《素问·太阴阳明论》说:"脾脏者,常著胃土之精也,土者,生万物而法天地。"故脾胃为生化之源、后天之本。若脾胃虚,则诸脏皆虚,从而发生各种疾病。张仲景的小建中汤治疗阴阳及五脏皆虚,就是针对"胃虚脏腑经络皆无所受气而俱病",根据土生万物之理而制定的。该方用以治疗阴虚生内热使手足烦热、衄血、咽喉干燥、心悸、梦交遗精;阳虚生寒见里急腹中痛、四肢酸痛;五脏皆虚——肝虚则衄,心虚则悸,脾虚则里急腹中痛、四肢酸痛、手足烦热,肺虚则咽干口燥,肾虚则梦交失精。由于诸虚劳损,治疗上就不能简单地补益某一脏或某一方面,只能先建立其中气,使气血阴阳得以生化而后可愈。方中甘草、大枣、胶饴之甘以建中缓急,姜桂之辛以通调卫气,芍药之酸使中气得以四运,营卫流行,阴阳调和,五脏皆得其充养而诸虚能补,故名建中汤。

同类的方剂还有黄芪建中汤;功能调补肝脾,使中宫生化不息的十全大补汤;以"至哉坤元,万物资生"之意命名的资生丸;能使五脏交养而统治诸虚的人参养荣汤等。补土派的创始人李东垣在其著作《脾胃论》中也创制了不少补土方剂,如补中益气汤、黄芪人参汤、调中益气汤、人参芍药汤等,都是补益脾胃,进而使阴阳气血得以补充以治疗诸虚不足的良方。

五、乾坤两仪治法

乾刚坤柔,乾阳坤阴,刚柔相济,阴阳相合为太极之两仪。在卦为天地定位,在人则为阴阳相配之象,乾坤两仪治法即协调阴阳的治疗方法之一。其代表方有:一炁丹(《景岳全书》)、黄芽丸(《景岳全书》)、阴阳汤(《万病回春》)、两仪膏(《景岳全书》)、填精两仪膏(《重订广温热论》)、交泰丸(《万病回春》)、交泰丸(《重订广温热论》)、化痞丹(《万病回春》)、大消痞丸(《万病回春》)、痞气丸(《医学正传》)。

两仪膏

组方:人参 120～150g,大熟地 500g。上二味,用好甜水或长流水 15 碗,浸一宿,以桑柴文武火煎取浓汁,若味有未尽,再用水数碗,煎煮取汁并熬,稍浓乃入瓷罐,重汤熬成膏,入真白蜜 120g 或 250g 收之,每以白汤点服。若劳损咳嗽痰多,加贝母 120g。

治疗:诸虚劳损,精神不佳,形神羸弱,或精气大亏,诸药不效,或克伐太过,耗损真阴之证。

说明:《易》云:太极生两仪,两仪即一阴一阳。本方用人参补气,熟地滋阴,用于虚在阴分而精不化气之证,有调元补气,平衡阴阳之功,故名两仪膏。

六、坎离水火既济治法

坎离治法即水火治法，按后天八卦，坎居北方属水，离居南方属火，坎离相合成六十四卦中的既济、未济两卦，故又名水火既济、水火未济。在人体，坎卦属肾，离卦属心，所以，坎离治法又名心肾治法，水火既济法又称心肾交通法。

本法代表方剂为：坎离膏（《万病回春》）、加味坎离丸（《景岳全书》）、坎离丸（《串雅内编》）、清离滋坎汤（《万病回春》）、坎离既济丸（《万病回春》）、辰砂既济丸（《万病回春》）、既济丸（《医门法律》）、广嗣既济丸（《妙一斋医学正印种子编》）、坎宫锭（《重订广温热论》）。

清离滋坎汤

组方：生地黄、熟地黄、天门冬（去心）、麦门冬（去心）、当归（酒洗）、白芍（酒洗）、干山药、山萸（酒蒸去核）、白茯苓（去皮）、牡丹皮、白术（去芦）、泽泻、黄柏、知母、甘草（炙）。上药锉为粗末，加水一碗半煎至一碗，空心温服。痰盛者加竹沥一盏，姜汁一二匙；热加童便一盏，入药同服；如吐血咳血，加鲜生地捣汁一盏同服。病若阴血虚，每日五更饮人乳汁一盅更妙，与汤药相间服之，久久奏效。

治疗：阴虚火动，咳嗽痰喘，潮热，盗汗，心慌，肾虚脾弱等证。

说明：离为火，坎为水，阴虚则坎水不足，火动则离火炎上；坎水亏而离火炎上，水火不济，坎离不交。故方中用二地、二冬滋阴以济坎中之水，以益离中之阴爻；知母、黄柏、丹皮以清离火，使离火下交于坎水；茯苓、泽泻、山萸之属交通上下而成坎离水火既济之势。

根据李旭、崔永庄的研究认为：泰卦，乃乾下坤上，天地交泰，水火既济。《素问·六微旨大论》说："气之升降，天地之更用也……升已而降，降者谓天；降已而升，升者谓地。"阴阳交通而成泰，水火相容则既济。同样，人身气机升降相因，阴阳交泰，水火既济则生命活动正常；相反，升降失常，天地不交则否，水火相悖则未济而病。故《素问·六微旨大论》说："出入废则神机化灭，升降息则气立孤危。故非出入，则无以生长壮老已；非升降，则无以生长化收藏。"

临床上常见气机痞塞、心肾不交、水火不济而病者，必以调和上下，通畅气机为大法进行治疗。

例如：仲景治疗外感失治，表邪内陷，或饮食所伤导致胃气不和的痞证所用的三泻心汤（半夏泻心汤、生姜泻心汤、甘草泻心汤），正是转否为泰，通调气机之剂。方用芩、连苦以泻热消痞，姜、夏辛以散痞，参、枣、甘草补中气以调和上下，使否去泰来。同类方剂还有黄连汤、越鞠丸、中满分消丸，以及前文所说的《万病回春》的大消痞丸、交泰丸等。

脾主运化，居中央，为气机升降之枢纽，故李东垣说："升已而降，降已而升，如环无端，运化万物，其实一气也……万物之中，人一也，呼吸升降，效象天地，准绳阴阳。盖胃为水谷之海，饮食入胃，而精气先输脾归肺，上行春夏之令，以滋养周身，乃清气为天者也。升已而下输膀胱，行秋冬之令，传化糟粕，转味而出，乃浊阴为地者也"（《脾胃论》）。故他十分重视补脾以交通气机，补中益气汤就是这一典型方剂，用以治脾胃气虚、清阳下陷、阴火上乘之证。方中黄芪健脾补肺为君；人参、甘草补脾益气，和中泻火为臣；白术燥湿健脾；当归和阴养血为佐；再加升麻、柴胡升阳，陈皮利气为使，使清阳复升，阴火自降，升降正常，则诸证可愈。三才汤、人参养荣汤亦同此例。

六腑以通为用，仲景作三承气汤（调胃承气汤、大承气汤、小承气汤）通腑泻热，以治邪入阳明腑实证；作大黄黄连泻心汤、附子泻心汤以治热结心下的热痞证，使腑气通畅，亦体现了使气机升降复常，转否为泰之意。

此外，转"剥"为"复"，亦是恢复气机通畅之法。以霍乱吐泻为例，此症吐泻无度、四肢逆冷，是脾败胃亦败，两土同崩之象。为《易经》中的"山地剥"卦（☶☷）。所谓"有胃气则生，无胃气则死"。要转"剥"为"复"，可用吴茱萸汤，方中吴茱萸辛热暖肝温脾，温养东方之生气；人参、生姜、大枣辛甘温补中土，使土木无忤而能复。因肝为木脏，后天震巽之位，主气机疏泄，助脾胃运化。"复"卦上坤下震（☷☳），即上土下木，外卦坤是顺，内卦震是动，一阳复生，动而和顺，则生气亨通，得阳而生。故胃气能复而霍乱病愈。

又，中医组方有较强的逻辑性，特别是古人组方，配伍严谨，有严密的交济观念。用药是为了解除疾病，除疾就必须调和气血阴阳，使机体不交济的地方发生交感，臻于既济，则疾可愈。《素问·至真要大论》曰："谨察阴阳所在而调之，以平为期。"即是此意。例如：在临床上当碰到一个体质壮实、大便秘结的喘咳患者，行釜底抽薪之法，通过导泻后喘咳就会明显减轻。这是因为肺与大肠相表里，喘咳是肺气上逆，清肃失令，不能相交于大肠，经通腑后，大肠腑气得畅，肺气得降，上下交感，气机宣通，其喘咳则随之减轻。日本近代名医大塚敬节先生在《中国内科医鉴》中就有用大承气汤治愈"苦不堪言"的喘息病患者的验案。这就是脏腑交济的例证。

兹举几种以易理交济观组合的方剂：

1．寒热相济　以治寒热错杂成痞的半夏泻心汤为例：半夏、干姜——辛升；黄连、黄芩——苦降；半夏、干姜——性温祛寒；黄连、黄芩——苦寒清热；党参、甘草——甘温健中，以助脾运。此方用药上下交通，寒热相济，于是"相推相荡"使寒解热清，壅闭宣通，痞满即除，其病因之而愈。

2．开阖相济　当机体营卫失和，卫气不能外固，因而恶风、头痛；营阴不能内敛，因而汗出。要使营气和卫气相交，则表证可除，自汗能敛，桂枝汤即为代表方剂，其中，桂枝、生姜——性温散邪——开；白芍——性凉敛阴——阖；甘草、大枣——甘温和中健脾。这种开药以散邪、阖药以敛阴的相伍相配，本身就是一种交感。其药进入人体，使体内不能交感的营卫得以调和，恢复交感，则头痛、恶风、汗出、脉浮缓诸证自愈。

3．刚柔相济　疾病过程中，有亢奋的、有抑制的；体质有壮实的、有虚弱的；病程有持久的、有短暂的。因此，在治疗上就要根据不同的情况，使用刚柔相济之品，以使其交感。治寒痹的乌头汤便是此类代表方剂：乌头——辛热而刚燥；白蜜——甘平而柔润；麻黄——辛温宣散；白芍——酸寒敛阴。又，黄芪——甘补以制乌头、麻黄之耗散；白芍、甘草——酸甘化阴；麻黄、甘草——辛甘化阳。这个方子能升能降，能开能阖，能寒能热，能动能静，使阴阳交、上下交、寒热交、表里交，故不失为治疗痛痹的一首良方。

综上所述，中医的立法组方与易学原理关系十分密切。《易传·系辞上》说："乾坤，其易之蕴邪？乾坤成列，而易立乎其中矣。乾坤毁，则无以见易；易不可见，则乾坤或几乎息矣。"《易传·说卦传》说："观变于阴阳而立卦，发挥于刚柔而生爻。"《易经》研究阴阳之道而首重乾坤，制方原则亦总在平衡阴阳，以达阳生阴长。所以张景岳说："阳之亢者为焦枯，阴之凝者为固闭，故曰阳杀阴藏。"《素问·六微旨大论》说："亢则害，承乃制，制则生化，外列盛衰，害则败乱，生化大病。"最佳的治则是："善补阳者，必于阴中求阳，则阳得阴助而生化无穷；善补阴者，必于阳中求阴，则阴得阳升而泉源不竭。"

七、山泽通气治法

山泽通气治法是取艮卦与兑卦的卦象阴阳变化用药组方的一种治疗方法,以八卦取象,艮为山,兑为泽,故名山泽通气为治。

此类治法代表方剂为:丽泽通气汤(《医学正传》)、羽泽散(《万病回春》)、春泽汤(《医方集解》)。

春泽汤

组方:白术10g,桂枝9g,猪苓10g,泽泻12g,茯苓12g,人参6g。

治疗:口渴,小便不利,热病愈后口渴不解。

说明:本方为五苓散加入人参,取名春泽汤,是按八卦兑为泽之卦之意。兑者,悦也,兑为口,卦体为二阳在下,一阴在上,阳气蒸化津液上达于口,消渴自止,故本方用于治疗热病口渴或病后口渴,水饮内阻,津不化气之证。

八、龙雷震巽治法

震为雷,巽为风,二卦皆主动,中医称为雷火,与肾中真阳(命门火),统称相火。震、巽属木,在脏腑为肝胆。凡相火妄动,木生火,火生风之证,在卦皆属震、巽,风火之为病,其势最急,为证多端。命门相火,亦称水中龙火,此火自乾中来,居坎卦中,其在下为见龙,在上为飞龙,若坎之阴气不足,则此火飞越于上,即为亢龙。欲制龙雷之火,震巽之风,必须取乾坤之静以制其动,取坎水真武之德以息其风。凡根据震巽乾坤坎离卦象配伍组方,用以息风清火的方剂,均属于龙雷震巽治法。其代表方剂为:专翕大生膏(《温病条辨》)、苍玉潜龙汤(《医醇賸义》)、小定风珠(《温病条辨》)、龙雷清降丹(《石室秘录》)、震灵丹(《王旭高医书六种》)、加味震灵丹(《重订广温热论》)。

1. 苍玉潜龙汤

组方:生地9g,龟板9g,生石膏9g,龙齿9g,石斛9g,丹皮4.5g,天花粉9g,沙参9g,白芍9g,羚羊角4.5g。

治疗:鼻衄、齿龈、眼底出血等症,并治血虚,及诸出血症引起的头晕心悸、乏力等症。

说明:本方功在益阴潜阳,用于阴虚火升血动之证,方名潜龙,取乾卦"潜龙,勿用"之义。方中龙齿、龟板属震卦,"震者,动也",火动以潜镇之品镇之;羚羊角属乾、兑、离卦,有清热息风之功;丹皮、白芍在卦为巽,有清泻肝火、柔肝养肝以达平肝潜阳之功,取名苍玉潜龙,合八卦天地交泰、风雷相薄之义。

2. 龙雷清降丹

组方:地骨皮30g,沙参30g,麦冬15g,白芥子9g,白芍15g,甘草1g,桔梗1.5g,丹皮6g,柴胡1.5g,熟地30g。水煎服。

治疗:气喘、气逆、喘促痰多、骨蒸潮热等证。

说明:龙雷清降丹,又名清热止喘丹,若于上方加山萸12g,五味子9g,牛膝9g,附子3g,茯苓15g,可治疗咽喉肿痛、扁桃体肿大,服寒凉药物而热痛反而转甚者。本方适用于肾水大耗之气喘气逆证。喘由肾中虚火夹肝气而上冲于肺,咳吐粉红色痰。方中地骨皮清骨髓中之内热,佐以白芍平肝木中之火,熟地补肾,以降龙雷之火势,更增沙参、麦冬之养阴,柴胡、丹皮之疏肝、凉肝,以清震巽之郁热,白芥子、桔梗之化痰,共奏清降龙雷郁火之功。若久服寒凉,龙雷之火不能下藏肾宅,可增附子3g以引龙雷之火归潜窟宅,则更妙。

九、清离定巽治法

清离定巽治法是取八卦顺位相生的平衡关系来确定的一种治疗方法,离为火,巽为风,火动可以生风。五行以巽为木,木能生火,火极生风,风火相煽,其势迅极。本法清火定风,故名清离定巽。

此类治法代表方剂有:清离定巽法(《时病论》)、乌骨鸡丸(《张氏医通》)等。

清离定巽法

组方:连翘(去心)9g,竹叶4.5g,细生地12g,玄参9g,甘菊花9g,钩藤12g,木瓜6g,桑叶10g。井华水煎服。

治疗:热极生风,昏仆抽搐。

说明:雷丰说:"此法治热极生风证,故用连翘、竹叶以清其热;热甚必伤阴,故用细生地、玄参以保其阴;菊花、桑叶平其木而定风;钩藤、木瓜舒其筋而宁抽搐。大易以离为火,以巽为风,今曰清离定巽,即清火定风之谓也。"

十、重卦治法

重卦，也叫"别卦"，是指"卦位"变化的定义。它是通过六爻卦中不同的位置，来表示不同的事务及其状态的。

重卦，有"同卦相重"和"异卦相重"之变化，可以分别表示事务的"上下""内外""前后""左右""贞悔"（即好坏）或"平列"之状态及意义。其实，重卦治法中的"同卦相重"包括八经卦的重复，如"乾元治法""坤元治法"等；异卦相重则包括前述之"乾坤两仪治法""坎离水火既济治法""山泽通气治法""龙雷震巽治法"等在内。

如同卦相重之巽卦，《周易·说卦传》曰："巽，入也……巽为木，为风……巽为鸡。"从卦象来看，巽下巽上，有卑顺之意。《张氏医通》"巽顺丸"，取乌贼骨收敛止血，茜根凉血止血；乌骨白毛鸡及鲍鱼均用于妇女崩中。李时珍说："鸡属木而骨反乌者，巽变坎也，受水木之精气，故肝肾血分之病宜用之。"方中三药入于鸡腹内焙干，用百劳水服用，具有清热、降逆、止血之效，主治妇女倒经，血溢于上，男子咳嗽吐血，左右关、尺脉弦、背上恶寒、有瘀血者。实即体现了巽卦的两风相随，则畅顺流通之意。

又如异卦相重之既济卦，离下坎上，其象水上火下。水性润下，火性炎上，水火相交，各得其位，故曰既济。《串雅内编》"坎离丸"，即知柏四物汤（四物汤加知母、黄柏）制成丸剂。方中四物合用则血虚能补，血滞能通。然而精血亏耗，每易虚火上炎，若单纯补益精血，不清其火，则补药亦难奏效，故于方中又加知母、黄柏，以滋阴降火，诸药合用，则补而不滞，温而不燥，凡妇女月经不调血虚有热，以及肾水不足、心火旺盛的虚烦不眠、腰膝酸痛等症皆可选用。本方之所以名曰"坎离"，即是取自《周易》的卦名。在中医学中，心于五行属火，肾于五行属水。八卦中，离为火，坎为水，故离卦配心火，坎卦配肾水。如此离与坎，即代表心与肾或火与水的关系。

重卦治法的代表方剂尚有：天根月窟膏方（《温病条辨》）、来复丹（《温病条辨》）、复亨丹（《温病条辨》）、黄连阿胶汤（《温病条辨》）、花蕊石散（《串雅内编》）等。

1. 来复丹

组方：太阴元精石 30g，舶上硫黄 30g，硝石 30g（同硫黄为末，微火炒

结砂子大), 橘红 6g、青皮(去白)6g, 五灵脂 6g(澄去砂, 炒令烟尽)。

治疗: 暑邪误治, 损及胃阳, 升降紊乱、清浊交混而致气塞填胸, 躁乱口渴, 肢厥神迷, 便泻溺涩等证。

说明: 此丹取名"来复", 是取复卦(☷☳)复归、来复之意。复卦内"震"(☳)主动, 外"坤"(☷)主顺, 一阳复动于下, 少阳生气自然上升, 出入无碍, 使万物生生不息。《温病条辨》谓:"此正气误伤于药, 邪气得以窃踞于中, 固结而不可解, 攻补难施之危证, 勉立旋转清浊一法耳。"又谓:"晋三王氏云:《易》言一阳来复于下, 在人则为少阳生气所出之脏。病上盛下虚, 则阳气去, 生气竭, 此丹能复阳于下, 故曰来复。"吴鞠通认为, 本方"元精石乃盐卤至阴之精, 硫黄乃纯阳石火之精, 寒热相配, 阴阳互络, 有扶危拯逆之功; 硝石化硫为水, 亦可佐元、硫以降逆; 灵脂引经入肝最速, 能引石性内走厥阴, 外达少阳, 以交阴阳之枢纽; 使以橘红、青皮者, 纳气必先利气, 用以为肝胆之向导也"。《增补评注温病条辨》曰:"此方非仅旋转清浊, 直是旋转乾坤。"

2. 复亨丹

组方: 倭硫黄十分(倭硫黄即石硫黄, 水土硫黄皆不可用), 鹿茸八分(酒炙), 枸杞子六分, 人参四分, 云茯苓八分, 淡苁蓉八分, 安南桂四分, 全当归六分(酒浸), 小茴香六分(酒浸, 与当归同炒黑), 川椒炭三分, 草薢六分, 炙龟板四分。上药按分数比例配制, 益母膏和为丸, 小如梧桐子大。平时每服 6g, 每日服 2 次, 冬天逐渐加重至 9g, 开水送下。

治疗: 燥气久伏下焦, 不与血搏, 致阳虚阴亦不能独足而成男子七疝, 女子瘕聚, 发时痛胀有形, 痛止无形, 老人八脉空虚等症。

说明:"复, 亨, 出入无疾"(《周易·上经》)。《温病条辨》说:"复亨大义, 谓剥极面复, 复则能亨也。"还说:"其方以温养温燥兼用, 盖温燥之方, 可暂不可久, 况久病虽曰阳虚, 阴亦不能独足, 至老年八脉空虚, 更当预护其阴。故以石硫黄补下焦真阳, 而不伤阴之品为君, 佐以鹿茸、枸杞、人参、茯苓、苁蓉补正, 而但以归、茴、椒、桂、丁香、草薢通冲任与肝肾之邪也。"另则, 本方配方按分数取硫黄十分, 以合天有十干之数, 其余按三才、四象、六爻、八卦之数配, 亦示人以法。

参析易理悟论治

医易相通理论不仅对于阐释人体生理功能和病理变化，以及认识药性、指导组方有其意义，而且对于临床疾病的诊断、治疗亦可启迪新思维，拓展新思路。兹将我参析易理，论治臌胀、不孕症、萎缩性胃炎的临证体会介绍如下，以供同道参考。

一、臌胀

臌胀，是以腹部胀大如鼓，皮色苍黄，腹壁脉络暴露为主要临床表现的病证。现代医学中的肝硬化、腹腔内恶性肿瘤，以及某些结核性腹膜炎等形成的腹水，均可依此辨治。

臌胀，古称四大绝症（风、痨、臌、膈）之一，为历代医家所重视。早在《灵枢·水胀》中就记载有"臌胀何如？岐伯曰：腹胀身皆大，大与肤胀等也，色苍黄，腹筋起，此其候也。"后世医家皆以此作为诊断臌胀的依据。历代医籍中有所谓"水蛊""蛊胀""蜘蛛蛊""单腹蛊""单腹胀"等病名的记载，名虽不同，其实都是指《内经》中所论述的臌胀病。

臌胀病多由内外邪侵，损及肝体，影响肝用，致使肝失冲和条达之性，进而引发气化失司，气机升降出入失常，阴阳、气血、脏腑功能失和，机体内气血津精的输布、转化、循行，以及整个新陈代谢过程发生紊乱。所以，其症临床可见癥瘕痞块、腹大筋起、脉络外露、臌胀如鼓。对于本病的发病机制，历代说法不一，有言水者，有言气者，有言血者，有言水毒者，但总由肝脾肾三脏受病，气、血、水、瘀而为患是谓共识。如，张景岳说："单腹胀者，名为臌胀，以外虽坚满而中空无物，其象如鼓，故名臌胀；又或以血气结聚，不可散解，其毒如蛊，亦名蛊胀。且肢体无恙，胀惟在腹，故名单腹胀。"李中梓《医宗必读》也认为"在病名有臌胀与蛊胀之殊。臌胀者，中空无物，腹皮绷急，多病于气也；蛊胀者，中实有物，腹形充大，非虫即血也。"他们不仅提到本病的不同表现，同时也指出了本病的致病原因有气、血、虫等各异。

对于臌胀的成因，历代医家议论纷纭。如《内经》病机十九条中讲"诸胀腹大，皆属于热"，"诸病有声，鼓之如鼓，皆属于热"，还说"浊气在上，则生䐜胀"等。《诸病源候论》认为与感染"水毒"有关，指出"此由水毒气结聚于内，令腹渐大，动摇有声，常欲饮水，皮肤鳖黑，如似肿状，名水蛊也。"朱丹溪、张景岳等则认为臌胀的成因多与情志抑郁，饮食不节或饮酒过度有关。综合古人对臌胀病成因的认识，可以归纳为：本病多由饮酒过度、饮食不节、房室劳倦、情志不遂、血吸虫病，以及其他疾病如黄疸、结聚等后遗转变而成。其病机不外肝、脾、肾三脏受累，致使气、血、水等病理产物瘀积于腹内，日久逐渐出现腹胀，乃至形成臌胀。

根据何梦瑶《医碥》的分析："气水血三者，病常相间。有先病气滞而后血结者，有先病血结而后气滞者；有先病水肿而后血随败者，有先病血结而后水蓄者。"可见气、血、水三者，在臌胀的发生发展过程中，互相牵连，互相影响，它们只有主次之分，而无单独为病者。

本病病情复杂，大多久病体虚，正不抵邪，气滞、血瘀、水饮互结，停于腹中，本虚标实，虚实错杂。一般来说，腹水形成早期多为气滞湿阻，湿热蕴结，或寒湿困脾，水邪壅盛之实证，中期则多为脾肾阳虚、肝肾阴虚、肝脾血瘀等臌胀重症。病至晚期则多表现为腹大如瓮，脐心突起。如出现大量呕血，则病情危重势急，预后多属不良；若出现口出秽气，身有异味（肝臭），伴有烦躁不宁者则为肝昏迷先兆；若神志不清，时有抽搐者，预后极差，应积极抢救。

臌胀的治疗十分棘手，通常实证多采用理气化瘀、行水逐水等祛邪之法；虚证当以补虚为主，阳虚宜温补脾肾，阴虚需滋养肝肾，并须随时注意调理脾胃，顾护正气。临证时尚要根据"至虚有盛候，大实有羸状"的特点，细心审慎，谨察病情，合理使用补泻之法。原则上，臌胀的治疗应以补为常法，绝不可一味追求利水逐邪。临床上可攻补兼施，或先攻后补，或先补后攻，但总以攻不伤正，补不碍邪为妥。这是治疗臌胀病的基本法则。

除上述认识外，对于本病的病机，历代医家还多从易学原理进行阐释，兹列述如下：

如清代医家陈修园《医学实在易》云："蛊胀由来少的方，山风卦内得津梁。艮安止胃能均废，巽则顺从气弗扬。参透生机原主动，须知大气本乎刚。仲师心下如盘训,宜苦宜辛二法详。"他在《医学三字经》中也说:"单腹胀,实难除,山风卦,指南车,《易》中旨,费居诸。"

陈氏在自注中对臌胀病的病因病机作了纲领性的说明。他说:"《易》曰:'蛊,刚上而柔下,巽而止,蛊'……卦体,刚上柔下,上情高亢而不下接,下情退缩而不上交,两情不相通也;卦德,下巽上止,在下逡巡畏缩,而无敢为之心,在上因循止息,而无必为之志,庶事日以隳也。此言致蛊之由,医者参透此理,亦知蛊病之由。"

这就是说,蛊卦的上卦是艮(☶),下卦是巽(☴)。艮为山,而止,一阳爻跃居于上,为阳卦刚健,《易·说卦》云:"终万物,始万物者,莫盛乎'艮'。"此象虽有终结万物之弊,但也有使万物复苏,孕育发生之起点的作用。巽为风,顺也,两阳爻居于上,阳性活跃,风阳鼓动,有催化成物之功,《易》曰:"挠万物者,莫疾乎风"。但巽为阴卦,性主柔顺,尤其是山风蛊卦,上艮下巽,爻为居上位者,艮止不动,居下位者巽顺听命,有颓废偷安之象,故预示着什么事情都办不成。正如俞琰所说:"巽则无奋迅之志,止则无健行之才,上下皆萎靡退缩,不能有谋有为,于是事事因循苟且,积弊而至于蛊。"

蛊,还有为皿中之食物腐败生虫之义,它象征由太平盛世,沉溺于安乐,终致秩序崩溃,陷入混乱,发生腐败,肇起事端。所以,《易·序卦传》曰:"蛊者,事也。"又,《说文》曰:"蛊,腹中虫也。"《春秋传》亦曰:"皿虫为蛊。""蛊"字繁体写法为"蠱",三虫在一皿中,相食而乱极之谓。

《易传·象》曰:"山下有风,蛊。"《诗经》曰:"习习谷风,惟山崔嵬,无草不死,无木不萎"。即是说,山下有风,风遏山止,则必致气流受阻,郁闭而不得宣通,久之则湿滞淫晦,必致物腐而虫生,蛊自内生。

又,巽为臭,为气;艮为止,为覆器。艮上巽下,象征藏臭物于覆器之中,久而不用,必腐败而生虫。一虫化而为三,愈生愈多,虫在皿中无所可食,遂致同类相残,淫溺惑乱,败坏至极。

古人云:"流水之不腐,以其逝故也;户枢之不蠹,以其运故也。"故器欲常用,久不用则蠹生;体欲常动,久不动则疾生。据此可知,蛊之生,由乎止,其所由者非一朝一夕而成也。

此外,从人伦而言,艮为少男,巽为长女,蛊卦上艮下巽,有女惑男之象。如《左传·昭公元年》载:"晋侯求医于秦,秦伯使医和视之,曰:'疾不可为也,是谓近女室,疾如蛊……'赵孟曰:'何谓蛊?'对曰:'淫溺惑乱之所生也。于文,皿虫为蛊;谷之飞亦为蛊;在《周易》,女惑男,风落山,谓之蛊(䷑),皆同物也'。"这是春秋时秦国名医医和引用蛊卦卦象,从人伦易象方面分析晋侯的病情,认为巽为长女,艮为少男,蛊卦有女惑男之象;又巽为风,艮为山,有风木落山之象。也就是说,在医和看来,男沉溺于女色,风吹落山木的蛊卦卦象反映出酒色伤身,肝脾受损,肝损则气结、血瘀,脾损则水浊内停,乃是晋侯"疾不可为"的病机模式和症结所在。

由上可见,蛊卦的机制由于内部腐败而致上下不相交通,秩序崩溃而危在旦夕,但艮卦有"始生万物之功",巽卦有"催化万物生长之力",所以说,事虽坏尚有转危为安之机,若铲除腐败就能有新秩序的建立,这和蛊卦病机之理相同也。正如陈修园所说:"其止也,当矫之以奋发,其巽也当矫之以刚果……医者参透此理,亦可以治蛊病矣。要知人身中胃属艮卦,不欲其一向苟止,肝属巽卦,不欲其一向卑巽……""此证须振肝木之气,以冲开胃土,方得治法。"

臌胀之病,由于肝细胞的坏死,肝功能失职,木乘土位,中阳不足所致。肝主升发,为气化之始,气化功能失常,升降出入失序,则导致清气不能升,浊气不能降,清浊相混而上下不得交通,以致腹部弦硬而四肢不胀,如是则臌胀遂生。《素问·六微旨大论》云:"出入废则神机化灭,升降息则气立孤危。"人体气机升降出入表现为:肝气左转上升而至心肺,肺气右旋下及于肾,脾胃居中州为升降运转之枢纽,诸脏协调,共主升清降浊,如此则心肾亦能相交,坎离水火亦可既济。若肝体受损,肝用失职,升气无力,则肺气有降无升,脾胃失其运转,肾亦无能化水,因之周身气机郁滞不行,水道闭塞不通。《秘传证治要诀及类方》谓:"此病多以积渐而致,或是病后脏气未复,邪气乘虚。"可知本病的发生是属于一个慢性的过程。故其治疗可法仲景之意,"见肝之病,知肝传脾,当先实脾",用辛、苦二法调之。其方可选升阳益胃汤加减。方中半夏泻心汤辛开苦降以泄满,加柴、防,疏肝以升清,苓、泽渗利降浊,参、芪、术补气助脾以转运,芍药化阴以养肝。全方调营卫、和阴阳,升降通调以助转运。大气一转,升降有序,则臌胀即除。

以上是参照陈修园用《易经》"蛊"卦之义对臌胀病的病因病机以及论治所作的阐释。从"蛊"卦卦体卦象看,陈氏仅从肝、脾(胃)论治,尚不够全面。按"蛊"卦,下巽上艮,中互兑、震二卦(图7)。

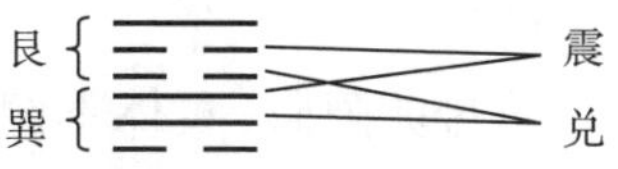

艮 { 震
巽 { 兑

图7 蛊卦卦象图

兑主肺气而艮止,有气滞之象,巽主少阳相火,艮主湿土。少阳相火伏于湿土之中,亦必气郁而生湿热。震主肝,为藏血之脏,血止则瘀,血不行则化水。据此分析,臌胀有气、血、水之分,亦与易理相合,故喻昌于胀病提出"水裹气结血凝"(《医门法律》)之说是符合临床实际的。

此外,参析易理,论治臌胀者,尚有朱丹溪之"否泰说"和张景岳之"颐"卦解。

朱丹溪《格致余论·臌胀论》曰:"心肺,阳也,居上;肝肾,阴也,居下;脾居中,亦阴也,属土。《经》曰:饮食入胃,游溢精气,上输于脾,脾气散精,上归于肺,通调水道,下输膀胱,水精四布,五经并行。是脾具坤静之德,而有乾健之运,故能使心肺之阳降,肝肾之阴升,而成天地交之泰,是为无病之人。今也,七情内伤,六淫外侵,饮食不节,房劳致虚,脾土之阴受伤,转输之官失职,胃虽受谷不能运化,故阳自升,阴自降,而成天地不交之否。于斯时也,清浊相混,隧道壅塞,气化浊血瘀郁而为热,热留而久,气化成湿,湿热相生,遂成胀满。《经》曰臌胀是也。以其外虽坚满,中空无物,有似于鼓,其病胶固,难以治疗。又名曰蛊,若虫侵蚀,有蛊之义。"

朱氏从否泰二卦的卦象原理,论述臌胀病的病因病机,可谓别具天地,景物一新。至于论治,朱氏又曰:"验之治法,理宜补脾,又须养肺金以制木,使脾无贼邪之患;滋肾水以制火,使肺得清化之令。却盐味以防助邪,断妄想以保母气,无有不安。"

张景岳则谓"颐为臌胀之形",颐卦(䷚)上下二阳,内含四阴,外实内虚,上艮下震,上止下动,用之医理,是土壅木郁,以致寒湿阴邪凝结于中,遂成臌胀实证。

综观前文可知,医和论男沉溺于女色而成蛊胀,乃房劳肾虚所致;朱丹溪论升降失常,天地不交而成臌胀,乃心、肺、脾(胃)、肝、肾诸脏气化失司,清浊相混,浊血瘀郁,湿热相生所致;陈修园从肝脾不和论臌胀;张景岳从寒凝于中论臌胀,虽各有见地,实相辅相成,温而习之,使人大开灵窍。

二、不孕症

排卵障碍,黄体不健,是引起妇女不孕症的常见原因,中医治疗此症,可用《易经》理论以及中医阴阳学说为指导,结合现代医学对卵巢和子宫内膜周期性变化的认识，分期辨证论治。

中医学认为，月经的产生和闭绝，以及其周期性变化，与肾气的盛衰、冲任二脉的通盛、督脉的调节、带脉的约束都有直接或间接的关系。《素问·上古天真论》说："女子七岁，肾气盛，齿更发长；二七而天癸至，任脉通，太冲脉盛，月事以时下，故有子……七七任脉虚，太冲脉衰少，天癸竭，地道不通，故形坏而无子也。"这说明肾气是推动月经生理及生殖功能正常体现的根本。在肾气旺盛的基础上能促进阴精化生天癸，乃至进一步成熟、完善，并发挥其特定的生理作用，同时也促使任、冲二脉的通畅充盛，从而在整个生殖、生理活动过程中起到调节和贮藏的协同作用。当然，肾为先天之本，肾气的充盛，还必须依赖脾胃后天之本的健旺，气血源泉充足，不断提供后天之精以补养先天肾气，才能使肾气有条件地持续发挥主藏精、主生殖的生理作用。

中医学还认为，肾为水火之宅，阴阳之根，肾对月经周期的调节作用集中反映在阴阳盛衰消长的变化上。根据月经周期的阴阳变化，中医将月经周期分为四个阶段，即经后期、真机期、经前期和行经期。这种划分与现代医学所说的子宫内膜周期性变化，即增殖期、分泌期、月经前期、月经期基本一致。这四个时期的生理变化过程，是一个连续发展不可分割的过程。用中医学的观点去认识，其四期的变化实际就是肾阴、肾阳相互转化的结果。兹以图示如下（图8）：

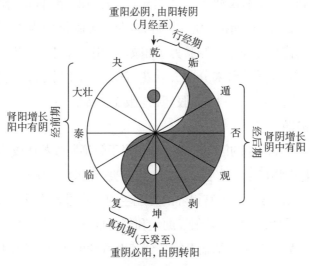

图8　月经周期阴阳变化图

（一）经后期

经后期指月经周期的第 5～12 天，相当于子宫内膜增殖期或卵泡发育、成熟阶段。此期为十二消息卦中遁（☰）、否（☰）、观（☰）、剥（☰）四卦所主，反映了肾阴增长，阴中有阳，阴精藏蓄，天癸将至的月经生理变化过程。此期月经刚过，胞宫应行"藏而不泻"的脏的作用，以蓄积阴精，聚脏腑之气血，应期达到"重阴"水平，为卵泡发育和成熟提供物质基础，为排卵顺利创造条件。

排卵是受孕的一个重要环节，各种原因导致排卵障碍都可引起不孕。中医学认为重阴始能转阳，若肾阴较虚，阴精不充，不能应期达到重阴，或虽接近重阴，但水平不足，都是导致排卵障碍的重要因素。因此，此期治疗应培植真阴，调和气血，以奠定基础为要。方剂可选二四六合汤（经验方）加减，药用：熟地、当归、白芍、女贞子、旱莲草、丹皮、茯苓、泽泻、山茱萸、山药、川芎、香附、砂仁。另用紫河车粉 10～20g，装胶囊吞服。一般于经净后开始服药，连服 4～6 剂。

（二）真机期

真机期指月经周期的第 13～16 天，相当于排卵期。此期时间短暂，属中医前贤所说的"氤氲的候"或受孕的"的对时候"。此期阴长达重，"重阴必阳"，肾中阴气增长至极，阴极阳生，天癸即至，为十二消息卦中坤（☷）、复（☷）二卦所主。

排卵顺利与否，不仅取决于肾阴充足，天癸源充，同时亦有赖于重阴转阳，阳气推动，故此期治疗应以温阳通络、活血化瘀为主，迅速促进排卵。方剂可选温阳活血汤（经验方）加减，药用：当归、赤芍、川芎、熟地、巴戟天、紫石英、鹿茸（研末分冲）、红花、泽兰、川牛膝、丹参、桃仁、香附。一般于月经周期的第 12～15 天服药，连服 3～4 剂。

（三）经前期

经前期指月经周期的第 17～28 天，相当于分泌期或黄体成熟阶段。此期为十二消息卦中临（☷）、泰（☷）、大壮（☷）、夬（☰）四卦所主，反映了肾阳增长，阳中有阴，阳气充足，胞宫得养的月经生理变化过程。此过程的转化，既要消耗一定的阴精，同时又需阳气助运和气血推动。因此，用药目的在于促使肾中阴阳在基本平衡的基础上能得到气血调和的支持，从而使冲任得固。

此期治疗应以阴阳平补，气血双调为主。方剂可选归芪二仙汤（经验方)加减,药用:当归、菟丝子、白芍、生地、熟地、仙茅、淫羊藿、女贞子、旱莲草、丹参、香附、肉苁蓉、川断、山药、台乌。一般于月经周期第16~25天服药,连服7~9剂。

(四)行经期

行经期指月经周期的第1~4天,此期为十二消息卦中乾(☰)、姤(☰)二卦所主,反映了肾中阳气增长至极,重阳必阴,由阳转阴的月经生理变化过程。

此期亦为肾中阴阳转化时期,在整个月经周期的阴阳变化过程中,此期应由阳气主宰,阳气旺盛,胞宫温暖,精血充足,肾气固密,则为胎儿孕育提供必备条件。若此时没有受孕,精血蓄足,则由于阳长达重,阳极阴生,从而推动经血下泄而为月经。此时胞宫的功能表现为"泻而不藏"的腑的作用,形成一个新的月经周期。若此期因怀孕而月经未来,则胞宫发挥孕育胎儿作用,当"聚血以养胎"。

针对上述两种可能,治疗用药亦应区别对待。

如已受孕,而月经过期未至,则可服泰山盘石散(《景岳全书》)加减,益气养血以保胎。药用:党参、黄芪、当归、川断、黄芩、苏梗、杜仲、白芍、桑寄生、山药、白术、砂仁。此药可每3天服1剂,连服8剂。

如未受孕,而月经来潮,则可服桃红四物汤加减3剂,以活血调经。待经净后按上法再行第2周期各期治疗。一般经过1~3个周期的治疗可以取效。

三、萎缩性胃炎

萎缩性胃炎是慢性胃炎的一种,其病以饥不欲食,食后饱胀,胃脘痞满,甚或作痛为主要特征。该病属于中医"心下痞""胃痞""痞满"等范畴。清代刘默《证治百问》说:"痞满之'痞'字,当从'否'字为是。否满者,即中满之意也。无形之虚气,因营气不能分清利浊,天气不降,地气不升,所以天地不交而成否。否者,不能畅快,中膈胀满,即今气虚中满之症也。"又说:"中满形症,无非中宫虚满,不思饮食,食而不甘,强食亦多少可进,肢体虚萎,嗜卧懒言,意兴不扬,六脉微弱而无力,或虚弦而涩数。"刘氏这两段论述,指出了脾胃升降失常,中宫虚满否塞所致病证的形症所见,而这一病证表现与西医所说的萎缩性胃炎的临床表现颇相吻合。受此启示,笔者从辨析"否""泰"二卦卦义着手,探讨萎缩性胃炎的病变机制和治疗方法,并验诸临床,略有所得,故在此不揣浅陋,抛砖于下,以冀引玉。

(一)以《易》理分析脾胃生理

中医认为,萎缩性胃炎一病,病位主要在脾胃,若以《易》理分析,可将脾胃二脏器看作是一个小天地。天地定位,在八卦属"乾""坤",故以天地阴阳论脾胃,则脾为脏,属阴,其象地,其卦坤(☷);胃为腑,属阳,其象天,其卦乾(☰);若以阴阳气化论脾胃,则脾属太阴,太阴所化为湿土,故其卦象亦应坤;胃属阳明,阳明所化为燥金,故其卦象亦应乾。若以动静升降而言,则坤主静,其性湿,性本沉降而宜升,故脾气宜升则健,其性喜燥而恶湿;乾主动,其性燥,性本升浮而宜降,故胃气宜降为和,其性喜润而恶燥。总之,脾之与胃,一脏一腑,一阴一阳,燥湿相济,升降相因,阴阳相合,纳运协调,共同完成对饮食物的消化和吸收。

(二)以"否"卦卦义分析萎缩性胃炎病机

"否"卦,在《周易》六十四卦中,其符号为(☰☷),下坤上乾。坤为地,属阴,性降;乾为天,属阳,性升。从"否"卦卦象看,坤在下,则降而又降,其位愈下;乾在上,则升之又升,其位愈上。如此则上下背行,天地不交,阴阳隔阻,故否塞不通,此乃必然之理。用此"否"卦卦义分析萎缩性胃炎的病变机制则甚为贴切。

萎缩性胃炎,病在脾胃。从生理而言已如前述,脾应坤土而居胃下,功能以升清为健;胃应乾金而居脾上,功能以降浊为和。若脾胃协调,升降适度,自成下乾上坤,亦即"地天泰"卦之象(☷☰)。然今脾病而致坤土不宁,阴凝不散,阳运不振,最易化寒化湿,而使清气不升;胃病而致乾金不清,阳燥太过,阴津受灼,最易化热化燥,而使浊气难降。《素问·阴阳应象大论》说:"清气在下,则生飧泄;浊气在上,则生䐜胀。"可见,脾胃升降一旦乖戾,必致寒热互结,燥湿不济,纳运自难配合,阴阳必不交泰,上下势必否塞,故使食纳呆滞,脘腹痞胀,便泄不调,身疲肌瘦,诸证因而迭出。此正所谓"天地否"卦之象(☰☷)。

(三)转"否"为"泰"是治疗萎缩性胃炎的关键

萎缩性胃炎的病变机制既然是下坤上乾,天地不交的"否"卦之象(☰☷),则其治疗自应以调整卦象,使之转变为下乾上坤,天地交通的"泰"卦之象(☷☰),其病始可得愈。结合临床实际,即应选择相应的方药进行调治,使脾能正常升清而健运,胃能正常降浊而和顺,始为治疗萎缩性胃炎之妙策。《临证指南医案》说:"太阴湿土,得阳始运;阳明燥土,得阴自安。"并指出,脾为太阴湿土,喜燥而恶湿,湿则阳困而失运,燥则健运而能升;胃为阳明燥土,喜润而恶燥,燥则津亏而失和,润则气和而能降。根据脾胃各自特性,再结合"易"理为指导,可知脾应坤土,为病易寒易湿,易致脾阳不振,故治则应以温脾寒,运脾阳,燥脾湿为大法,务使坤位上升;胃应乾金,为病易热易燥,易致胃阴受损,故治则应以清胃热,益胃阴,润胃燥为切要,务使乾位下降。临证时,若果能本此理法,遣药组方,而转"否"为"泰",则其治既合《易》理,又合医理,其效自能如桴鼓响应。

(四)半夏泻心汤合乌梅丸加减化裁是转"否"为"泰"的理想方剂

半夏泻心汤与乌梅丸均为医圣张仲景所创制。半夏泻心汤用以治疗寒热互结的"呕而肠鸣,心下痞者",乌梅丸用以治疗厥阴病寒热错杂的"消渴,气上撞心,心中疼热,饥而不欲食"者。二方所用药物均为寒热并行,阴阳双调,所治证候均有心下痞满,中焦阻滞。笔者结合医易相通之理以及临床治疗萎缩性胃炎的体会,将二方合方化裁,组成基本方如下:半夏、黄芩、黄连、干姜、党参、乌梅、白芍、桂枝、赭石、莱菔、山楂、枳实、白术、炙甘草。本方药取梅、芍阴酸性柔,以顺坤性,养肝体,益胃津而抑木扶土;芩、连苦寒制火,降阳升阴,赭石重镇降逆,楂、菔、枳、夏消导下气,和胃进食,诸药共促乾阳之降;姜、桂辛热散寒,参、术、炙甘草甘温益气,合之以应乾性,振中阳,益中气而散脾气之结,补中宫之虚,以助坤体之升。全方融辛开苦降、酸收甘缓、益阴助阳,消导补中诸法于一炉,共奏平调寒热,燮理阴阳,温脾清胃,散结除痞之功,从而达到"扭转乾坤",转"否"为"泰"之目的。临床使用本方时,亦可随证加减。如:脾胃虚寒甚者加香附 10g、川椒 3g,以温中祛寒;气滞胃胀甚者加陈皮 10g、木香 10g,以理气消胀;肝胃气痛甚者加柴胡 15g、延胡素 12g,以疏肝和胃,行气止痛;胃热偏盛者,去姜、桂,加蒲公英 30g,以清热护胃;胃阴亏虚者,去姜、桂,加麦冬 15g、石斛 15g,以益胃养阴;胃酸偏多者(高泌酸型),可去梅、芍,加乌贼骨 15g、煅瓦楞子 15g,以制酸护胃;病久瘀重者,加丹参 20g,以活血化瘀;胃黏膜异性增生、肠化明显者,加三棱 10g、莪术 10g、半枝莲 15g、白花蛇舌草 30g,以消瘀散结,抑制肠化。

（五）典型病例

例1：杨某，男，38岁。

患者胃脘胀闷疼痛十余年，1990年1月做胃镜检查，诊为慢性萎缩性胃炎，轻度肠化。遍服中西成药，效均不佳，后于1990年4月求治。当时患者自觉胃脘胀满时痛，时有嗳气，呃逆，纳食少，不知饥，便微溏，舌稍红，苔薄白，脉沉弦。辨证属寒热互结，升降不调，天地不交，胃胀作痞，以《易》理分析，当属"天地否"卦之象。故治拟辛开苦降，平调寒热，和胃降逆，消胀除痞，以转"否"为"泰"。方投半夏泻心汤加减：半夏10g，黄芩10g，黄连6g，党参12g，炙甘草10g，赭石20g，莱菔子15g，莪术10g，炒麦芽15g，山楂15g，瓜蒌12g，鸡内金10g，炮姜6g，水煎分两次服。上方连服百余剂，诸证缓解，后改汤为丸，又服两料。自觉胃不胀不痛，纳食亦增，于1990年11月再次胃镜检查，诊为浅表性胃炎。继以丸剂调治，基本获愈。

例2：刘某，男，62岁。

1992年6月20日初诊。患者1个月来脘痞纳呆，腹胀肠鸣，食少便溏。体重急剧下降，近1周内体重即由50kg下降至42kg。经食管、胃、十二指肠纤维内镜检查，诊断为：①慢性萎缩性胃炎；②十二指肠球部前壁增生及白点综合征。局部病理检验结果：（十二指肠）幽门管组织呈慢性炎症改变，（胃窦）重度萎缩性胃炎伴中度肠化及重度不典型增生。现精神委顿，面色萎黄，自觉周身乏力，两腿发软，口燥咽干，舌红苔白腻，脉沉弦细。脉证互参，当属上热下寒，互结中州，脾胃失和，交泰乖戾，因而胃胀作痞。故治以清上温下，养胃和脾，辛开苦降，助运消痞，以使天地交通，转"否"为"泰"。方投乌梅丸合半夏泻心汤加减：乌梅肉15g，制附片6g，黄芩6g，川黄连6g，生白芍15g，当归12g，清半夏10g，苍、白术各15g，柴胡10g，山楂肉10g，谷、麦芽各10g，党参15g，炒枳壳15g，炙甘草10g，干姜6g。服上方5剂，自觉痞胀减轻，食纳有增，继以上方加减，治疗月余，痞胀已不甚明显，口咽已不干燥，纳可便调，体重增加。遂以原方略作增损，改作蜜丸，坚持服用。半年后随访，谓其服丸剂三料，诸证悉减。嘱其续服三料，以观后效。一年后复查胃镜，提示浅表性胃炎，十二指肠球部前壁未见异常。

69